実践 すぐに使える！
リハビリ技術マスターガイド

臨床で役立つ基本知識から評価・訓練まで 第2版

東北大学大学院医学系研究科教授
東北大学病院リハビリテーション部長　**上月　正博**

竹田綜合病院リハビリテーション部長　**長谷川敬一**

編著

中外医学社

■執筆者(執筆順)

上月 正博	医師	東北大学大学院医学系研究科・東北大学病院リハビリテーション部
長谷川敬一	作業療法士	竹田綜合病院リハビリテーション部
塚田 徹	作業療法士	竹田綜合病院リハビリテーション部脳神経リハビリテーション課
成田 知代	作業療法士	竹田綜合病院リハビリテーション部回復期リハビリテーション課
椎野 良隆	作業療法士	竹田綜合病院リハビリテーション部回復期リハビリテーション課
南場 良春	作業療法士	芦ノ牧温泉病院リハビリテーション室
伊藤ゆかり	理学療法士	介護老人保健施設エミネンス芦ノ牧
尾崎千香子	作業療法士	介護老人保健施設エミネンス芦ノ牧
石田 康子	理学療法士	訪問リハビリテーション Life
村山 由美	作業療法士	通所リハビリテーション TRY
丹保 信人	理学療法士	竹田綜合病院リハビリテーション部脳神経リハビリテーション課
折笠 忍	理学療法士	竹田綜合病院リハビリテーション部総合リハビリテーション課
金田麻利子	作業療法士	竹田綜合病院リハビリテーション部精神科作業療法室
佐藤 瑞枝	作業療法士	竹田綜合病院リハビリテーション部総合リハビリテーション課
根岸 映子	理学療法士	竹田綜合病院リハビリテーション部脳神経リハビリテーション課
小泉 孝幸	医師	芦ノ牧温泉病院
五十嵐淳平	理学療法士	竹田綜合病院リハビリテーション部総合リハビリテーション課
須藤美代子	作業療法士	竹田綜合病院リハビリテーション部運動器リハビリテーション課
小牧 哲也	理学療法士	竹田綜合病院リハビリテーション部回復期リハビリテーション課
小瀧 晃弘	作業療法士	竹田綜合病院リハビリテーション部脳神経リハビリテーション課
榎森 智絵	作業療法士	若松第2地域包括支援センター
要 由紀子	理学療法士	竹田綜合病院リハビリテーション部回復期リハビリテーション課
阿久津由紀子	言語聴覚士	竹田綜合病院リハビリテーション部脳神経リハビリテーション課
新田 幸世	言語聴覚士	竹田綜合病院リハビリテーション部脳神経リハビリテーション課

■イラスト

鈴木 貴久	理学療法士	竹田綜合病院リハビリテーション部総合リハビリテーション課
小檜山花梨	作業療法士	竹田綜合病院リハビリテーション部脳神経リハビリテーション課
関 瑞歩	作業療法士	竹田綜合病院リハビリテーション部総合リハビリテーション課
渡辺 季菜	作業療法士	竹田綜合病院リハビリテーション部総合リハビリテーション課
小林 有希	作業療法士	竹田綜合病院リハビリテーション部総合リハビリテーション課
田村 美佳	作業療法士	竹田綜合病院リハビリテーション部脳神経リハビリテーション課

第2版の序

　東日本大震災後の東北復興の願いも込めて2011年の11月に出版した本書は，リハビリテーション（リハ）関連職新規入職者の新人教育テキスト，学生の病院実習前のテキスト，さらには，高齢者や障害者を抱えるご家庭の介護テキストとして，幸い多くの支持を得て，臨床現場や教育現場で広く利用され，増刷を重ねてきました．

　初版とほぼ同時期発行の米国医学雑誌JAMAに，「70歳以上の入院患者さんは退院時に30％以上で入院時にはなかった新たな障害を抱える」という衝撃的な論文が掲載されました．これはリハ領域では以前からよく知られ「廃用症候群」と呼ばれてきたものです．すなわち，超高齢社会の現在，「安静」はむしろ有害であり，体力がない高齢者や障害者こそ，寝たきりにならないようになるべく早期に基本動作訓練や日常生活活動訓練を行う必要があるのです．

　本書初版発行以来約8年が経過し，リハ医学・医療の対象や役割はさらに急速に拡大し，内容も進歩しました．例えば，慢性心不全患者，慢性腎臓病患者，がん患者などもリハ対象疾患となりました．リハ医療従事者の果たす役割は益々大きくなり，求められる基本的知識量も必然的に増えています．90年の歴史を誇る竹田綜合病院も，新館を建て替えて機能アップを図り，本院・関連施設の療法士を184名まで増員し，急性期から在宅支援までの一貫したリハサービスを提供しています．私の月1回の訪問指導も四半世紀となり，私自身，リハに関するすべてのシステムを備えたこの病院での経験は大きな財産となっています．

　本書はこのような背景のもと，竹田綜合病院で研鑽を積んだリハスタッフが，写真や図表を多くして理解を助け，現場ですぐに役立つ実践的な書を執筆するという伝統を守りながら，①最新のガイドラインや診療報酬改定などの新知見や変更点を盛り込む，②カラー化し一目で理解できるようにする，③エッセンスやPointを加えてリハスタッフのみならず，養成校の学生や患者・家族にも理解しやすい書籍にする，④リハ評価の基礎的内容も含み，学生が教科書としても，また卒後も使える書籍にする，の4点を心がけて改訂したものです．執筆者各位に感謝するとともに，企画・編集の中外医学社の岩松宏典氏にも感謝いたします．

　本書を一読していただければ，患者さんの生活機能や運動機能を改善できるリハのプロとしてのスタートがきれるわけです．本書が質・量ともに優れたリハの普及と発展に貢献する一助となれば，編者としてこれに勝る喜びはありません．

　2019年3月

編者を代表して　上月正博

初版の序

　リハビリテーション（リハ）とは，患者の身体的・精神的・社会的な自立能力の向上を目指す総合的なプログラムであり，障害の機能回復のみならず，生活機能向上，復職，家屋改造，介護負担の軽減，生活の質向上，再発予防などを含んだ広範なものです．リハ医療は社会における医療の重点領域であり，リハ医療従事者の役割は益々大きくなっています．このような背景の下，リハ医療従事者を養成する大学や専門学校の数は大幅に増え，平成21年の入学定員は平成11年に比較して，例えば理学療法学科で3.7倍，作業療法学科で2.5倍に達しています．その一方，教員や実習病院の確保は大変です．また，実習病院での指導教員の負担も増しています．学生が実習に入る前に読んでおくべき実践的テキストがあれば，学生の学習効率も上がるし，実習病院での指導教員の負担も減るものと期待されます．

　本書は，このような背景のもとに作られました．本書のベースは，竹田綜合病院で毎週行われている新人教育用のレジメです．竹田綜合病院は福島県会津若松市にあり，80有余年の歴史を有するベッド数939の地域の基幹総合病院です．東北大学との関係は古く，大学院生の供給先，就職先としても連携をとっています．本院と関連施設を合わせて121名の療法士がおり，急性期から在宅支援までの一貫したリハサービスを提供しています．私は15年前から毎月1回訪問して，主に重症例に対するリハ指導を行なってきました．リハに関するすべてのシステムを備えたこの病院の存在は，私にとって，大学病院以外での多様なリハシステムに触れられる貴重な機会となっています．

　本書の執筆にあたっては，竹田綜合病院スタッフがレジメをもとに全面的に書き改めるとともに，編者がその内容のすべてに目を通しました．本書の特徴として，テーマの最初にエッセンスを記載することで，重要なポイントが一目でわかるようにしました．写真や図表を多くして理解を助け，現場ですぐに役立つ実践的な書を目指しました．コラムには，リハ関連職になるにあたっての心得などをオムニバス的に記載しました．執筆者各位に感謝するとともに，企画・編集で何かと手を煩わせた中外医学社の岩松宏典，上村裕也の各氏にも感謝いたします．

　本書はリハ関連職を志す学生の病院実習前の読本として役立つとともに，リハの現場で広く読まれることでさらに有用性が発揮されるテキストであることを確信します．また，本書では「基本動作訓練」や「日常生活活動」の具体的な方法を述べています．お年寄りを多く診られる一般医家の皆様や，お年寄りのおられるご家庭に，この一冊を揃えて置かれて，必要に応じた章を読んでいただきますと，お年寄りの「自立」に大いに役立つものと期待します．

　本書が皆様の日常の座右の書となれば，編者としてこれに勝る喜びはありません．

　2011年10月

編者を代表して　上月正博

目次

1章 リハが活躍する場はどんな所？
リハ医療を取り巻く現状と当院におけるリハシステム

1. リハビリテーションの流れ 〔長谷川敬一〕 2
   - A. リハの流れの理解 ……………………………………………………… 2
   - B. 広がる疾患別リハ ……………………………………………………… 4

2. 急性期リハビリテーションの流れ 〔塚田　徹〕 6
   - A. 脳卒中急性期について ………………………………………………… 6
   - B. 当院の病棟の流れ ……………………………………………………… 6
   - C. リハの流れ ……………………………………………………………… 6

3. 回復期リハビリテーション病棟での取り組み 〔成田知代, 椎野良隆〕 12
   - A. 回復期リハ病棟とは …………………………………………………… 12
   - B. 入棟から退院までの流れ ……………………………………………… 13
   - C. おわりに ………………………………………………………………… 17

4. 生活期のリハビリテーション 〔南場良春, 伊藤ゆかり, 尾崎千香子, 石田康子, 村山由美〕 19
   - A. 療養病床 ………………………………………………………………… 19
   - B. 介護老人保健施設 ……………………………………………………… 24
   - C. 訪問リハ ………………………………………………………………… 30
   - D. 通所リハ ………………………………………………………………… 35

2章 対象者と関わる前に知っておきたいこと！
医療・福祉分野における基本知識と対策

1. 倫理（守秘義務と個人情報保護） 〔丹保信人〕 42
   - A. 守秘義務 ………………………………………………………………… 42
   - B. 医療・福祉施設における個人情報管理 ……………………………… 43
   - C. 診療記録の記載や文書取扱いにおける具体的注意点 ……………… 45

2. 感染対策 〔折笠　忍〕 47
   - A. 感染対策の基本 ………………………………………………………… 47
   - B. 感染経路別予防策 ……………………………………………………… 53
   - C. リハで遭遇する主な感染症 …………………………………………… 53

3. 医療安全管理　〔成田知代，金田麻利子〕56
- A．インシデントとは …………………………………… 56
- B．インシデントの対処法 ……………………………… 56
- C．リハ中に起こりやすい事故とその具体的予防策 …… 57

4. 廃用症候群と褥瘡予防　〔佐藤瑞枝〕61
- A．廃用症候群の症状 …………………………………… 61
- B．廃用症候群患者の面接・評価・目標設定 ………… 62
- C．アプローチ …………………………………………… 62
- D．リハで留意すること ………………………………… 66
- E．おわりに ……………………………………………… 67

5. 脳卒中のリスク管理　〔塚田　徹，根岸映子，小泉孝幸，上月正博〕68
- A．脳卒中の病型 ………………………………………… 68
- B．脳血管障害患者の血圧管理 ………………………… 69
- C．脳卒中急性期リハにおいて注意するバイタルサイン … 71
- D．リハ開始基準・中止基準 …………………………… 74
- E．急性期リハの臨床で起こり得る問題とその対処 …… 74

3章　どうやって診る？考える？触る？
基本動作訓練の進め方

1. 臥位での訓練とポジショニング　〔椎野良隆，五十嵐淳平〕80
- A．姿勢と動作の評価 …………………………………… 80
- B．臥位での訓練 ………………………………………… 80
- C．おわりに ……………………………………………… 83

2. 寝返りと起き上がり動作訓練　〔椎野良隆，五十嵐淳平〕85
- A．寝返り動作訓練 ……………………………………… 85
- B．起き上がり動作訓練 ………………………………… 87

3. 座位での訓練　〔五十嵐淳平，須藤美代子〕90
- A．座位訓練 ……………………………………………… 90
- B．おわりに ……………………………………………… 94

4. 立ち上がり動作と立位での訓練　〔折笠　忍〕95
- A．立ち上がり動作訓練 ………………………………… 95
- B．立位訓練 ……………………………………………… 97
- C．おわりに ……………………………………………… 98

5. 歩行訓練　〔五十嵐淳平, 根岸映子〕 100
    A. 健常者の歩行 ……………………………………………………………… 100
    B. 片麻痺患者の歩行 ………………………………………………………… 101
    C. 訓練の実際 ………………………………………………………………… 101

6. 下肢装具の活用　〔丹保信人, 小牧哲也〕 107
    A. 下肢装具とは ……………………………………………………………… 107
    B. 下肢装具の機能を構成する要素 ………………………………………… 107
    C. 下肢装具の装着に関するポイント ……………………………………… 109
    D. 下肢装具を作製する ……………………………………………………… 111

7. 道具や機器の活用　〔丹保信人, 小牧哲也〕 115
    A. さまざまな道具や機器 …………………………………………………… 115

4章　身の回りのことができるように！
日常生活活動へのアプローチ

1. 摂食嚥下　〔塚田　徹, 椎野良隆〕 122
    A. 正常嚥下のメカニズム …………………………………………………… 122
    B. 評価前の全身状態と安静度の確認 ……………………………………… 124
    C. 摂食嚥下機能評価 ………………………………………………………… 124
    D. 摂食嚥下障害の治療 ……………………………………………………… 127
    E. 多職種との連携 …………………………………………………………… 131

2. 移乗動作　〔椎野良隆, 五十嵐淳平〕 134
    A. 移乗動作の評価 …………………………………………………………… 134
    B. 移乗動作訓練の実際 ……………………………………………………… 134
    C. 動作獲得に向けた支援 …………………………………………………… 138

3. 車椅子でのシーティング　〔根岸映子, 椎野良隆〕 140
    A. 車椅子シーティング ……………………………………………………… 140
    B. 車椅子の点検と工夫 ……………………………………………………… 143

4. 排泄動作　〔須藤美代子, 椎野良隆〕 146
    A. 排泄動作の評価 …………………………………………………………… 146
    B. 排泄動作訓練の実際 ……………………………………………………… 147
    C. 動作獲得に向けた支援 …………………………………………………… 150
    D. おわりに …………………………………………………………………… 151

5. 更衣動作　〔須藤美代子, 椎野良隆〕152
- A. 更衣動作の評価 ……………………………………………… 152
- B. 更衣動作訓練の実際 ………………………………………… 153
- C. 動作獲得に向けた支援 ……………………………………… 157
- D. おわりに ……………………………………………………… 157

6. 整容動作　〔須藤美代子, 椎野良隆〕159
- A. 整容動作の評価 ……………………………………………… 159
- B. 整容動作訓練の実際 ………………………………………… 160
- C. 動作獲得に向けた支援 ……………………………………… 162
- D. おわりに ……………………………………………………… 163

7. 入浴動作　〔椎野良隆, 須藤美代子〕164
- A. 入浴動作の評価 ……………………………………………… 164
- B. 入浴動作訓練の実際 ………………………………………… 165
- C. 動作獲得に向けた支援 ……………………………………… 168

5章 在宅復帰を進めよう！
在宅で必要な活動へのアプローチと社会資源の活用

1. 床上動作　〔椎野良隆〕172
- A. 床上動作の評価 ……………………………………………… 172
- B. 床上動作訓練の実際 ………………………………………… 172
- C. 動作獲得に向けた支援 ……………………………………… 175

2. 段差昇降訓練　〔五十嵐淳平〕176
- A. 段差昇降の意味と必要性 …………………………………… 176
- B. 段差昇降の評価 ……………………………………………… 176
- C. 段差昇降訓練の実際 ………………………………………… 177
- D. 動作獲得に向けた支援 ……………………………………… 179

3. 家事動作　〔小瀧晃弘〕180
- A. 家事動作の評価 ……………………………………………… 180
- B. 調理 …………………………………………………………… 180
- C. 洗濯 …………………………………………………………… 181
- D. 掃除 …………………………………………………………… 182

4. 介護保険　〔榎森智絵〕184

　　A．介護保険制度の仕組みとサービス利用の流れ ………………………… 184
　　B．サービスの概要 ……………………………………………………………… 186
　　C．介護予防・日常生活支援総合事業（総合事業） ………………………… 189
　　D．リハチームの役割 …………………………………………………………… 191
　　E．入院中での関わりの流れ …………………………………………………… 191

5. 住宅改修と福祉用具　〔折笠　忍，要　由紀子〕193

　　A．環境調整の流れ ……………………………………………………………… 193
　　B．環境調整の手法 ……………………………………………………………… 195
　　C．環境調整の実際 ……………………………………………………………… 198
　　D．おわりに ……………………………………………………………………… 200

6章　よい関係をつくろう！
精神機能へのアプローチ

1. 失語症の評価と対応　〔阿久津由紀子，新田幸世〕204

　　A．失語症とは …………………………………………………………………… 204
　　B．失語症の評価 ………………………………………………………………… 206
　　C．失語症患者への対応 ………………………………………………………… 207
　　D．おわりに ……………………………………………………………………… 210

2. 高次脳機能障害の評価と対応　〔阿久津由紀子，新田幸世〕211

　　A．高次脳機能障害とは ………………………………………………………… 211
　　B．高次脳機能障害：用語の整理 ……………………………………………… 211
　　C．高次脳機能障害の種類と評価 ……………………………………………… 211
　　D．臨床で遭遇する主症状 ……………………………………………………… 212
　　E．高次脳機能障害患者への対応のポイント ………………………………… 213
　　F．おわりに ……………………………………………………………………… 217

3. 認知症の評価と対応　〔新田幸世，阿久津由紀子〕218

　　A．認知症とは …………………………………………………………………… 218
　　B．認知症の評価 ………………………………………………………………… 219
　　C．認知症の症状 ………………………………………………………………… 221
　　D．認知症と間違われやすい症状 ……………………………………………… 221
　　E．認知症の方への対応・アプローチ方法 …………………………………… 222
　　F．おわりに ……………………………………………………………………… 223

7章 段階別目標 〔塚田 徹, 椎野良隆〕

A. 段階別目標 …………………………………………………………………… 226

索引 ……………………………………………………………………………………… 231

【1章】

リハが活躍する場はどんな所？
リハ医療を取り巻く現状と当院におけるリハシステム

CONTENTS
1 リハビリテーションの流れ　2
2 急性期リハビリテーションの流れ　6
3 回復期リハビリテーション病棟での取り組み　12
4 生活期のリハビリテーション　19

1 リハビリテーションの流れ

> **エッセンス**
> ✓ リハ医療は，急性期・回復期・生活期の3段階に分けられて考えられることが多い．
> ✓ 急性期から生活期までのリハの一連の流れを理解して，一貫した方針の中でリハが提供されることが大切である．
> ✓ 疾患別でのリハのアプローチが行われているが，最近では重複障害のケースも多いことから総合的な視点を忘れてはいけない．

A リハの流れの理解

　リハ医療の流れは，急性期・回復期・維持期の3段階に分けられる[1]．また，予防期と終末期を加えて5段階で表現されることもある（図1-1）．ここでは維持期を生活期と表現し述べていく．回復期リハ病棟や介護保険が制度化され，病院や病棟単位での機能分化が進む医療現場のなかではこれらの流れを理解せずにより良いリハサービスを提供するのは難しい．これらの一連の流れを理解するとともに，各時期の特徴を踏まえ，スタッフ間，施設間で連携を密に行い一貫した方針でのリハの提供がとても重要である．ここではそれぞれの時期のリハの特徴を，脳卒中を例に簡単に述べる．

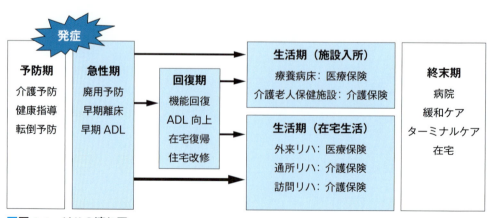

■図1-1　リハの流れ図
急性期から回復期を経過せずに，直接在宅へ復帰するケースが多いことがわかる．

【1】急性期のリハ（発症日〜2週程度）

急性期の治療のためにある程度の安静は必要ではあるが，過度な安静は廃用症候群を招く．このため急性期からのリハが重要であり，リスク管理下での早期離床と廃用症候群の予防のアプローチがベッドサイドから開始される（図1-2, 3）．

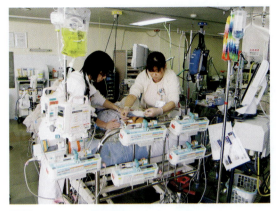

■図1-2　ICUでのリハ

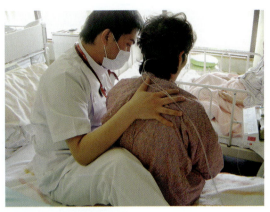

■図1-3　早期座位訓練

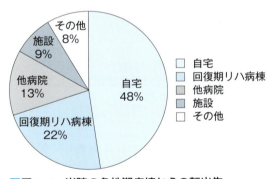

■図1-4　当院の急性期病棟からの転出先

具体的には，関節可動域訓練，筋力増強訓練，座位訓練，立位訓練が，さらに日常生活動作訓練（ADL訓練）が積極的に行われる．摂食・嚥下訓練や食事動作，トイレ動作などは，最も早期からアプローチが開始される．

また，急性期から直接在宅復帰するケースも多くあるため（図1-4），軽症例への早期からの退院支援も急性期の大切な役割の1つとなっている．

【2】回復期のリハ（発症後2週〜3カ月程度）

急性期の治療が終了し，さらにリハの継続が必要とされる場合は，回復期を担う病棟（回復期リハ病棟や亜急性期病床など）で，集中的なリハが継続される．これらの病棟ではADLの改善を目指して病棟スタッフと療法士が一体となってのADL訓練が提供される．リハ室での個別訓練だけでなく「食堂で食事をする」「トイレで排泄を行う」など，実際の病棟生活を通じて能力向上が図られる．回復期リハ病棟は，在宅復帰を目指していく病棟として位置付けられ，療法士による訓練室での機能訓練主体のアプローチから，病棟内でのADL訓練を医師・看護師とともに強力なリハチームとして提供していく体制がとられている．

【3】生活期のリハ（発症後3〜6カ月以降）

急性期・回復期のリハで獲得された機能やADL能力などが実際の生活のなかで活用されてい

1章 リハが活躍する場はどんな所?

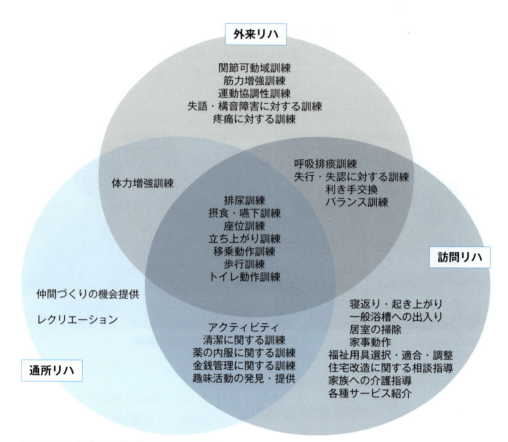

■図1-5　在宅リハ業務内容の相互関係
＊中心的に実施される項目を整理したもので円内にない項目は実施しないという意味ではない．
(山永裕明, 他. 脳卒中リハビリテーション. 東京: 金原出版; 2001. p.183)[2]

き，在宅や施設での生活が継続されている時期である．自然回復などによる著しい機能改善やADLの能力向上はあまり期待できないものの，時間をかけて反復動作訓練やADL訓練などを行うことで改善がみられることも珍しくはない．環境調整などで著しい効果が期待できることもある．寝たきりや引きこもりなど活動性の低下を予防し，離床促進し単なる能力向上だけでなく，社会活動への参加も含めて具体的で総合的なアプローチを，時間をかけて行っていける時期でもある．

　生活期の在宅生活を支えるリハでは，医療保険による外来リハ，介護保険による通所リハ，訪問リハが代表的だが，山永ら[2]はこれらについて主なる項目を整理している（図1-5）．それぞれの特徴を踏まえ，目的に合わせて有効に活用することが大切である．また施設入所の場合も，療養病床群や老人保健施設，特別養護老人ホームなどの多くの種類がある．

B 広がる疾患別リハ

　これまでは「理学療法」「作業療法」「言語聴覚療法」として提供されてきたが，平成18（2006）年度診療報酬改定より「脳血管疾患等リハビリテーション料」「運動器リハビリテーション料」「呼

吸器リハビリテーション料」「心大血管リハビリテーション料」の4つの疾患別リハビリテーションによる診療報酬体系になった．「理学療法」や「作業療法」という治療的な手技・方法論での分類から，疾患の持つ特性にあったリハ供給体制の分類になった．これにより，その疾患そのものやその疾患を専門に治療する診療科との連携が深められるようになった．

さらに平成22（2010）年度診療報酬改定では，新たに「がんのリハビリテーション料」が新設され，疾患別での対応がさらに細分化，専門化していく様相をみせている．各疾患別，分野別の特性をよく理解し疾患にあったチームアプローチを構築できるようにしなければならない．

しかし，超高齢社会のわが国では，2つ以上の疾患による重複障害患者が急増しており，疾患別リハ体系では取り残されるケースもある．このため総合的（疾患横断的，臓器横断的）リハの必要性も強いので，臨床においては，疾患別，分野別のリハだけにとらわれるのではなく，総合的なリハの提供をぜひとも心がけたい．

> **先輩からのアドバイス**
>
> 急性期から在宅復帰する人が多いことは本文で述べました．軽症であっても発症後，短時間で在宅復帰をするために，退院の喜びよりこれからの生活に不安を抱く人も少なくありません．「発症前のように家で生活していけるだろうか」「主婦としての料理ができるだろうか」など，ADL面での懸念はなくても，手段的日常生活活動（IADL）や職業復帰などの面で大きな不安を抱えています．人が生活していく上で，生きがい，家の中もしくは地域での役割，仕事，趣味などにも注目する必要があります．急性期であっても「心身機能」だけに介入するのではなく「活動」と「参加」への介入を心がけることが大切だと思います．

> **Point**
>
> 本文で述べたように，機能分化が進んだ医療・介護の世界において，急性期・回復期・生活期などの，各ステージができたわけです．しかし，実際の患者・利用者からみれば，ご自分の病気や障害は，どこかでと区切られるものではありません．そのために我々療法士はリハビリテーションの一連の流れを理解して対応することが求められます．自分が担うステージとその前後の他のステージと，全体を俯瞰しながら自分のすべきこと，連携してバトンを渡していくことがとても重要になります．

■文献
1) 日本脳卒中学会脳卒中ガイドライン委員会，編．脳卒中治療ガイドライン2015．東京：協和企画；2015．
2) 山永裕明，野尻晋一，中西亮二．脳卒中リハビリテーション．東京：金原出版；2001．p.183．

〔長谷川敬一〕

2 急性期リハビリテーションの流れ

> **エッセンス**
> ✓ 脳卒中発症から急性期リハ，その後の流れを把握する．
> ✓ 脳活動の段階に沿ったリハの内容について知る．

A 脳卒中急性期について

　脳卒中急性期においては，廃用性障害と合併症を予防し，望ましい機能改善を図るための早期リハを進めていく必要がある[1]．当院では，脳梗塞・脳出血であれば，ほとんどのリハ処方・開始が当日または翌日からとなっている．「脳卒中治療ガイドライン2015」[2] では急性期リハの重要性も評価されている．また，急性期病棟から直接退院する方も増えており，当院でも約半数が急性期病棟から直接自宅退院している．そのため早期からの在宅支援も急性期リハの課題である．

B 当院の病棟の流れ

　当院は図1-6のような急性期から在宅までの治療・ケア体制をとっている．急性期には転帰を含めた治療方針を決定する重要な役割もある．流れや各部署の役割を把握し，カンファレンスで情報交換し，治療方針を決定していく．

C リハの流れ

　リハ処方から急性期リハの活動の段階に沿ったリハ内容について紹介する．

【1】リハ処方

　リハを開始するには医師からのリハ処方が必要である．リハ処方内容を確認し，情報収集を十分に行ってからリハを開始する．患者の状態に変化がある場合は，医師にリハ実施の可否やリスク管理について改めて確認してからリハを進めていく．

【2】発症日の書面評価

　初回面接前にはカルテで処方内容や禁忌事項等を確認する．特に病状が不安定で変化のあるケースやリスクの高いケース（合併症が多く慎重なコントロールを必要とするケース）には注意する．

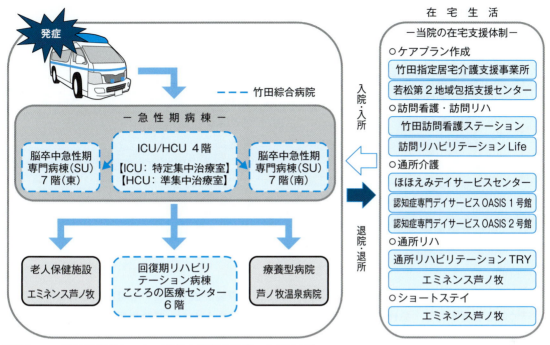

■図 1-6 脳神経疾患センター脳卒中患者の治療・ケアの流れ
脳神経疾患センターは，入院から在宅生活支援まで継ぎ目のない治療・ケアを目指している．図は，その標準的な「治療・ケアの流れ」を示したものである．転院や退院などを決める場合，主治医はこの基準をもとに本人の状態や希望などをもって，最終判断（治療判断）をする．

```
■チェック事項
・現病歴，既往歴，家族構成，生活歴，安静度
・血圧のコントロールなど，経過記録（手術日など），体温，血圧，脈拍，食事量，失禁
  の有無，画像所見，検査所見など
```

【3】面接，初回評価

a. リスク管理の注意

　当院の急性期担当の療法士は，血圧計を各個人で携帯し，血圧のモニタリングを行いながらリハを提供している．さらに，脈拍や動脈血酸素飽和度（SpO_2）の変化がある患者のリハ介入時には，パルスオキシメータも使用する．表情や反応に変化が見られた場合は，バイタルサインを確認する．変化があった場合には医師や看護師に報告し，対応を求め，情報を確認・共有するようにしている．より安全かつ円滑に評価を行うために，以下のリスクには特に注意する．

```
■全身状態
・顔色，意識レベル，血圧，脈拍，体温，呼吸状態，痰
■医療行為の有無の確認
・点滴（末梢静脈カテーテル，中心静脈カテーテル），自動血圧計，パルスオキシメータ，
  心電図，酸素，挿管，ドレナージ，尿路カテーテル，経鼻管栄養，エアマット
```

b. 評価項目

初回評価時には病巣から予測される症状を中心に以下の評価を実施するとよい．

> ①意識障害，知能障害，高次脳機能障害
> ②瞳孔，眼球運動，視野
> ③反射，筋緊張
> ④運動麻痺
> ⑤運動失調
> ⑥関節可動域
> ⑦筋力
> ⑧感覚障害
> ⑨摂食嚥下機能
> ⑩姿勢・基本動作
> ⑪ADL
> ⑫めまい，吐気
> ⑬疼痛
> ⑭ベッド周囲環境の評価，ポジショニング（良肢位保持）
> ⑮コミュニケーション
> ⑯社会的情報
> ⑰主訴

病室に入った瞬間から評価は始まる．ベッド上の環境評価も患者の心身状態を表しているのでよくみる必要がある．急性期の不穏状態や認知面の低下などから，医療機器の自己抜去の可能性や安静度が守られない場合には身体拘束がみられる．左麻痺で落ち着かない患者の場合にはベッド上の私物が散乱していたりもする．

初回評価後に以下の項目を実施する．

> ・問題点の抽出
> ・目標の設定
> ・訓練プログラムの作成
> ・総合リハ実施計画書の記入
> ・インフォームドコンセント

【4】活動段階に沿った訓練

脳卒中急性期では，脳血流自動調節機能が障害されているため，血圧の過度な上昇や下降により病状の悪化をまねくおそれがある．そのため，医師の指示どおりの安静度にそって，バイタルサインの測定を行いながら活動の拡大を図る．覚醒レベル向上のためにベッドアップおよび早期から獲得できるADL訓練を行う．

> ■注意すること
> ・顔色，血圧，脈拍（不整），呼吸，冷汗，反応

a. ベッド上安静～ベッドアップ30°

患者は脳卒中を発症し，身体が以前のようには思い通りにならない状態となる．まずは臥位姿勢をよく観察し，アライメントの崩れた肢位を修正し，左右対称の正しい姿勢をとっていただくことが重要である．また，発症したばかりであるため心理的に不安定な時期だが，徐々に今後の生活に対するモチベーションを高めていただけるような関わりをする時期でもある．

■訓練内容
①ポジショニング
②高次脳機能訓練
③関節可動域訓練
④随意性向上訓練
⑤筋力増強訓練
※患者の状態に合わせて以下の訓練を行う場合がある
⑥呼吸理学療法：スクイージングについては，脳外科術後・頭部外傷後の脳圧亢進では禁忌であるため，主治医に確認が必要
⑦摂食嚥下訓練

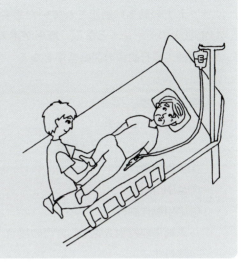

b. ベッドアップ60〜90°
　この時期は，離床を進める準備段階となる．バイタルサインの変動に注意しながら進める．

■訓練内容
①段階的ベッドアップ
②高次脳機能障害や認知面への働きかけ
③機能訓練
④ADL訓練（整容，寝返りなど）
⑤摂食嚥下訓練

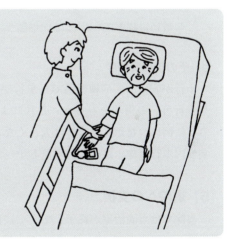

c. ベッド上フリー（端座位可）
　端座位を保持するには，頭頸部および体幹の抗重力伸展活動をはじめ，高次脳機能，平衡機能など様々な要素が関与している．端座位をとることで，更衣動作や靴の着脱などのADL訓練が開始できる．
　さらに，目線が変化することで周囲への関心が高まり，刺激が増えることから精神機能向上にも大きく関与する．

■訓練内容
①端座位訓練
②ADL訓練（起き上がり，靴の着脱，更衣など）

d. 車椅子可

　ベッド上の動きに制限されていた患者がベッドや病室のみの生活から解放されることになり，ADL拡大のチャンスとなる．離床が本人にとって快適なものとなるような関わりが必要である．立位訓練・歩行訓練の開始基準となる．

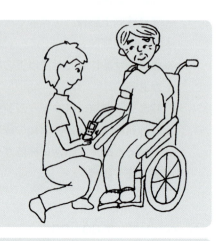

■訓練内容
①車椅子への移乗
②立位訓練，バランス訓練
③歩行訓練
④ADL訓練
⑤応用動作訓練
→車椅子座位耐久性15分可の場合，リハ訓練室へ移行する

■座位時血圧測定のポイント
端座位で15分間変動ない場合は車椅子へ
※最初は病室内，または病棟散歩から行う

e. その後の安静度

　歩行が安定し，病棟生活でも歩行が可能と思われた場合では，主治医，看護師に相談し，「見守り歩行可」の指示をもらう．これにより，離床の機会を増やし，耐久性・活動性の向上を期待する．転倒につながるリスクは大きくなるため環境や認知面などを考慮した上で決定となる．同様に病棟内歩行可能，院内歩行可能もチームで検討する．

【5】退院への支援

　当院では点滴治療が終了してすぐに自宅退院になる場合が半数以上あり，急性期リハでも退院支援やその後の患者フォローをすることが必要である．当院では，全患者について入院後1週間以内に医師，看護師，SW，栄養士，リハ療法士によるカンファレンスを実施している．そこで患者の治療方針や予後，退院先などを確認する．早期の自宅退院が予想される場合には，自宅での一日の過ごし方や住宅環境を把握し，必要な評価を実施する．問題がある場合や入院でのリハが必要な場合には，カンファレンスで相談し，回復期リハ病棟の利用の検討もする．また，退院後に介護保険を利用する患者については，サービス担当者会議が開催されるが，そこに療法士も同席し，生活上の注意事項や福祉用具の選定について情報提供するようにしている．

> **Point**
>
> 「急性期」のリハというと，点滴などのルートがたくさんあり，意識レベルも低くて重篤，というイメージかと思います．しかし，実際は，点滴や心電図などのルートはありますが，覚醒してお話できる患者も多いです．もちろん，血圧などのリスク管理をして進めますが，点滴治療が終わってすぐに自宅退院される患者も多いので，リハ開始時から在宅支援が始まるとも言えます．

【6】生活行為に視点をあてたアプローチ

急性期からも多くの患者が早期に自宅退院する．患者にとって意味のある作業を聴取し，早期からIADLや仕事などの生活行為に視点をあてたアプローチも重要である．

疾病を発症し，入院リハを必要とする時期には，疾病管理や心身機能の回復，生活機能の再建に集中的なサービスが投入される．医学的対応が集中するこの時期であっても，将来の生活における実現したい作業を引き出すことは可能であり，それを実現するために必要な環境づくりが，心身機能の回復という位置づけになる[3]．現在行っていることが，将来のIADLにどのように繋がるのか？ということを，患者と共有していくことが重要である．

> **先輩からのアドバイス**
>
> 脳卒中の急性期診療の現場では，医師・看護師・管理栄養士・薬剤師・SWなどの多職種で一丸となり診療にあたります．療法士には，機能回復，ADL，IADLといった点での予後予測が求められることが多くみられます．将来を見据えたリハを展開するためにも，評価をしっかり行うことは重要です．また，退院した後など，介護分野での生活場面など見る機会があれば積極的に見学などできると，予後予測の一助になると思います．

■文献
1) 日本リハビリテーション病院・施設協会/急性期・回復期リハビリテーション検討委員会，編．脳卒中急性期治療とリハビリテーション．東京：南江堂；2006. p.12.
2) 日本脳卒中学会脳卒中ガイドライン委員会，編．脳卒中治療ガイドライン2015．東京：協和企画；2015.
3) 東 祐二．生活行為向上マネジメントツール活用のコツ In: 1 "作業"の捉え方と評価・支援技術 生活行為の自律に向けたマネジメント．東京：医歯薬出版；2011. p.66.

〔塚田 徹〕

3 回復期リハビリテーション病棟での取り組み

> **エッセンス**
> ✓ 回復期リハ病棟の目的はADLの向上，寝たきり予防，在宅復帰などであり，疾患や入院期間に制限が設けられている．
> ✓ 患者に対して，医師，看護師，介護職員，療法士，MSW，管理栄養士などによるチームアプローチが病棟単位で集中的に行われる．
> ✓ 患者・家族の意思を尊重し，連携を密にして，患者の生活行為向上と退院支援に取り組む．

A 回復期リハ病棟とは

　平成12（2000）年の診療報酬改定にて「回復期リハビリテーション病棟入院料」が新設された．構造設備には一定の基準が設けられており，入院の適応患者としては回復期リハを要する患者と特定されている（表1-1, 2）．「回復期リハ病棟」は，脳血管疾患または大腿骨頸部骨折などの病気を脱しても，まだ医学的・社会的・心理的なサポートが必要な患者に対して，多くの専門職種がチームを組んで集中的なリハを実施し，心身ともに回復した状態で自宅や社会へ復帰することを目的とした病棟である[1]．医師をはじめ，看護師，PT・OT・STなどが共同でリハプログラムを作成しこれに基づくリハを集中的に行う．また，病棟専任の医師と病棟専従のPTおよびOTが配置されている．訓練室を中心とした訓練，換言すると心身機能や活動の能力を重視する考えから，生活の場における活動の実行状況，特にADLの実行状況の向上と参加の向上を重視している[2]．「脳卒中治療ガイドライン2015」では転帰予測による目標の設定（短期ゴール，長期ゴール），適切なリハプログラムの立案，必要な入院期間の設定などを行い，リハチームにより，包括的にアプローチすることが勧められる（グレードB）[3]と述べられている．

■表1-1　回復期リハを行うにあたり必要な構造設備

- リハビリテーション科を標榜しており，病棟に専任の医師1名以上，専従の理学療法士2名以上および作業療法士1名以上の常勤配置を行うこと．
- 回復期リハ病棟に係る病室の床面積は，内法による測定で，患者1人につき，6.4m² 以上であること．
- 患者の利用に適した浴室および便所が設けられていること．
- 病室に隣接する廊下の幅は内法による測定で，1.8m以上であることが望ましい．ただし，両側に居室がある廊下の幅は，2.7m以上であることが望ましい．
- 回復期リハを要する状態の患者に対する1日当たりリハ提供単位数は平均2単位以上であること．

（診療点数早見表．東京：医学通信社）

3 回復期リハビリテーション病棟での取り組み

■表1-2 回復期リハを要する状態および算定上限日数

対象	算定上限期間
①脳血管疾患，脊髄損傷，頭部外傷，くも膜下出血のシャント手術後，脳腫瘍，脳炎，急性脳症，脊髄炎，多発性神経炎，多発性硬化症，腕神経叢損傷の発症後もしくは手術後2カ月以内の状態または義肢装着訓練を要する状態（切断から2カ月以内）	150日
上記と同様で，高次脳機能障害を伴った重症の脳血管障害，重度の頚髄損傷および頭部外傷を含む多部位外傷の場合	180日
②大腿骨，骨盤，脊椎，股関節または膝関節または2肢以上の多発骨折の発症または手術後2カ月以内の状態	90日
③外科手術または肺炎等の治療時の安静により廃用症候群を有しており，手術後または発症後2カ月以内の状態	90日
④大腿骨，骨盤，脊椎，股関節または膝関節の神経，筋または靱帯損傷後1カ月以内の状態	60日
⑤股関節または膝関節の置換術後1カ月以内の状態	90日

（診療点数早見表．東京：医学通信社）

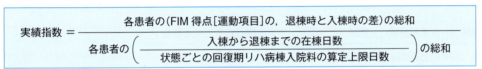

■図1-7 実績指数
*実績指数：1日当たりのFIM得点の改善度を指数化したもの
（厚生労働省．平成28年度診療報酬改定の概要[4]）

　2016年の診療報酬改定ではアウトカム評価が導入され，質の評価が問われるようになった（図1-7）（リハ提供実績が一定の水準以上であり，かつその効果に係る実績が一定水準を下回る場合，1日に6単位を超えて提供される疾患別リハビリテーション料が包括される[5]）．2018年の改定では入院料の評価体系に実績指数が組み込まれ，入院料も6階層の評価体系に再編・統合された[6]．入院料1を取得するには，管理栄養士がリハ総合実施計画書の作成に参画し，栄養状態の定期的な評価や計画の見直しが要件とされ，専任配置が望ましいとされた[6]．
　さらには，回復期リハ病棟の療法士の専従要件が緩和され，退院後3カ月以内の患者に対して，訪問リハ指導や外来でのリハの提供が可能となった．医療から介護への移行をスムースに行うことが重要視され，連携の強化が求められている．
　当院の回復期リハ病棟は60床を有し，主に中枢神経疾患と整形疾患が占める．

B 入棟から退院までの流れ（図1-8）

【1】患者の入棟当日

　療法士は看護師・介護職員・管理栄養士・MSWらと一緒に急性期からの申し送りに参加して，経過と現状を把握する．実際に患者の起居・移乗動作や排泄動作，歩行などの「できるADL」や1日の生活の流れを評価する．医師は診察により方針を定め，看護師と介護職員は，患者・家族に

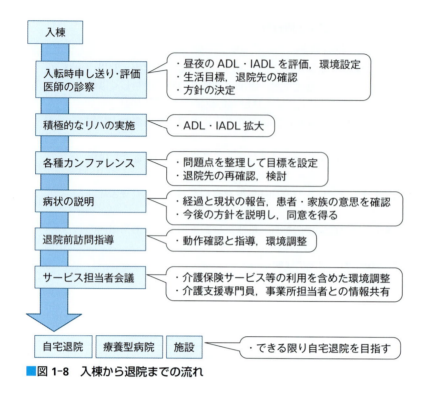

■図 1-8 入棟から退院までの流れ

対して病棟の役割や環境の説明を行う．また，リハ総合実施計画書を作成して患者・家族に説明し，同意を得る．ベッド周囲や車椅子などの環境調整も行い，「しているADL」へつなげるよう介入する．

【2】機能訓練および基本動作・ADL訓練

Barthel Index（BI）や Functional Independence Measure（FIM）などのADL評価表を用いて患者の状態を正確に把握し，ADLの拡大に努める．

様々な刺激を入れつつ機能回復訓練および動作訓練を行い，基本的な能力を向上させる．それと並行して，実際の生活の場となる病棟でのADL訓練を行う．24時間365日の視点で生活を評価し，Plan（計画）→ Do（実行）→ Check（評価）→ Act（計画の見直し）というPDCAサイクルを回し，生活機能の向上を図る．

早期から病棟環境に慣れ，活動性を高めることをねらい動作訓練を実施する．同時に車椅子や杖，移乗用バーなどの福祉用具の選定とその使用訓練，環境調整も行う．できることは患者にフィードバックし，生活場面にて自主的に行えるよう意識付けをしていく．

【3】各種カンファレンス，病状説明（インフォームドコンセント）

定期的にカンファレンスを行い，情報を共有して問題点を整理し，目標を設定する．検討課題などは事前に担当スタッフ間で話し合っておく．必要時は患者と家族に参加してもらうこともよい．

病状説明は医師と担当スタッフが参加し，患者・家族の意思を確認し，現状の説明を行う．チームの方針や目標も患者・家族に説明し，同意を得て共通の認識をもって退院支援を行うことが望ま

しい．状況に応じて再度カンファレンスや病状説明が実施される．

【4】病棟ADLへの関わり

　できる限り患者の希望を取り入れ，病棟生活で実現可能なADLの獲得を目指す．「できるADL」から「しているADL」に目標を設定し，看護師や家族などの介助でも動作ができるようにリハを行い，患者の意欲を高めていく．

　そして，看護師，介護職員に患者のできる能力を伝えて介助方法を統一し，実践してもらう．

　早期から車椅子→歩行へ移動手段の拡大を目指し，食堂やトイレなど歩行可能な場面から導入する．尿意，便意が曖昧な患者に対しては積極的にトイレへ誘導することで排尿・排便管理能力を高め，同時に介助量の軽減を図る．「しているADL」を向上させ目標の達成を目指す．また，リハ以外の時間も離床を促し，自主トレーニングの指導を行い活動性を高めていく．

　電子カルテ，会議，病棟スタッフと療法士間の「連絡ノート」など各ツールを活用し，多職種にて情報を共有，連携して介入することが大切である．

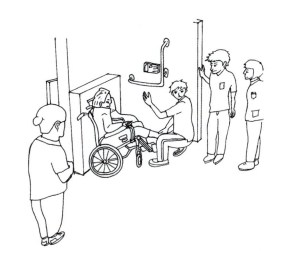

【5】IADL（instrumental activity of daily living）訓練

　【2】，【4】で述べたように，包括的な視点で自宅退院に向けて必要な家事動作訓練や屋外歩行訓練などは積極的に行う（図1-9）．

【6】退院支援とその他の取り組み

a. 家屋環境の評価

　退院後の生活の場となる家屋環境を評価して訓練を進める．患者・家族から家屋環境を聴取し，自宅の見取り図や写真撮影を依頼することもある．

　2014年度の診療報酬改定より，患者の自宅などを訪問し，（回復期リハ病棟へ入院日前7日以内または入院後7日以内）退院後生活する住環境などを評価した上で，リハ総合実施計画書を作成した場合の評価が新設された．入棟後は早期から在宅環境に合わせた訓練をすることが望ましい．

b. 在宅生活に向けた動作訓練

　狭い空間での移動や段差昇降，床上動作，低い座面からの立ち座りなど，今後必要と考えられる訓練は行っておく．必要な方には退院前訪問指導を実施する．5章で詳しく述べられているので，そちらを参照されたい．

　自主トレーニングは病棟生活の中で少しずつ定着させるように繰り返し指導，評価していく．

c. 外出・外泊

　自宅への外出や外泊を促すことは退院後の生活イメージの確立にもつながる[2]．患者・家族には

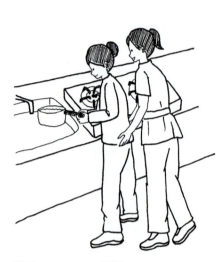

■図 1-9a　IADL 訓練
調理訓練では，必要な食材の買い出しなどの事前準備を含めて行うこともよい．

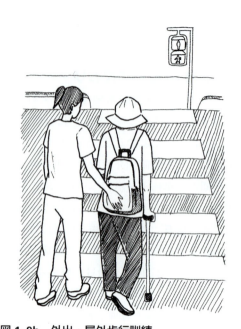

■図 1-9b　外出・屋外歩行訓練
在宅生活に向けて動作確認，安全性，耐久性，実用性を評価する．距離や路面状況，天候をあらかじめ検討する．横断歩道を渡る，傘をさすなどの動作を経験させることもよい．外出自体が気分転換にもなる．

事前に病棟での生活状況や注意点を記入したシートを用いて生活上のアドバイスを行う．また，家族に外泊中の様子を記入していただき，動作訓練や退院支援の参考にする．

d. サービス担当者会議（図 1-10）

患者・家族は退院後に関わるスタッフと顔合わせを行うことで，不安の軽減にもなり，スムースな在宅生活への移行につながる．患者・家族が同席し医療職と介護職の情報のやり取りを見てもらうことで，しっかり申し送りがなされていることを確認してもらうことも安心につながる．退院後も自宅やサービス利用時に行ってほしいこと，注意してほしいことなども申し送る．日本作業療法士協会が推奨している生活行為向上マネジメント（MTDLP）を用いることもよい[7]．

e. 患者・家族への啓発

「脳卒中治療ガイドライン 2015」では患者・家族に対し，現在の患者の状態や治療，再発予防を含めた脳卒中に関する知識，障害を持ってからのライフスタイル，リハの内容，介護方法

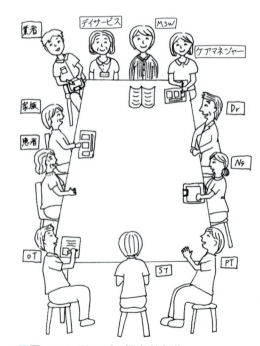

■図 1-10　サービス担当者会議

やホームプログラム，利用可能な福祉資源などについて，早期からチームにより，患者・家族の状況に合わせた情報提供に加えて，教育を行うことが勧められる（グレードB）[3]と述べられている．

当院における取り組みの1つとして，病棟廊下などに病棟スタッフと療法士が共同で作成したポスターを掲示している．

C おわりに

退院後の生活を見据え，実際の生活の場となる病棟にてチームアプローチを実践することが重要である．個々の専門性はあるが，職種間でオーバーラップして仕事を展開するほうが柔軟かつ効果的に進められることも多い．

回復期リハ病棟は療法士と病棟スタッフ間で統一した関わりが行いやすい状況にあり，病棟自体のもつ治療効果は大きい．それを活かして，より良い形で在宅および社会復帰へつなげていくことが大切である．

Point

ADLは自立している軽度片麻痺患者の訓練室でのことです．彼は「この手が駄目なんだ，リハをやらないと…」と必死に機能訓練に取り組んでいました．彼は，それがリハだという考え方でした．回復期リハ病棟は社会復帰への橋渡し地点です．患者のADLやIADLを高め，生活への意識付けを行い「生活のなかでできることは自分でやる」「退院しても何とかやれそうだ」などと自信をつけ，「障害は残ったけれど，やるだけはやった」と満足感を得て前向きな形で送り出すことは大事です．また，どこまでできそうかをケアマネジャーらへしっかりと申し送りをすることも大切です．

先輩からのアドバイス

挨拶は大切である，ということは誰もがわかっていることです．病院での接遇も挨拶が基本にあると思います．療法士と患者というそれぞれの立場はありますが，リハも人間関係が基本にあります．挨拶は互いの存在を認める手段であり，相手に信頼感をもってもらうためにも重要なことです．リハでの挨拶は部屋に入る時から始まり，その時の表情や反応で対象者の気分や体調を予測します．「おはようございます」「お疲れ様です」などから，気付いた時に声を掛け合うということも含まれます．例えば，リハに行く時に周囲に声をかけると患者は病室から離れる時も安心できます．自分の担当患者だけでなく，同室の患者や面会者にも気を配ることが必要です．療法士はベッドサイドでのリハも行いますが，その時に周囲を不快な気分にさせないよう，自分の態度を振り返ってみましょう．

■文献
1) 回復期リハビリテーション病棟協会. 2018年12月25日.
   http://www.rehabili.jp/visitor.html
2) 永井栄一. 回復期リハビリテーション病棟のしくみと病棟ADL訓練のすすめ方. In: 作業療法のとらえかたPART2. 東京: 文光堂; 2008. p.72-87.
3) Ⅶリハビリテーション. 1.脳卒中リハビリテーションの進め方. In: 脳卒中治療ガイドライン2015. 東京: 協和企画; 2015. p.281. p.284.
4) 平成28年度診療報酬改定の概要. 厚生労働省. 2016
   〈https://www.mhlw.go.jp/file/06-Seisakujouhou-12400000-Hokenkyoku/0000115977.pdf〉. 2018.11.15.
5) 診療点数早見表. 東京: 医学通信社; 2016. p.162.
6) 診療点数早見表. 東京: 医学通信社; 2018. p.181, p.183, p.1083-4.
7) 作業療法マニュアル57. 生活行為向上マネジメント改訂第2版: 日本作業療法士協会; 2016.

〔成田知代, 椎野良隆〕

4 生活期のリハビリテーション

> **エッセンス**
> ✓ 生活期ではより多くの職種が関わるため，リハスタッフはリハマネジメントの視点で当事者のみならずチーム全体に積極的にアプローチすることが重要である．
> ✓ 生活期リハサービスを提供する療養病床，介護老人保健施設，訪問リハ，通所リハについてその特徴と実践について述べる．

A 療養病床

【1】 療養病床とは

平成4（1992）年の医療法改正において，入院病床は一般病床と療養型病床群に分けられた．療養型病床群とは，長期入院患者向けの病棟で，①病室や廊下を広くとり居住性を良くする，②一般病棟より医師や看護師の数を減らす，③身辺介護を行う看護補助者を多く配置する病棟で，都道府県知事の許可を受けたものをいう（医療法第7条第2項第4号）．その後，平成13（2001）年の第4次医療法改正で「療養型病床群」は「療養病床」に名称変更された．概念としては，病状が安定した患者が急性期病棟のように慌ただしい雰囲気の空間ではなく，心身ともに安らげる環境の中で療養し，ADLの向上を目指すというのが療養病床ということになる．制度としては介護老人保健施設や回復期リハ病棟よりも以前から施行されていたものであるため，両者の役割と重複する部分もある．しかし近年では，医療介護連携の強化と医療保険内における病棟・病床の機能分化が進み，療養病床は医療依存度の高い維持期の患者を中心に受け入れていく流れとなっている．

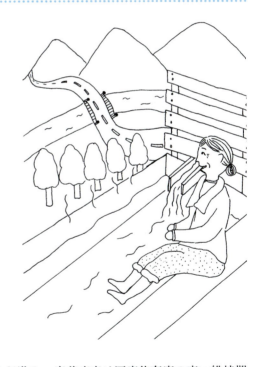

【2】 施設紹介

a．施設概要

芦ノ牧温泉病院は現在，1階病棟60床，2階病棟60床の，合計120床のリハ施設である．2009年9月までは1階病棟は介護保険対応の療養病床であったが，維持期患者の受け入れ体制確保のた

め，同年10月より同病棟を医療保険対応へと変更した．

スタッフは医師2名（リハ科，脳外科），看護師28名，介護福祉士27名，管理栄養士1名，薬剤師2名，SW 1名，PT 5名，OT 4名，ST 1名が勤務している．

対象疾患は，肺炎や尿路感染症などの内科疾患や外科手術後，癌などのターミナル期の廃用症候群が多く，他に脳梗塞および脳出血などの脳血管疾患とパーキンソン病などの神経疾患や慢性関節リウマチなどの難病，認知症を伴う高齢者の骨折等の運動器疾患が少数加わる．

b．芦ノ牧温泉病院の特徴

当院は，入院患者のほとんどが同一法人の竹田綜合病院からの転院である．そのため，情報交換および連携が非常にスムーズに行われている．また，当法人における急性期〜維持期までの一連の流れの中では，維持期（ターミナル期患者を含む）を中心として後期回復期も含めた患者を対象とするのが当院の役割である．その中で，維持期の医療依存度の高い重症患者は1階病棟，それ以外の患者は2階病棟で受け入れを行っている．

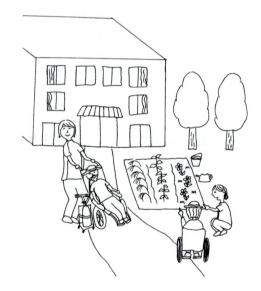

現在は，急性期から回復期や在宅への流れが早く，短期集中の濃厚なリハが行われている反面，心身機能の安定が追いつかなかったり，疾病や後遺症に対する気持ちの整理がつかなかったりといった問題を抱える患者・家族が少なくない．療養病床は医療依存度の高い患者や，回復期リハ病棟の入棟期限を超過した積極的リハを必要とする患者，緩和ケア病棟の対象外のターミナル期患者の受け入れを行い，そのニーズに応えている．継続的なチームアプローチを行うことにより，発症からの入院期間は長くなるが，患者，家族がお互いを受け入れる時間を設けることにもつながり，近年重度化の進んだ当院でも，退院先が施設入所から在宅復帰に変化するケースがみられる．ターミナル期の患者においては意思表示が困難な患者が多いなか，家族も含めた包括的な"看取り"に対する援助をチームアプローチとして行っている．次項では，当院でのチームアプローチを中心にその取り組みを紹介する．

【3】芦ノ牧温泉病院での取り組み

a．カンファレンスシステム

当院では，入院から退院までを各部門との連携に配慮して，カンファレンスシステムを運用している（図1-11）．

b．個別訓練

1）施設内における個別訓練

必要に応じて，急性期や回復期と同様にリハ室，病室などにおける個別訓練を実施している．

2）ターミナル期のリハビリテーション

患者本人および家族の意向に沿って可能な限りの要望実現を目指し，悔いの残らない最期を迎え

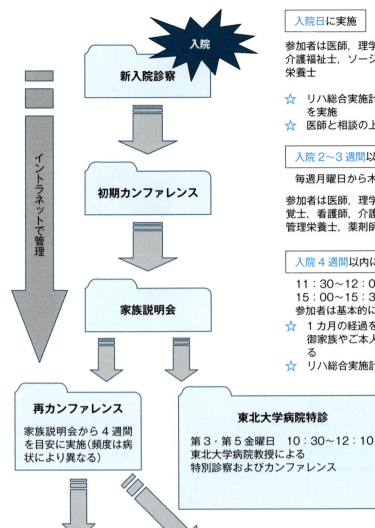

■図 1-11　芦ノ牧温泉病院のカンファレンスの流れ

る援助を行っている．

3) 退院前訪問指導

　在宅復帰前に，担当ケアマネジャーや家屋改修業者と合同で当院 SW，PT，OT による家庭訪問を実施．スムーズな在宅生活に繋げている．

4）装具診（ブレースカンファレンス）

竹田綜合病院の義肢装具士および当院医師，PT により，装具作成の必要がある患者に対して実施している．

c. 離床対策

1）車椅子レベルの患者対象

1 回/週の頻度で卓上作業を中心とした内容で実施．対象は 4〜5 名の小グループで，リハ部門で実施している．

2）寝たきりの患者対象

5 回/週の頻度で実施．手浴＆足浴，カラオケ，VTR 鑑賞，外気浴などの内容で実施．声掛けをしながら，心地良い刺激の入力による反応の向上を試みる．3〜4 名の患者に対して，病棟スタッフとリハスタッフとの協業で実施している．

3）病院行事

長期入院患者に季節感を味わってもらい，日常生活に変化を持たせたりするため，全職員で分担して季節ごとの病院行事を毎年実施している（花見会，秋祭り，クリスマス会）．また，2009 年度から入院患者の重度化に伴い，集団活動場面の必要性が高まったため，豆まきや雛祭りなど，拡充を図っている．

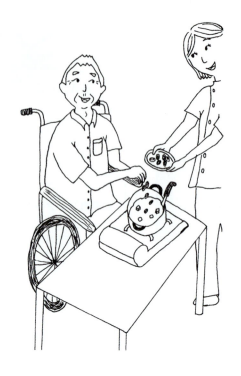

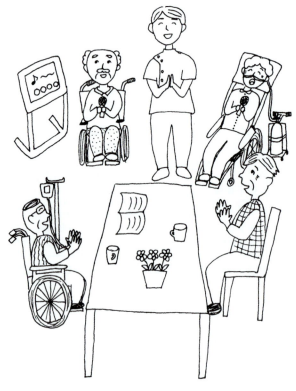

4) 日常場面における離床

経口摂取可能な患者は，食堂で食事をとるために食事の30分前に離床する．また，2回/週の頻度で実施している入浴後も，お茶を飲みながらの離床を図っている．経管栄養の患者は，シーツ交換などの時間を利用してリクライニング車椅子に移乗し，デイルームで過ごしている．

5) 生活リハ

標準的リハ期限を超過した車椅子離床可能なレベルの患者を対象に，ADLに関連した諸動作をプログラムとして，介護福祉士が1回/日実施している．

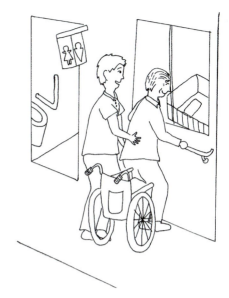

【4】 おわりに

療養病床におけるリハは過渡期にある．維持期や終末期といわれる時期において，リハの明確なエビデンスが出されていない現状ではあるが，そのニーズは確実に存在する．

今後は，維持期や終末期における医療介護連携をより強化させていくことが急務である．

> **Point**
>
> **維持期リハにおける療養病床の重要性**
>
> 日本リハビリテーション病院・施設協会[1]は「維持期リハとは，障害のある高齢者等に対する医学的リハサービス（リハ医療サービス）の一部を構成し，急性発症する傷病においては急性期・回復期（亜急性期）のリハに引き続き実施されるリハ医療サービスであり，慢性進行性疾患においては発症当初から必要に応じて実施されるリハサービスである」「また，維持期リハは，在宅・施設を問わず，機能や能力の低下を防ぎ，身体的，精神的かつ社会的に最も適した生活を獲得するために行われるリハ医療サービスであり，高齢者等の体力や機能の維持向上を図るだけでなく，生活環境の整備，社会参加の促進，介護負担の軽減などに努め，その自立生活を支援することを目的としている」と定義しています．
>
> これらの役割をすべて介護老人保健施設や訪問および通所系の介護保険サービスでカバーすることは，現状では困難といえます．病床数の削減が話題となっている療養病床ですが，維持期リハを行っていく上での重要な役割を担う場所です．今後は，介護保険サービスとの連携強化と増加するターミナル期の患者への対応を進めていく必要があります．

> **先輩からのアドバイス**
>
> **維持期もチームとしての関わりがとっても重要に！**
> 　医療保険に標準的リハビリテーション期限（除外規定に係るもの以外は13単位/月まで）が設けられて以降，医療保険における維持期の個別リハは非常に強い制約を受けています．また，療養病床における集団訓練は算定できません．介護保険施設においても十分な療法士の数が揃っているとは言い難く，やはり個別訓練を十分行える環境ではないのが現状です．
> 　そうしたなかでいかに寝たきりや廃用を予防し，機能の維持改善に繋げていけばよいのでしょうか？　やはり，日常の介護や生活のなかで患者が最大能力を発揮できる機会を増やしたり，主体的な離床を図れる機会を多く作ったりといった病棟スタッフと協力した"生活リハ"や"離床プログラム"が必要です．"リハは病棟スタッフと一緒に行うもの"という意識を持ち続けましょう．

Ⓑ 介護老人保健施設

【1】介護老人保健施設とは

a. 介護老人保健施設

　介護老人保健施設とは，「要介護者であって，主としてその心身の機能の維持回復を図り，居宅における生活を営むことができるようにするための支援が必要である者に対し，施設サービス計画に基づいて，看護，医学的管理の下における介護および機能訓練その他必要な医療並びに日常生活上の世話を行うことを目的とする施設である．（介護保険法第8条第28項）」

　介護保険の被保険者である利用者にサービス提供できる施設を介護保険施設という．そのなかで，療法士が人員基準に位置づけられているのは介護老人保健施設である．病状安定期にあり，入院治療をする必要はないが，リハや介護・看護を必要とする要介護者が利用対象者となる．介護老人保健施設が提供するサービスは施設入所，短期入所療養介護，通所リハ，訪問リハの機能を持ち，それぞれ在宅復帰支援，在宅生活支援を行う．ADL障害や認知症状を抱え，ただちに自宅退院できない場合や，在宅療養中でもリハや介護・看護を必要とする場合に利用される．

　介護老人保健施設の理念と役割を，表1-3に示す．

b. 介護老人保健施設のリハ

　自立生活支援・介護負担の軽減を目的に，日常生活活動能力の向上を介護・看護職員と協働で積極的に働きかけていく．入院中，急性期・回復期で獲得された運動能力やADL能力を介護老人保健施設では実際の生活場面で活かせるように生活環境や活動を調整する．療法士は評価したことが日常生活に活かせるようリハマネジメントを行い，多職種協働で働きかける．心身機能に対するアプローチのみならず，活動，参加にも焦点を当て，利用者の生活機能を総合的に向上，発展させていく．

■表 1-3 介護老人保健施設の理念と役割

1.	包括的ケアサービス施設 　利用者の意思を尊重し，望ましい在宅または施設生活が過ごせるようチームで支援する．そのため，利用者に応じた目標と支援計画を立て，必要な医療，看護や介護，リハを提供する．
2.	リハ施設 　体力や基本動作能力の獲得，活動や参加の促進，家庭環境の調整など生活機能向上を目的に，集中的な維持期リハを行う．
3.	在宅復帰施設 　脳卒中，廃用症候群，認知症などによる個々の状態像に応じて，多職種からなるチームケアを行い，早期の在宅復帰に努める．
4.	在宅生活支援施設 　自立した在宅生活が継続できるよう，介護予防に努め，入所や通所・訪問リハなどのサービスを提供するとともに，他サービス機関と連携して総合的に支援し，家族の介護負担の軽減に努める．
5.	地域に根ざした施設 　家族や地域住民と交流し情報提供を行い，さまざまなケアの相談に対応する．市町村自治体や各種事業者，保健・医療・福祉機関などと連携し，地域と一体となったケアを積極的に担う．また，評価・情報公開を積極的に行い，サービスの向上に努める．

（社団法人全国老人保健施設協会，編．介護老人保健施設職員ハンドブック．東京：厚生科学研究所；2009[2]) より改変）

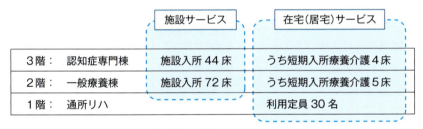

■図 1-12　エミネンス芦ノ牧各階の概要
各階に専属でリハビリ専門職が配置されている．

【2】エミネンス芦ノ牧では

a. 施設概要

　当施設では在宅復帰・在宅療養支援の機能を強化している．施設入所（一般療養棟・認知症専門棟）・短期入所療養介護（介護予防短期入所療養介護）（以下，短期入所）・通所リハ（介護予防通所リハ）の事業役割を持ち，要介護認定者に対するサービス提供と，要支援認定者に対するサービス提供（介護予防短期入所療養介護・介護予防通所リハ）を行っている．
　当施設の各階の概要について，図 1-12 に示す．

b. 入所者のリハ

1）施設入所

　対象者は，超高齢者や認知症の方が多い．入所の目的は，在宅生活をしている高齢者の機能回復や，介護者の支援である．また，急性期病院から入所する場合もある．老健施設に期待されるリハ機能について図 1-13 に示す．

老健施設では，施設ケアマネジャーを中心に多職種が連携し有意義な生活ができるようリハを進めている．在宅復帰に向けて，入所から退所までの一連の流れがシステム化され，多職種がそれぞれの役割を担っている．また，一般入所者のなかには，他の介護老人保健施設や特別養護老人ホームなどへの入所を待機している利用者もいる．その場合は利用者の持つ能力を次の施設で活かせるように連携を図っている．入所から退所までのリハの流れは図1-14のようになっている．

介護老人保健施設入所で療法士が提供する個別リハは，急性期病院に比べ頻度や時間が少ない．しかし，退院直後や在宅生活で生活機能が低下した利用者に対し，集中的にリハを実施することは重要とされる．該当者には入所から3カ月間，短期集中リハを実施している．

2）短期入所

対象者は在宅で暮らす要支援者と要介護者である．主に家族の都合や休息目的で入所されるが，リハを目的に利用される場合もある．居宅介護サービス計画の内容に沿って個別リハを実施している．

3）生活リハと療法士の役割

当施設では，生活リハを「施設生活をする上で行う必要のある活動・動作（基本動作やADL）や，利用者が興味を持っている活動を使って，身体機能・精神機能を維持・向上しようとするものである」と定義し[3]，力を入れている．利用者のリハ目標に向かって，日常生活のなかで行われる動作や活動に利用者の持つ能力が生かされるよう多職種協働で生活をどのように作るか検討し実施している．

病院との大きな違いは，利用者が日中は基本的に離床して過ごすことである．介護度が重い利用者も食堂で食事をしている．そして，トイレでの排泄，週に2回の入浴，食事の自力摂取など利用

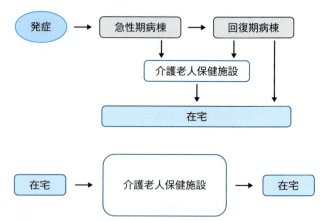

■図1-13　老健に期待されるリハ機能
在宅生活支援，在宅復帰支援の機能が求められている．

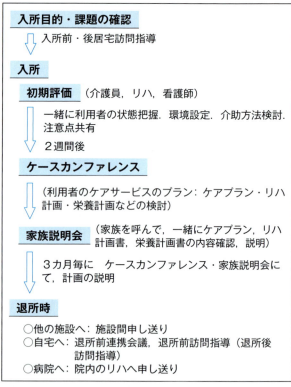

■図1-14　入所から退所までのリハの流れ

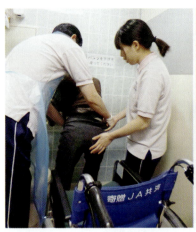
■図 1-15　トイレ介助の評価
介護員のトイレ介助の様子を評価している.

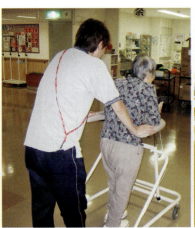
■図 1-16　日常生活での歩行場面
昼食時やティータイムに, 職員が見守り, 歩いて食堂へ行く. 少しでも歩行する機会を設け, 歩行耐久性や体力の向上へつなげる.

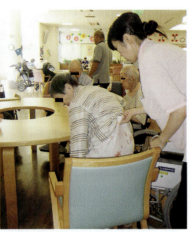
■図 1-17　椅子の切り替え
車椅子シートは後傾しているため, 体が前傾しにくい. 椅子へ座れる方は椅子に切り替える. 立位をとる機会も増えるため, 下肢の運動にもなる.

者の状態に応じて ADL の自立を促している.

利用者の身体機能や認知機能を評価し, 実際の ADL との関連を結びつけて考察していくことが必要である. また, 役割や余暇など, 活動と参加に視野を広げた対応が求められる. そして他職種との情報交換を密にしながら働きかけることが重要である. 図 1-15, 16, 17 に, 施設生活で取り入れられている生活リハの例をあげる.

4) 認知症のリハについて

入所者の多くは認知症がある. 一般棟では認知症の軽度から中程度の方が入所している. 認知症専門棟では入所条件が認知症高齢者の日常生活自立度Ⅲa 以上であり, 行動心理症状（BPSD）がある利用者が多く入所している. リハでは, 利用者の認知機能や身体機能に応じたアプローチを行い ADL の維持, 改善を目指す. その他, 安心して生活するための環境作りや楽しくできる活動機会の創出が重要である. 回想法, 脳トレ問題, アクティビティ, コミュニケーションなどをプログラムに取り入れている.

5) 安全対策と身体拘束について

介護保険施設では身体拘束は身体的虐待・精神的虐待に該当する行為であるという考えから禁止されている. 認知症により自身の安全に十分な注意を払うことが不可能な利用者が多い現状のなかでの安全対策はきめ細かい対応が求められる. 心身機能の向上や低下といった変化は, アクシデントやインシデントにつながりやすい. いつ, どのような時に転倒などの危険性があるか評価・予測し, その上でどういった対応が必要なのか, 多職種で検討を行う. 図 1-18, 19 は, このような検討の結果, 対応している例である.

6) 経口摂取継続のための支援

当施設では, 医師, 看護師, 介護福祉士, 管理栄養士, 担当療法士が対象者の食事時にミールラウンド（図 1-20）を行い, 嚥下カンファレンスで経口維持のための計画書を作成する. 実際の食

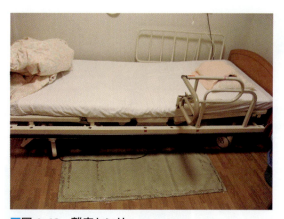

■図1-18 離床センサー
ベッドから起きて足が床に着いた時に，ナースコールが鳴る．

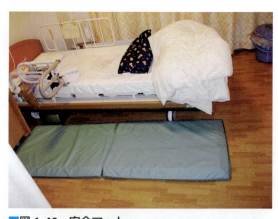

■図1-19 安全マット
ベッドから転落が予想される場合，マットを敷き，ベッドの高さを低くして対応する．

事場面に多職種で介入し，経口維持のための特別な管理（環境整備，姿勢，介助方法，食形態など）を検討している．各々の専門分野における知識や技術を活かし，対象者のQOLの維持・向上を図るために積極的な意見交換が求められる．

7）ターミナルケア

利用者の状態悪化に伴い，家族が当施設での看取りを選択する場合がある．そのような場合でも，利用者が穏やかで，有意義な施設生活ができるよう多職種協働で支援を行っている．療法士は，できる限りの経口摂取，離床，楽しみとなる活動の継続や，苦痛を和らげる工夫を行う．

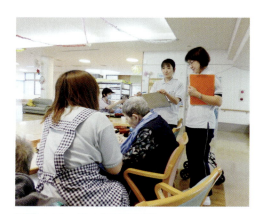

■図1-20 ミールラウンド

c．通所リハ

当事業所では利用期間は決めていない．利用者の目標達成状況によって利用期間を決めている．表1-4に，通所リハの流れを示す．

通所リハで行っている活動を，在宅生活や他事業所でも続けるために，家族や他事業所と情報を共有し，関わりを統一している．このため，利用者にとってサービスの要となる居宅ケアマネジャーや他事業所とリハ会議をもちながら連携を図っている．

通所リハを利用する際は，自宅環境や生活状況を把握した上で目標達成へ向けて支援するため，居宅訪問を行う．その後，利用者の介護度や目標に応じて，個別や集団でリハを行う．個別リハは物理療法，運動療法，ADL・IADL訓練，福祉用具のチェック，自主練習指導・確認など多岐にわたる．集団リハでは，活動性向上や脳の活性化，心身機能の維持などの目的で，運動や畑作業，調理活動などを行っている．通所リハの1例を図1-21に示す．

4 生活期のリハビリテーション

■表 1-4　通所リハの流れ

通所リハの流れ
申し込み：簡単な情報確認
通所判定会：運行ルート・曜日等確認
担当者会議・契約・居宅訪問・リハ会議
初回利用：評価・暫定通所計画書説明
2 週間程度：通所カンファレンス（2 週間～1 カ月） 　　　　　・本計画書説明
1 カ月以内：リハ会議
1 カ月程度：モニタリング実施（評価）
※調査・計画・サービス提供・評価を繰り返してリハマネジメント
サービス提供修了または継続

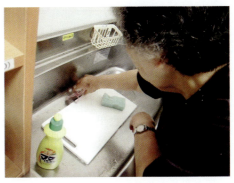

■図 1-21　通所リハの 1 例
家事動作場面での訓練．目的とする作業活動に意識が向き，立位バランスや，手指の巧緻性訓練となる．

【3】おわりに

　介護老人保健施設の対象者は障害や発症からの経過時期が多岐にわたる．また，多くは生活期の利用者である．しかし，病院から早期退院するようになり，まだ回復段階で，機能的な関わりのほかに，障害受容など心理面へのアプローチが必要な場合もある．個々の利用者に合わせた幅広い対応が必要とされる．

　サービス提供時間帯のなかで，利用者に直接関わる時間は，療法士より介護スタッフの方が多い．実際の生活場面に，リハの視点をどのように取り入れていくか，多職種と一緒に検討・共有していくことが重要となってくる．

> **👉 Point**
>
> **チームアプローチ**
> 　介護老人保健施設の療法士は，障害に対する直接的なリハのみでなく，多職種と連携して具体的な評価内容を日常生活や目標に生かせるようなリハマネジメント力も必要です．また，多職種がお互いに連携してチーム力が発揮されてこそ，利用者にとってもよいリハができます．チームとは，利用者本人やその家族，施設内外の多職種や他施設の居宅サービス事業所も含みます．

> **▶ 先輩からのアドバイス**
>
> 　よりよい多職種連携のためには，まず相手や相手の立場を理解し，日々忙しいなかでも相互理解のために普段からコミュニケーションをとることが大事です．そして，コミュニケーションをとるためには自分から動くことが必要です．コミュニケーションが取れると利用者の QOL 向上やアクシデント防止，急変時の対応など，すべてにおいてよい影響があります．

C 訪問リハ

【1】訪問リハとは

a.「訪問リハ」の定義

　日本訪問リハビリテーション協会によると,「訪問リハとは,その人が自分らしく暮らすために,それぞれの地域に出向き,リハの立場から行われる支援である.このなかで,理学療法士・作業療法士・言語聴覚士は,健康状態を把握したうえで,生活機能および背景因子を評価し,リハの概念に基づいて本人,家族等への直接的支援と関連職種への助言等の間接的支援を提供することをいう」と定義されている[4]).

　制度上「訪問リハ」という言葉は,訪問リハ事業所から提供されるサービスをさすものである.一方,訪問看護ステーションからも療法士の訪問を実施できるが,制度上は訪問看護の位置づけである.しかし内容・役割としてはどちらも前述の訪問リハの定義に当てはまるため,本稿では療法士が在宅に訪問して行う両サービスを広義の「訪問リハ」として説明する.

b. 訪問リハの特徴

　病院や施設内でのリハと違い,訪問リハは実際の生活の場で動作や環境の評価・指導が行えることが最大の強みである(表1-5).

c. 訪問リハの対象

　訪問リハを必要とする人の疾患・年齢は様々である.訪問リハの必要性や関わり方は,疾患だけでなく生活障害の時期・状態によっても変化する.訪問リハの特徴を踏まえて,必要なときに期間を決めて利用するのが望ましい.

1）退院（所）直後の方

　退院直後は思い通りに生活できるのか,転倒しないかなど不安を抱えている方も多い.入院中の生活と自宅での生活とでは,環境,介助者,生活パターン,食事,人間関係などさまざまな面で異なるため,そのギャップに戸惑うことも多い.また,転倒の不安からあまり動かず機能が低下するなど生活が不安定な時期である.家族にとっても慣れない介護への不安が大きい.

■表1-5 訪問リハの特徴

サービス形態	長所	短所
・自宅にて実施する（自宅を基点として外出練習を行うこともある） ・利用者の状態に応じて,週1〜3日（40〜60分）程度,実施することが多い	・実際の生活の場での評価・アプローチが行える ・1対1で個人特性に応じたアプローチがしやすい ・家族への関わりが行いやすい（介助方法の指導・傾聴など） ・慣れた環境であるため,精神的に落ち着いて行える ・自宅の環境を利用したアプローチができる ・通所系サービス利用が困難な場合にも利用しやすい	・他者との交流は限定される ・日内変動などの直接的な把握は行いにくい ・リスク管理・対応が行いにくい ・プライベートな空間であるため他人の訪問を嫌う場合がある

在院日数の短縮に伴い，退院後も機能向上が期待できる状態の方も多い．心身機能の向上に合わせて自宅での動作方法や福祉用具などを随時変更し，活動を拡大していけるよう関わることが重要である．

> ▶ 先輩からのアドバイス
>
> 　入院中のリハで，退院後の生活を想定した支援を行っていても，自宅で生活してみると想定通りにいかないことも多いです．その場合すぐに対応できるように，退院直後こそ積極的に訪問リハを活用してみましょう．自宅で問題ないことが確認できれば数回の訪問で終了すればいいし，対応が必要であったとしてもほとんどのケースは退院から3カ月程度で在宅生活が安定します．

2）在宅生活中に機能低下した方

在宅で生活しているうちに関節痛や体調不良などをきっかけに閉じこもりとなり，廃用による生活機能の低下をきたすことは多い．このような場合には，活動性低下の原因を評価し再び活動的に暮らせるよう積極的に支援する．また他者との交流が狭小化している場合は，まず訪問リハが介入し活動の拡大を図りながら，次に通所系のサービス利用へと繋げていく．

3）生活範囲の拡大や社会参加に向けた取り組みが必要な方

役割の再獲得や社会参加に向けた取り組みが必要と考えられる場合には，獲得したい活動について具体的に目標・期間を設定して取り組む．

4）徐々に機能低下していく方

神経難病などの進行性疾患，終末期など生活機能が徐々に低下していく方に対しては，機能低下の状態に応じて適切な環境整備や福祉用具の選定，生活の工夫を行うことでQOLを維持し尊厳ある生活が送れるよう多職種で連携しながら支援する．

【2】訪問リハを進めていく上でのポイント

a. 目標・期間の設定

訪問リハを実施する上では，情報を収集し目標を設定することが重要である．本人・家族から在宅生活で困っていること，やってみたいことなどを聴取し，できるだけ具体的に活動レベルの目標を設定する．また，期間を定めることも重要であり，いつまでに達成するかなどを利用者と一緒に検討していく．

> ☞ Point
>
> 　自宅に飾られた写真やトロフィー，庭の植木，ペット，書籍…などからその人の人柄・今まで歩んできた人生を垣間見ることも多いです．それらを糸口に利用者の真の思いを引き出していくのもよいでしょう．在宅生活でこだわりたいことは，人それぞれ異なっています．訪問リハでは，「生活に密着したリハ」だからこそ取り組める目標を設定しましょう．

b. 訪問リハの支援内容

医師の指示の下に利用者の健康状態に注意しながらリハを実施する．初めのうちは利用者・家族は「訪問リハ＝自宅にきて機能訓練をやってくれるもの」と捉えがちである．実施する上では訪問リハ計画書にて目的・目標を明確にし，支援内容を説明・理解してもらった上で進めていく必要がある．

> ■支援内容
> ・心身機能・動作能力の評価・アプローチ
> ・自主トレーニング方法の指導
> ・ADLの評価・練習（図1-22）
> ・IADLの評価・練習（図1-23）
> ・介助者への介助方法の指導
> ・住環境整備・福祉用具の検討
> ・やりたい活動（楽しみ・役割）・社会参加への支援
> ・精神的サポート
> ・関係機関との連携

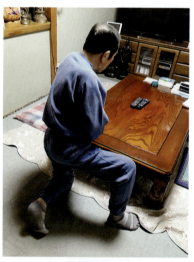

■図1-22 床上動作の練習
いくら入院中に練習したとしても，いざ自宅ではどう動いたらいいかわからず戸惑うことが意外に多い動作である．場所に応じた床上動作ができるようになることで活動の幅も広がる．

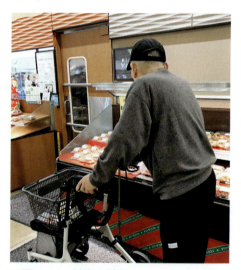

■図1-23 外出の練習
実際に一緒に外出を行い，自宅から目的地までの移動，行動計画，金銭管理，安全への配慮，体力など様々な視点から確認・指導を行う．

c. 多職種での連携について

利用者の中にはデイサービスやヘルパーを利用している方も多い．効果的に在宅でのリハを進めていくためには，他のサービス事業所と情報共有しながら，役割分担して進めることが重要であ

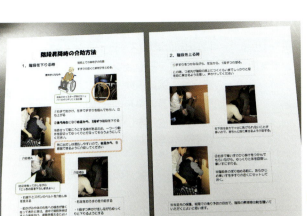

■図 1-24 介助方法の図示の例
必要に応じて介助の方法や注意点を書いた用紙を作成すると，他のサービスでも介助方法を統一しやすい．

る．療法士は多職種に対し，支援の目的，ポイント，注意点をわかりやすく伝える（図 1-24）．

■デイサービス介護職員へのアドバイスの例
「つかまり立ちが 1 分くらい保持できるようになってきたので，介助があればトイレでの排泄ができるようになりそうです．時間を決めてトイレに座ることから取り組んでみてはどうでしょうか．便座に座っている間は転落しないよう見守りが必要です」

d．訪問リハの継続・終了について

　定期的に評価・見直しを行い，目標の再設定や訪問リハの終了を検討する．訪問リハを導入する段階から，利用者・ケアマネジャーと具体的な目標・方針を共有できていれば，訪問リハの終了やその後のサービス導入などについてもすすめていきやすい．

　訪問リハには，適切な期間を設定し，次のサービスなどにつないでいくという橋渡し的な役割もある．

【3】事業所の紹介

　当法人には，訪問リハを提供する事業所として訪問リハビリテーション事業所と訪問看護ステーションの 2 種類の事業所があり，それぞれに療法士を配置している．訪問リハを利用する上では，それぞれの事業所の機能や特徴によって使い分けて活用してもらっている（表 1-6）．

a．「訪問リハビリテーション Life」

　退院直後の在宅生活へのソフトランディングの目的で開設し，主に退院から 3 カ月間の短期集中リハを提供している．退院前にサービス担当者会議を兼ねた「リハ会議」を実施し，入院中の経過・現在の状態についての情報交換，退院後のリハの方針・他サービスとの役割分担について話し合う．病院のリハビリテーション部内に事業所があるため，日頃から入院部門の療法士との連携がとりやすいことも利点である．3 カ月間の支援終了時は，状態に応じて必要なサービスや地域のサロン活動，家庭内での役割などへ引継ぎを行うことで，社会参加のスムーズな橋渡しができるようにしている．

■表1-6　法人内の2事業所の機能・特徴

	「訪問リハビリテーションLife」	「竹田訪問看護ステーション」
事業所の区分	訪問リハビリテーション事業所	訪問看護ステーション
保険	介護保険のみ	介護保険，医療保険
制度上の位置づけ	訪問リハ	訪問看護（看護業務の一環）
主な対象者の傾向	・退院直後の方 ・医療依存度が低い方	・医療依存度が高い方，医療処置が必要な方 ・進行性疾患の方 ・介護保険の対象外の方（小児・若年者など）
要件等	・事業所の医師の診察・指示 ・リハマネジメントに基づく短期集中リハ	・かかりつけ医からの指示 ・看護師による定期的な訪問・評価が必要

b.「竹田訪問看護ステーション」

　医療保険と介護保険による訪問を行っており，対象は小児から高齢者まで幅広く，人工呼吸器や在宅酸素療法などの医療依存度の高い利用者が多い．健康状態が不安定で看護師と療法士の両方の支援が必要なケースには，訪問看護ステーションからのリハを勧めている．リハが必要な利用者には看護師が定期的に訪問・評価した上で療法士が訪問を行っている．事業所内の看護師と療法士が連携した支援が行えるのが最大の強みである．利用期間は長期になる方が多いが，状態に応じて頻度を増減するなど，リハの必要度に応じて提供している．

【4】おわりに

　ライフスタイルや家族構成，文化，地域でのつながりなどが変化し，入院期間も短縮してきているなかで，訪問リハを必要とする対象者のニーズも多様化してきている．そのニーズに対応し，利用者がその人なりの生活や活動を実現していけるよう，生活の現場に出向いて支援できる訪問リハが果たすべき役割は大きい．

> ▶ 先輩からのアドバイス
>
> 　病院と異なり自宅はその人の"テリトリー"であり，それぞれにこだわりを持って生活しています．一見邪魔に見える物の配置や不効率そうなやり方にもその人・その家ごとの理由があります．他人に自宅を見られ，いろいろアドバイスされるのを嫌がる方も多いので，信頼関係ができていないうちは，療法士が環境調整を提案しても受け入れられず苦慮することもあります．その分アプローチしたことで生活が改善した時の喜びも大きいです．
> 　単に教科書通りの支援ではなく，その人のこだわりを認めつつ療法士としての専門的視点からよりよい方法を一緒に探していくという姿勢で関わっていくことが必要です．

D 通所リハ

【1】通所リハとは

a. 通所リハの役割と対象

通所リハは介護保険における居宅サービスの1つであり,心身機能の維持向上や在宅生活を支えるうえで重要な役割を担う.全国デイ・ケア協会によると,通所リハの普遍的機能は以下の4つとしこれらの組み合わせによって「自立した生活」と「安心した生活」をサポートすることが通所リハの役割とされている[5].また,事業所内での直接的なサービスの提供だけでなく,リハの視点から生活期のリハが円滑に進むようにケアマネジャーや他の居宅サービス事業所,家族やその他の支援者に対する助言や指導することも期待される(リハマネジメント).

① 医学的な管理
② 心身・生活活動の維持向上 　　通所リハ特有の機能
③ 社会活動の維持向上
④ 介護者等家族支援 　　通所リハ・通所介護の共通機能

通所リハの対象は,退院直後でまだ機能的にも回復途上の方,うつや廃用により生活機能が低下し閉じこもりぎみの方,進行疾患の方,認知症の方など,要支援1の軽度から要介護5の重度まで,疾患・状態・ニーズも多様である.

■ リハマネジメント

リハマネジメントとは「調査(Survey),計画(Plan),実行(Do),評価(Check),改善(Act)のサイクル構築を通じて,心身機能,活動及び参加についてバランスよくアプローチするリハができているかを継続的に管理することによって質の高いリハを目指すもの」[6]とされている.

b. 通所リハの特徴

通所リハには表1-7に示すようなサービス形態,長所,短所がある.

【2】通所リハでのアプローチ

a. 評価

標準的なリハ評価項目のほか,通所リハでは送迎や利用時間中の様々な生活場面を評価できる(表1-8).事業所内の介護職員,看護師からの情報も貴重である.しかし,あくまでも通所リハという特殊な環境下での評価であるため,居宅訪問やサービス担当者会議での情報収集,家族からの情報収集なども重要で,自宅と通所リハでの能力の違いの有無やその理由をよく把握しておく.

b. 具体的な目標の設定

ケアマネジャーの作成したケアプランを踏まえ,通所リハにおいての目標を設定する.一人一人の生活や価値観に合わせ,より具体的な目標になるように利用者の話をよく聞き,本人が主体的に

■表1-7 通所リハの特徴

サービス形態	長所	短所
・利用時間は1時間〜8時間まで事業所によりさまざま ・1時間〜3時間の半日の事業所も増えている． ・送迎，食事の提供，入浴サービスを提供していることが多い	・利用中のADLや活動の評価・支援がしやすい． ・多職種がおり，連携した関わりがしやすい． ・施設としての環境 　人的環境（介護力・仲間） 　物的環境（設備・道具・広さなど） ・利用者同士の仲間意識・共感が生まれやすい ・家族の休息が確保できる	・個別訓練の時間・頻度が少ない（入院に比べると） ・自宅環境そのものでのアプローチが行いにくい ・集団生活が苦手な方には継続しにくいことがある

■表1-8 通所リハで評価できる項目例

- 送迎車の車の乗り降り，玄関からの出入りの様子，家族からの情報
- ADL場面（移乗動作，排泄動作，入浴動作，整容動作，食事動作など）での実行能力実施状況
- 他者との交流の仕方，協調性，コミュニケーション能力
- 趣味活動への取り組み方，活動時の準備・片付け・作業能力
- 時間管理の仕方
- 日内変動の把握，活動の耐久性

目標を決められるように援助しながら，達成可能なレベルの目標へ具体化する．

> × 「歩行が安定する」
> ○ 「今年の10月までに，近所の○○スーパーへ，杖で歩いて買い物に行けるようになる」

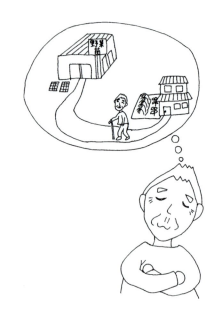

c. プログラム

本人や家族の希望を中心に，評価内容を医学的な情報，活動や社会参加，心身機能の現状や予後予測などについてまとめ，目標を達成するために必要なプログラムを立案し，多職種で「リハ計画書」を作成する．

1）アプローチの内容

目標達成の基礎となる，身体機能向上のための機能訓練（図1-25）は重要であるが，単なる機能訓練のみでは実用的な活動にはつながりにくい．目標としている活動がどのくらいできるか，どこが難しいか，どうすればできるかを利用者が実際に行って経験することが効果的である．できるだけ実践練習（図1-26）や，それに近い設定で模擬的な動作練習（図1-27）も行うようにしていく．

2）実施方法

前述の内容を実施するために，内容や状況に合わせて下記の方法を適宜組み合わせる．

4 生活期のリハビリテーション

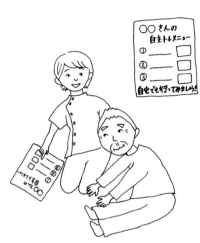

■図 1-25 機能訓練の 1 例（自主トレーニング指導）
運動のポイントを指導し，徐々に自宅でも自主トレーニングを行えるようにしていく．

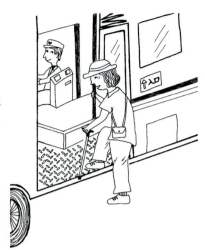

■図 1-26 実践練習の 1 例（バスでの外出活動）
実際に使う路線で，ステップの昇降，料金の支払い，時間に合わせた行動などを実際に行い経験することで，自信につなげる．

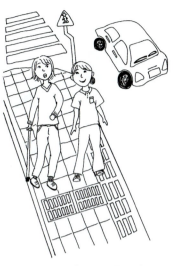

■図 1-27 模擬的な動作練習の 1 例（屋外歩行）
単なる歩行訓練だけでなく，様々な場面を想定して模擬的な環境（歩道，砂利道，道路の横断，坂道など）でも練習を行う．

①個別訓練：療法士が実施する個別訓練では，徒手的な訓練や ADL，自主トレーニングの指導など，1 対 1 で専門的に行う必要のある内容を実施する．主に前項の機能訓練や模擬的な動作訓練などが中心になることが多いが，徐々に利用者が療法士に依存せず，通所でも自宅でも自主的に実施できるように関わっていく．

②集団活動：集団活動を活用できるということは，通所系サービスの強みである．一度に複数の方に対しアプローチでき，効率がよいという利点だけでなく，対人交流や意欲を引き出しやすいという面での効果も大きい．反面，集団では個々のニーズに合わせにくい面もあるが，目的に合わせて集団の人数を調整し，小集団（2〜10 名）で活動するとよい．

■小集団活動の例
グループ体操，創作活動，行事，レクリエーション，勉強会，外出活動，調理活動，園芸，言語訓練，など

③生活・作業活動場面での関わり：「利用時間中のすべてがリハである」と捉え，利用者の主体性を引き出し，能力を発揮できるようにする．活動には自分で判断して準備できることが必要であるため，過剰な援助はせず，できない部分，危険な部分のみ援助する．また，「できることは自分でする」という利用者自身への意識付けや物の配置などの環境設定も重要である（図 1-28）．

④生活行為向上リハ：2015 年の介護報酬改定で通所リハには，「生活行為向上リハビリテーション実施加算」が追加され，心身機能の回復だけでなく，1 人 1 人のライフスタイルに合わせた

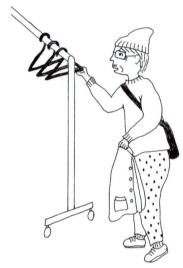

■図1-28　自分の上着をハンガーにかける
利用者同士で声かけしあうなど自立して行う雰囲気になっている．
できるだけ見守り，手伝い過ぎない方がよい．

生活行為の向上にアプローチすることが求められるようになった．

　また，概ね6カ月で通所リハを終了し，役割をもった在宅生活や，地域のサロン活動，通所介護など社会参加に資するサービスに適切につなぐことが期待されている．リハマネジメントの視点を持ち，利用者の必要性（適切な予後予測に基づいて）に応じて実施することが望ましい．

3）療法士の役割

　療法士の役割は，個別訓練を担当するのみでなく，そのかかわりが生活に反映されるようにしていくための働きかけも重要である．生活場面では介護職員が関わることが多いため，利用者が能力を発揮しやすい介助方法を伝達し，実施状況の情報をもらうなど日常の連携した関わりが重要となる（図1-29）．

　また，在宅支援の上では，ケアマネジャーを中心にチームとしての他事業所との連携も重要である．リハの視点から報告・相談・ケアプランへの提案，その他の事業所への情報提供，介助方法の伝達などを行うことでチーム全体での効果的なアプローチとなる．

d. 目標の見直し

　通所リハは制度的な利用期限がないため漫然とサービスが継続されてしまう可能性がある．目標の達成期間を設定し，定期的に目標の達成度や継続の必要性を検討し再設定を行う．状態に合わ

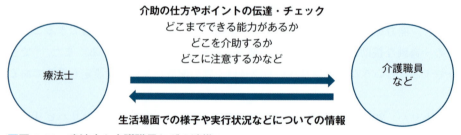

■図1-29　療法士と介護職員などの連携

せ，通所リハの卒業や，適切なサービス（訪問リハ，通所介護，その他のサービス）への移行も検討し提案してみるべきである．

> ■サービスを終了する際の留意点
> ・利用開始時から，利用者とともに具体的目標を設定し，終了後の生活をイメージできるよう意識付けしていく．
> ・終了後の生活の仕方，必要な支援について，本人も含めた担当者間で十分に検討し，不安を解消できるよう関わる．
> ・利用者や家族，終了後の引継ぎ先へ，今後の生活上の注意点，機能低下の兆候として予測される状態などについて伝え，フォローアップしてもらえるようにする．
> ・必要性が生じた際には再度利用が可能な体制を作っておく．

【3】事業所での取り組みの工夫

事業所の取り組みの例として以下に当院内の通所リハ事業所（通所リハビリテーション TRY：以下 TRY）での取り組みについて紹介する．

a．利用期間を設定する

TRY では基本の利用期間を要介護者 12 カ月，要支援者 6 カ月としている．期間を設定することで，より利用目的が明確となり意欲の向上につながる．また，終了したあとも，機能低下や新たな目標に向けての取り組みなど利用の必要性が生じた場合には再利用できるものとしている（図1-30）．

b．挑戦できる環境を提供する

TRY では入浴サービスを実施しないことで，多様な活動が行いやすい．自宅と異なり，通所リハは自分 1 人や，家族の援助のみでは行いにくい課題にも挑戦しやすい環境でもある．できないと思ってあきらめていた活動が「実際に経験したことでできるようになった」ということも多い．外

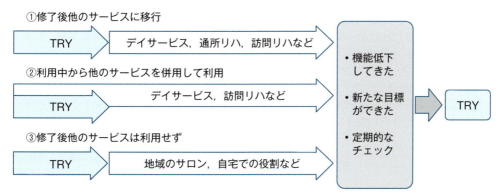

■図1-30　TRY の利用パターン
利用修了後は，主に他のサービスへの移行（①②）いわゆる卒業（③）があり，必要時には通所リハを再利用している．
TRY では，「利用終了」ではなく，卒業の意味を込めて「利用修了」としている．

出などの実践練習でも，利用者自身が活動計画を立て，主体的に取り組めるように支援している．

c. 訪問指導

　自宅と通所リハとで発揮する能力にギャップが生じている場合，自宅を訪問して評価し，現場で指導してくることも有効である．普段関わる通所リハの職員が訪問し，家屋環境を調整したり，家族へ介助方法を指導することで，通所リハでの成果をさらに自宅で活かしたり，取り組むべき新たなニーズを発見したりすることも多い．継続して訪問指導が必要な場合には訪問リハやホームヘルパーなどのサービスへ引き継ぐようにしている．

【4】おわりに

　在宅支援は，1事業所のみで完結するものではなく，関連するサービス事業所が連携して支援することが重要となる．そのなかで通所リハは必要時に必要な期間のリハサービスを提供するという役割が求められる．

> **先輩からのアドバイス**
>
> 　退院後，機能訓練はいつまで必要なのでしょうか？　訓練を終了することに対し，利用者のみならず，療法士も臆病になってしまっていることもあるのでは？　適切に自主訓練を行って自己管理をし，生きがいをもって活動的な社会生活を送ることができていれば，特別な機能訓練は必要ない場合も多いと思います．訓練自体が生きがいになってしまっているような「訓練人生」がその方にとって本当に「より良い人生」なのかを，利用者とともによく考えてみましょう．視点を変えていくことで，新たな生活の広がりにつながることも多いものです．

■文献
1) 斉藤正身，岡持利亘．地域でのリハビリテーション体制の実際と求められる維持期リハビリテーション・ケアについて．MB Med Reha. 2009; 102: 69-77.
2) 社団法人全国老人保健施設協会，編．介護老人保健施設職員ハンドブック．東京: 厚生科学研究所; 2009.
3) 大橋正孝，小沼聡子，他．日常ケアの中で自然に取り入れる生活リハビリテーション．高齢者リハ・ケア実践．日総研. 2006. p.116-22.
4) 日本訪問リハビリテーション協会，編．訪問リハビリテーション実践テキスト．東京: 青海社: 2016. p.6-7.
5) リハビリテーションマネジメント実践マニュアル．一般社団法人全国デイ・ケア協会: 2016. p.6-7.
6) 厚生労働省老健局保険課．リハビリテーションマネジメント加算等に関する基本的考え方並びにリハビリテーション計画書等の事務処理手順及び様式例の提示について．老老発 0327 第 3 号．

〔南場良春，伊藤ゆかり，尾崎千香子，石田康子，村山由美〕

【2章】

対象者と関わる前に知っておきたいこと！

医療・福祉分野における基本知識と対策

CONTENTS
1 倫理（守秘義務と個人情報保護） 42
2 感染対策 47
3 医療安全管理 56
4 廃用症候群と褥瘡予防 61
5 脳卒中のリスク管理 68

1 倫理（守秘義務と個人情報保護）

> **エッセンス**
> - 業務上知り得た患者の情報は，安易に他者に伝達してはならない．それは，守秘義務として定められている．
> - リハの現場で扱う情報は，「要配慮個人情報」も含まれている．
> - 電子データ（特に保有個人データ）のセキュリティや匿名化など，個人情報管理をしっかりとする．また，管理方法は勤務先の方針に沿って対応する．
> - 療法士には，患者・家族の人権や意向を尊重した対応と行動が求められる．

A 守秘義務

　業務上知り得た個人の情報・秘密を他人に漏らしてはならない．これらを他人に知らせることを"漏洩（ろうえい）"という．患者の情報を他人に漏らすことは患者に実害を与えることや，患者の名誉を毀損（きそん）することになりかねない．また，スタッフ・患者間の信頼関係が崩れ，円滑な診療（治療）を阻害することになる[1]．

　個人の秘密が守られる権利は，法的な保護に値する重要な権利として，国家の保障を受けている[2]．療法士の場合，「理学療法士及び作業療法士法」第16条に規定されており，「理学療法士又は作業療法士は，正当な理由がある場合を除き，その業務上知り得た人の秘密を他に漏らしてはならない．理学療法士又は作業療法士でなくなった後においても，同様とする」とある．万が一，その義務を怠った場合，罰金や免許取り消しあるいは有期限の名称使用停止という行政処分を受ける可能性がある．また，プライバシー（他人に知られない権利）や個人情報保護法（公開されている情報を保護する法律）といった観点からも，医療者である私たちは，患者に関した情報管理を厳重に行う必要がある．

> **Point**
>
> プライバシー（個人の秘密）を守る[3]
> - 患者の病状は本人以外に話さない．
> - 患者の家族も含め，第三者に患者情報を話す際は，事前に本人の了承を得る．
> - 同じ病室の患者仲間からの，患者に関する素朴な質問にうっかり答えない．
> - 患者の友人などからの電話での問い合わせに応じない．
> - 患者情報を使用して学会発表をする際は，患者本人の同意を得る．

B 医療・福祉施設における個人情報管理

【1】個人情報保護

　個人情報の解釈は時代とともに変化を続けており，2017年時点においてリハビリテーションの現場で扱う情報は，要配慮個人情報に含まれている[4]．要配慮個人情報とは，「（前略）本人に対する不当な差別，偏見その他の利益が生じないようにその取扱いに特に配慮を要するものとして政令で定める記述等が含まれる個人情報（個人情報保護法第2条より抜粋）」，をいう．そのため，療法士は個人情報保護の構成（図2-1）について理解し，情報をしっかりと管理することが大切である．電子カルテからは非常に多くの個人情報が得られるため，不必要なカルテ閲覧はしない．また，個人情報をコントロールする権利は本人に帰属するため，個人情報を使用する際には本人から同意を得る必要がある．

👉 Point

医療機関等における個人情報の例（文献5，6より改変）
- ✓ 診療記録
- ✓ 症例検討などの報告書，映像や音声
- ✓ 検査，画像記録
- ✓ 経過記録やリハ総合実施計画書
- ✓ 患者申し送り書
- ✓ 職員の人事や学生に関する情報

個人情報
情報から特定の個人を識別できるもの
例：氏名，生年月日，名刺など

個人データ
特定の個人情報をCPUなどで検索を容易にしたデータ
例：入院患者や職員情報を入力したファイル

保有個人データ
継続的に保有し，利用するデータ
例：Excelファイルをデータベースとして活用

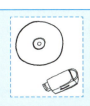

■ 図2-1　個人情報の構成
個人情報とは，個人データや保有個人データを含むものとされる．患者名簿などの保有個人データは継続的に更新しながら利用するため，最も情報量が多く，危険性が高い．（文献5より改変）

【2】日常的な個人情報漏洩の防止

個人情報漏洩には，損害賠償への対応や企業体としての信用低下など，計り知れないリスクがある．万が一，個人情報が漏洩した際の影響は，勤務先だけではなく，自身の家族や知人にまで及ぶことがある．各病院や施設独自に個人情報保護に関する規定・規則・方針は策定されていることも多いため，一度は熟読し，勤務先の方針に従うことが望ましい[7]．また，個人で使用するパソコンには，セキュリティソフト（ウイルス対策ソフト）の導入やパスワード管理を行う．

> **☝ Point**
> **個人情報の管理**
> ☑ メモや文書を職場外に持ち出さない．不要なものはシュレッダーなどで速やかに処分する．
> ☑ ファックスや電子メールによる個人情報の伝達は，誤送信の可能性があるため行わない．
> ☑ USB などの記憶媒体を使って，個人情報に関するデータを職場のパソコンから持ち出さない．
> ☑ 電話応対では，相手が特定できない場合に個人情報を伝えない．
> ☑ エレベータ内や廊下，外出先で個人情報に関する話をしない．療法士の家庭内でも同様．

【3】研究について

臨床研究，学会などでの公表に際しては，患者に対して十分説明し同意を得る．説明に対して同意が得られた場合には，書面に必ず署名（サイン）を得る[8]．署名は，直筆で記名することを意味するため，印字された氏名の場合は捺印が必要となる．もし，患者の判断力が不十分な場合には，患者の家族や関係者に研究の主旨を説明し，同意を得る必要がある．患者・家族への説明の際は，患者の個人情報を，どのように保護するのか，いつ，どこで，どのような形式で公表されるのかをわかりやすく説明する．同意が得られた場合，勤務先に倫理審査委員会があれば，研究計画書に患者の同意書を添えて提出する．また，患者の個人情報は匿名化して公表する．

研究は，医学の発展や，自身の成長のためによいことをしていると感じやすい側面がある．しかし，どれほど有益な情報や，有意義な経験であっても，患者の同意が得られない場合には公表してはならない．患者の権利は最優先で守られるべきものであり，患者の権利を守ることは医療者の倫理として心に常に留め置く必要がある．

> **☝ Point**
> **「匿名化」に関連して**
> ☑ 匿名化とは，扱う情報に含まれる氏名や生年月日，住所など，個人を識別する情報を除外することで，特定の個人を識別できないようにすることをいう．
> ☑ 患者の氏名および住所など，患者を特定できる情報は記載しない（イニシャルも不可）．
> ☑ 日付は年，月までとし，経過は「発症後○○病日または○○日目」などと記載する．
> ☑ 写真や動画，音声は個人が特定できないように加工する（目隠しはズレないように処理）．患者周囲の品物にも注意する．

> **先輩からのアドバイス**
>
> **どんな時でも「心に鍵をかけましょう」**
> 　個人情報は，職場内・外を問わず，どんな時，どんな場所でも発信してしまう危険があります．昼休みや家庭など，業務以外の時間であっても十分な注意が必要です．また社会人になるとお酒を飲む機会が必ずあります．患者さんへの日々の介入方法についての悩みを同期や先輩と語り合うこともあると思います．そんな時，開放感に乗じてうっかり大声で患者の話をしてしまうと，周囲に個人情報が漏れてしまいます．悪気はなくとも，どこで誰が聞いているかはわかりません．業務以外の時間帯や勤務先以外の場所では，安易に余計なことを話さないよう気をつけましょう．患者さんの情報を口外する時は細心の注意を払ってください．それが，患者さんの信頼を裏切らない第1歩です．

【4】Social Network Service（SNS）などについて

　SNSや個人のブログは人と人とのつながりを促進，サポートする便利なツールである．利用者が急速に増えている一方で，ルールが未整備な面があり，思わぬ形で情報が拡散する可能性を含んでいる．気軽な投稿であっても，読み手の解釈をコントロールすることは難しいため誤解が生じやすい．自身の極端な思考や，特定の対象について強く言及することは避ける．基本的には，患者情報はもちろんのこと，職場内での人間関係や，職場外でのプライベートな情報も，過剰にアップロードしないように注意する．患者自身や患者家族から，SNS上でのつながり（友達申請など）を求められた場合は，よく検討の上で対応されたい．

C 診療記録の記載や文書取扱いにおける具体的注意点

　患者の状態や，日々の介入を記録するためにカルテを利用する．カルテは単なるメモや覚え書きではなく，患者のための公文書である．診療録の作成（記載）および保存について，医師法第24条では次のように規定されている．「(1) 医師は，診療をしたときは，遅延なく診療に関する事項を診療録に記載しなければならない．(2) 前頁の診療録であって，病院又は診療所に勤務する医師のした診療に関するものは，その病院又は診療所の管理者において，その他の診療に関するものは，その医師において，5年間これを保存しなければならない」．病院などで看護記録の作成が求められている場合，看護師などもその業務に求められる項目を記載した記録を作成，保存する必要があるため，他の医療職の記録も同等と考えられる．したがって療法士の記録も同様である．記録の適切な記載は有益であり，①書くことで自分の考えが整理できる，②他の人に見てもらうことで自分の考えを伝え，チェックしてもらい誤りを正し，結果として患者の疾患や合併症を迅速，適切に見つけ出し，治療に結びつける，治療の効果が上がる，といった利点がある[1]．

　療法士は様々な文書と接する機会がある．なかでも，リハ実施計画書などの患者の同意の形跡が明記されている文書はとりわけ重要である．厳密な保管が必要であり，当院ではスキャンにより文書を保管している．文書保管にあたっては，情報漏洩や文書改ざん防止の側面で，文書の発行から取込みまでのタイムラグを少なくするよう，迅速な対応を心がけている．

> **Point**
>
> カルテ記載のポイント[1]
> 1) 客観的で，診療に関連した事項が書かれていること
> 2) 正確であること：±などは避ける
> 3) タイムリーに記載されていること
> 4) 自分以外の人々が読める字できれいに書かれていること
> 5) 単なる経過要旨の記載だけでなく，さまざまな必要な事項が記載されていること
>   （救急などで突然他の病院を受診したり，外部から照会があったときに迅速に答えられるものである必要がある）
> 6) 改ざんや改ざんと見なされるような不適切な訂正，消去，追加はしない
> 7) 他の医療従事者を非難しない
> 8) 患者への偏見と取られるような主観的な，あるいは感情的な表現を用いない
>   例：「いつも不定愁訴多い」など
> 9) 異常所見，検査データの異常値に対して，医師の考え方，今後の検査，治療の方針は書かなければならない
>   例：異常所見や異常値をいつ知ったのかがわかるように記載する
>   （医療訴訟の際にしばしば問題となる）
> 10) 電話相談でのやり取りも記載しておく
> 11) 個人情報保護に留意する

■文献
1) 上月正博．情報開示に関わる問題—診療録の開示を求められたら．In: 上月正博, 高橋哲也, 編．リハビリ診療トラブルシューティング．東京：中外医学社；2009．p.82-7．
2) 平野 瓦．守秘義務と個人情報保護．OTジャーナル．2008; 42: 220-4．
3) 上月正博．インフォームドコンセントを効果的に行うにはどうするか？In: 上月正博, 高橋哲也, 編．リハビリ診療トラブルシューティング．東京：中外医学社；2009．p.154-6．
4) 個人情報保護に関する法律についてのガイドライン．個人情報保護委員会．2017．2018年12月1日．〈http://www.ppc.go.jp/files/pdf/guidelines01.pdf〉．
5) 医療・介護関係事業者における個人情報の適切な取扱いのためのガイダンス．厚生労働省．2017．2018年12月1日．〈https://www.mhlw.go.jp/file/06-Seisakujouhou-12600000-Seisakutoukatsukan/0000194232.pdf〉．
6) 岡村久道．個人情報保護法の知識．日経文庫．東京：日本経済新聞出版社；2005．p.56-9．
7) 小野敏子．作業療法実施における個人情報保護法対策—病院，作業療法室，臨床実習場面の解説—．In: 古川 宏, 編．作業療法のとらえかた PART 2．東京：文光堂；2008．p.88-97．
8) 森 信芳．患者の写真やデータを講演や原稿に使う場合．In: 上月正博, 高橋哲也, 編．リハビリ診療トラブルシューティング．東京：中外医学社，2009．p.77-80．

〔丹保信人〕

2 感染対策

> **エッセンス**
> ✓ 手洗いは感染対策の最も大切な予防策である．
> ✓ すべての患者に適用する標準予防策と，接触，飛沫，空気感染という3つの感染経路別予防策の2段階の対策がとられる．
> ✓ 感染した場合，医師の指示に基づき病棟の対処基準に応じて迅速に対応し，感染の拡大防止に努める．

A 感染対策の基本

【1】感染源と感染の成立

　院内感染とは，「医療施設において患者が原疾患とは別に，新たに罹患した感染症および医療従事者が医療施設において感染した感染症」である．感染は人から人へ直接，または医療器具などを介して発生する．

　感染源はウイルス，細菌，真菌などの微生物である．微生物が十分な病原性を有し，宿主であるヒトなどの体内で生存，増殖し，感受性のある宿主の体内に侵入増殖することにより，感染が発生する[1]．患者，家族など病院や施設に出入りする者すべてが感染の対象となる．

【2】感染対策の3本柱

　感染対策の3つのポイントは，①感染源の排除，②感染経路の遮断，③宿主（人）の抵抗力の向上である（図2-2）．感染対策の基本は標準予防策と感染経路別予防策の実施であり，すべての療法士に求められる．情報収集（感染対策委員会，研修会，掲示物など），予防策の遵守，環境清掃，健康管理の徹底，予防接種などを実施する．患者が共用で使用する訓練器具は，1日1回洗浄する．洗えるものは洗い，洗えない物に関しては水拭きや市販の家庭用住居洗浄剤の使用も可能である．一方，血液や体液が付着した場合は消毒が必要である．消毒には水拭きを行い十分に汚れを落とした後に，器具に損傷を与えない消毒薬を使用する[2]．嘔吐・排泄物や血液汚染の消毒は0.1％次亜塩素酸ナトリウムで清拭，消毒後，腐食性があるので水拭きする．汚染されたリネン類はビニール袋に入れて密閉し，物品名・付着物・部署を表示してからリネン室へ運ぶ．

　リハ医療における微生物の主な伝播手段は接触によるものである[3]．それは患者との直接的な身体接触と，訓練器具などの環境を介した間接的接触の2つに分けられる．病院内を広く移動する療法士が感染源を運んだり，保菌者（症状はないが，菌を保有）となる可能性は少なくないため注意が必要である．

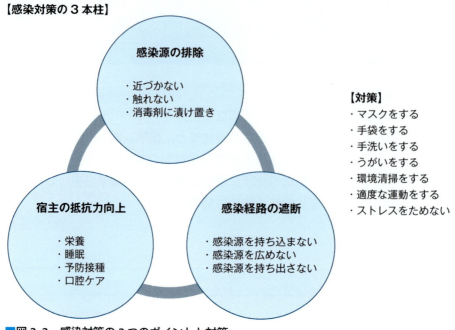

■図 2-2　感染対策の 3 つのポイントと対策

【3】標準予防策（スタンダードプリコーション）

　1996 年米国 CDC（国立疾病予防センター）が病院感染対策のガイドラインとして提唱したもので，すべての患者に対して行われるべき感染対策の基本である．
　標準予防策とはすべての患者の血液，汗を除くすべての体液，分泌物，排泄物，創傷皮膚，粘膜などは，感染の危険性があるものとして取り扱う．

a. 手指衛生

　手指衛生は感染防止対策の基本である．手指衛生は患者を療法士の手指を介した交差感染から守り，療法士を病原体から守る．手洗いによって手指の有害な微生物を取り除くことにより，感染源の伝播を遮断する（図 2-3, 4）．指輪や時計を着用するとその隙間に微生物が残りやすく，洗えない場合もあるため着用は控える．手荒れは皮膚に付着した細菌数の増加にもつながるため，ハンドクリームを利用するなど防止に努める．便や嘔吐物など明らかな汚れが付着した場合は必ず石けんと流水で手を洗い，速乾性手指消毒薬も併用すると効果的である．

■手指衛生の 5 つのタイミング（文献 4 より改変）
1. 患者に触れる前
2. 清潔/無菌操作の前
3. 体液に曝露された可能性のある場合
4. 患者に触れた後
5. 患者周辺の物品に触れた後

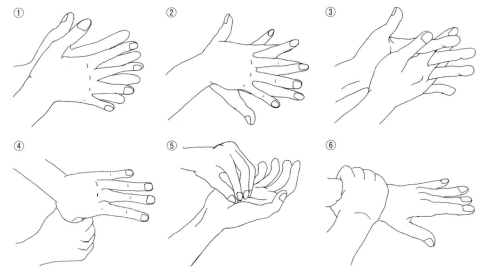

■図 2-3　衛生的な手洗い（スクラブ法）
流水で洗浄する部分をぬらす．薬用石けんを手掌にとる．①手掌→②手の甲→③指の間→④親指の周囲→⑤指先・爪→⑥両手首の順に 15 秒以上手洗い．ペーパータオルなどで拭き，乾燥させる．水道栓を閉める時は肘やペーパータオルで止める．

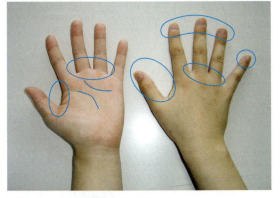

■図 2-4　汚れが残りやすい部分
指先，指の間，親指の周囲，手首，手のしわなどの部分であり，しっかりと洗う．

> **先輩からのアドバイス**
>
> **手袋をしていても手洗いは必要！**
> 　手袋をすることで目に見える汚れのほとんどは防げます．しかし，①手袋にはピンホール（目に見えない小さな傷，穴）が存在する，②使用中に破れる，③手袋を外す際に手指が汚染される，④使用中に汗をかいて手袋内で微生物が増殖する，という可能性があります．外した後には必ず手洗いをしましょう．

　流水設備がなく，手に明らかな汚れがない場合は擦式消毒用アルコール製剤を利用するとよい[3]．殺菌作用が高く，細菌の増殖を抑制する．石けんと流水による手洗いとは手順が少し異なり，汚れが付着しやすい両手の指先→手掌→手の甲→指の間→親指→手首の順に乾燥するまで擦り込む（ラビング法）．
　1 回の使用量は 1 プッシュ押し切る量（約 3 mL）を手指の隅々まで 15 秒以上かけて擦り込む．

b．手洗い教育の強い味方
　手洗いの意識を高める工夫として，蛍光塗料入りのハンドクリームとブラックライトを用いた勉強会を行う（図 2-5）．洗った時間が問題ではなく，洗い残しがないように洗う習慣を身につけることが重要である．

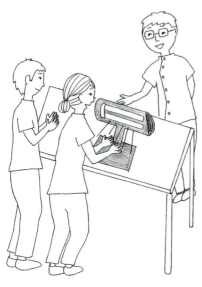

■図 2-5　手洗い見直しの機会
蛍光塗料入りハンドクリームを塗り，普段通りの手洗いを行う．手洗い後にブラックライトを当てると，洗い残し部分がわかる．

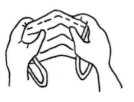 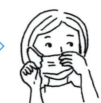 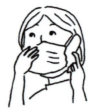 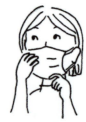

折り目を付ける　　耳にかける　　顔の形に合わせる　　蛇腹を伸ばして顔に合わせる

■図 2-6　マスクのつけ方

c. 防護用具の着用

血液や分泌物などへの接触や飛沫が予想される場合，手袋，マスク，エプロンを着用し，手指衛生を徹底する．着脱の手順としては，①手指衛生→②エプロン→③マスク→④手袋の順で着用し，①手袋→②手指衛生→③エプロン→④マスク→⑤手指衛生の順で外す（図 2-6〜9）．その際，汚物に触れないように気をつける．

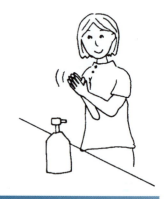

> **Point**
> もっとも汚染されやすい手袋を最後に着けて，最初に外す

2 感染対策

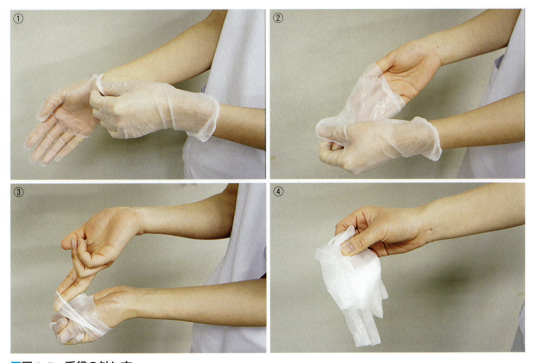

■図 2-7 手袋の外し方
①手袋の袖口をつまむ→②表裏逆になるように外す→③手袋を外した手を反対の手袋の袖口に差し込む→④表裏になるように外す

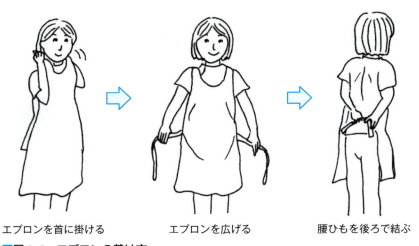

エプロンを首に掛ける　　エプロンを広げる　　腰ひもを後ろで結ぶ

■図 2-8 エプロンの着け方

■防護用具の目的
- 手袋　　：接触による汚染を防ぐ.
- マスク　：目・鼻・口の汚染を防ぐ.
- エプロン：皮膚や衣類の汚染を防ぐ.

51

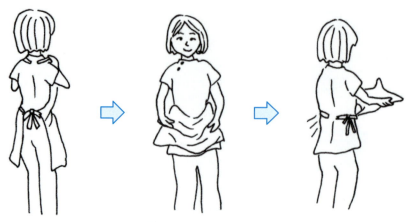

首に掛けたひもを強く引いて切る　　前に垂らし，裾を持ち汚染面が内側になるように折りたたむ　　腰ひもをちぎり廃棄する

■図 2-9　エプロンの外し方

【4】リハにおける具体的対応

a. 情報収集

　カルテを参照し，感染症があれば医師や看護師からその日の患者の状態を聴取する．また，検出部位（どこから出ているのか）と材料（痰，尿便，血液），訓練は休みにした方がよいのかなど，療法士の対応も含めて医師や看護師に具体的に確認する．すぐに医師や看護師からの指示を仰げない場合，確認がとれるまで訓練は行わない．もし訓練を実施する場合は，標準予防策を行いベッドサイド（病室内）で訓練を実施するなど配慮して行動する．当院では訓練室に患者を誘導しないよう対応している．大部屋の場合，同室患者の情報も把握しておくことが望ましい．

b. 感染性廃棄物の処理

　標準予防策に基づき，手袋，マスク，酒精綿，ガーゼなどの使用済み物品はすべて，感染性廃棄物専用の容器へ捨てる（図2-10）．

c. 訓練時の注意点

　担当患者が感染性疾患患者との接触歴が明らかな場合，その時点では顕在化した症候がみられなくても，疑われる感染症の潜伏期を考慮し，リハ訓練室などの同一空間における訓練を中止し，入室制限することを考慮する[5]．例として，インフルエンザは季節性で発症前日〜5日間，新型 A/H1N1 で発症翌日〜7日間，疥癬では約1カ月とされる[5]．患者に普段と違う様子があればただちに病棟へ報告する．
　針刺し・切創，血液・体液などの分泌物に触れた時

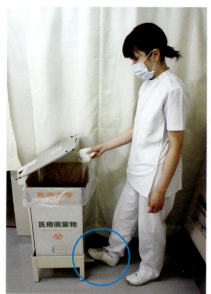

■図 2-10　感染性廃棄物専用の容器（橙色のバイオハザードマーク付き）

は，汚染された部位をすぐに流水と石けんで洗浄する．ただちに所属長へ報告し，速やかに医師の診察を受ける．

B 感染経路別予防策

感染症または疑いがある場合，標準予防策に感染経路別予防策を付加する[6]．すなわち微生物の伝播様式を知り，標準予防策に加えて接触，飛沫，空気感染という3つの感染経路に応じた対策をとる．患者に直接触れることの多い療法士は特に接触・飛沫感染に注意する．業務中，療法士は首より上の部分（鼻，口，髪など）に触れることで，療法士自身が感染したり，身体に感染源を付着させて伝播する可能性もあるので控える．

a. 接触感染

直接（徒手的療法，体位交換，入浴など）または間接的（衣服や手すりなど）に接触することで起こる（例：MRSA，多剤耐性緑膿菌，疥癬など）．

予防策：防護用具の着用．訓練用具や血圧計などは感染患者専用の物を使用し，物品の消毒，手指衛生の徹底に努める．使用済みの防護用具は感染性廃棄物として処理する．

b. 飛沫感染

咳・くしゃみ・会話などで発生した粒子（飛沫）の吸引で起こる〔例：インフルエンザ，風疹，ノロウイルス（接触感染もあり）など〕．

予防策：通常は患者の1m以内に接近する時にはマスクを着用する．嘔吐物の処理では防護用具を着用する．

c. 空気感染

感染源を含む直径5μm以下の飛沫核が空中を浮遊し，それの吸引で起こる（例：結核，麻疹，水痘など）．

対応策：空調管理（陰圧換気）の個室隔離，N95マスク（微粒子用マスク）の着用．

> ▶ 先輩からのアドバイス
>
> **リハと感染**
> 感染というと「怖い」「危険」「大変」など，あまりよい印象はありません．療法士は病院内を広く移動するため，常に感染源を運ぶ危険性があります．また，疲れている時は抵抗力が落ちて，療法士自身が発症する可能性も大いにあります．知識と対応策をしっかり身につけるとともに適度に休養もとりましょう．それが自身と患者，家族の身を守ることにもなります．

C リハで遭遇する主な感染症

【1】MRSA（メチシリン耐性黄色ブドウ球菌）

黄色ブドウ球菌のうち多くの抗菌薬に耐性を示す菌であり，抵抗力の低下した患者に発症すると重症化することもある．術後の患者では特に注意が必要である．訓練時は保菌か感染なのか，また

検出部位（尿・痰・創部の滲出液など）を確認し，それに応じて防護用具を着用する．訓練室でのリハは控え，場合によっては病棟訓練のみとする[7]．

　MRSA は院内の乾燥環境では平均12日間，綿毛布表面では6〜9週間と長期生存し感染力を保持する[5]．

【2】緑膿菌

　自然環境中に存在する代表的な常在菌の1種である．健常者に感染することはほとんどないが，免疫力の低下した患者では，敗血症，肺炎，尿路感染症などの原因となる[8]．湿潤な環境（流し場，花瓶の水，温・冷水浴，渦流浴など）で生育するため，高頻度接触面の衛生・消毒が特に重要である．スポンジなどは使用後は洗浄し，十分に乾燥させて，清潔に保つ．

【3】疥癬

　ダニの1種である疥癬虫（ヒゼンダニ）が皮膚の角質層内に寄生して起きる感染症である．一般疥癬とノルウェー疥癬の2種類に分けられ，後者の方が感染力は強く注意が必要である[9]．全身の掻痒感と疥癬トンネルという皮疹が特徴である．病棟の対処基準に応じて対応し，手洗いを徹底する．訓練時は防護用具を着用し，他患者やスタッフとの接触を避ける．ノルウェー疥癬ではさらに厳しく対応し，訓練の中止または病室内での訓練のみとする．

【4】インフルエンザ

　インフルエンザウイルスの感染によって起こる急性の呼吸器疾患である．療法士は予防接種を行い，疲労による免疫力の低下に注意する．患者の訓練は中止または低負荷に留めるなど医師の指示に従う．もし訓練を行う場合は必ずマスクを着用し，発熱や呼吸器症状がある患者は病棟や病室での訓練のみとする．

【5】感染性胃腸炎

　ノロウイルス，ロタウイルスなどがあり，いずれも糞便-経口感染による直接・間接接触感染により拡大する[5]．感染力が強く，嘔吐物では1gで10〜1000人分の感染量を含み，嘔吐や発熱，腹痛，下痢症状を引き起こす．症状が消失してもノロウイルスでは10日間，ロタウイルスでは7日間もウイルスの排泄が継続するとされるので注意する[5]．擦式消毒用アルコール製剤による効果は薄いとされており，石けんと流水による手洗いを徹底する．訓練中，嘔吐物や排泄物を処理する場合は防護用具を着用する．

> **Point**
>
> 　感染対策は手洗いにはじまり，手洗いに終わると言われています．手洗いが十分にできている集団では，それだけでも効果的な対策が行われていると言えます．患者に触れていないから大丈夫と判断せず，ベッド柵や患者が使用している物品に触れることでも感染する恐れがあります．様々な所に触れる療法士の手は不潔だと考えるとよいでしょう．

■文献
1) 洪　愛子. おさらい感染対策（第1回）. Nursing Today. 2009; 24: 14-6.
2) 加藤好江. リハビリ室での感染対策. INFECTION CONTROL. 2010; 春季増刊: 201-2.
3) 高橋正浩, 石角鈴華. リハビリテーション科・施設における感染対策. INFECTION CONTROL. 2008; 17: 71-7.
4) WHO Guidelines on Hand Hygiene in Health Care. WHO. 2009. 2011年8月16日. 〈http://www.who.int/gpsc/en/〉.
5) 竹田　宏. リハビリテーションと感染症対策. Medical Rehabilitation. 2010; 120: 28-41.
6) 森下幸子. 感染経路別予防策. INFECTION CONTROL. 2009; 春季増刊: 10-1.
7) OTが知っておきたいリスク管理（Ⅱ）. 東京:（社）日本作業療法士協会; 2000; p.95-100.
8) 塚本美鈴, 泉川公一, 柳原克紀. 緑膿菌. INFECTION CONTROL. 2010; 19: 67.
9) 藤田芳正. 感染経路別予防策—疥癬. INFECTION CONTROL. 2009; 春季増刊: 174-5.

〔折笠　忍〕

3 医療安全管理

> **エッセンス**
> ✓ 医療事故は予防が大切．医療安全のための心構えを身につける．
> ✓ インシデントが起きたときの対応について．特にリハ実施中に起きやすい事例（例：転倒，ルートトラブル，急変）の対応方法を知る．

当院において，インシデントは，職員数の増加とともに件数も増加している．また，入職後・他部署への異動後1〜2年の職員に多い傾向がある．十分な予防をしていても，医療事故に遭遇するかもしれない．事故が起きた時にはその対応が重要になる．ここでは起こりやすい事故とその対応について学ぶ．

A インシデントとは

「インシデント＝患者の傷害に至らなかった事例，アクシデント＝患者に傷害のあった事例」とされることが多いが，国際的な定義では，両者ともインシデントと呼んでいる[1]．医療機関や団体によってインシデント・アクシデントの定義・分類は異なるが，大切なのは「ヒヤリとした・ハッとした」事例を報告し，その予防策を検討したり，医療事故において迅速に対応することである．

インシデントの報告後は，それが患者にどの程度の影響を与えたのか，与え得るのかという影響度を分類し，公表範囲や対応方法が検討される．具体的には各病院・勤務先のマニュアルに沿って行われる（表2-1）．

当院では，2017年よりKYT（危険予知トレーニング）に力を入れ，危険を予測したり，その改善策や対応策を検討している．レベル0のインシデントレポートの提出を促し，危険を予測した対応ができるように意識付けをしている．

B インシデントの対処法

事故が発生したら，職場にある「医療安全管理マニュアル」に沿って対応する．日頃から熟読して，対応の流れを把握することは大切である．基本的には，速やかに周囲のスタッフへ声かけし，応援を求める．患者が安全な姿勢であるかに気をつけ，当事者はその場から決して離れずに患者の状態を把握する．事故当事者は混乱しやすいため，1人では対応しないようにする．事故への対応が終わったら，所属責任者に必ず報告する．所属の上司が事故を早期に把握することで，事故発生後の後処理がスムースにでき，クレームなど事故が大きくなることを防ぐことができる．どんなに小さなインシデントでも，報告しないと隠ぺいとみなされ，後々大変なことになる場合もある（図

■表 2-1　インシデント・アクシデントの患者への影響度

区分	レベル		内容
インシデント	0		間違いが実施前に発見された事例
	1		患者には実害がなかった（何らかの影響を与えた可能性は否定できない）
	2		処置や治療は行われなかった（患者観察の強化，バイタルサインの軽度変化，安全確認のための検査などの必要性は生じた）
	3		患者に影響があった事例
		a	簡単な処置や治療を要した（消毒，湿布，皮膚の縫合，鎮痛剤の投与など）
		b	濃厚な処置や治療を要した（バイタルサインの高度変化，人工呼吸器の装着，手術，入院日数の延長，外来患者の入院，骨折など）
アクシデント	4		患者に永続的な障害が残った事例
		a	【軽度〜中等度の障害】永続的な障害や後遺症が残ったが，有意な機能障害や美容上の問題は伴わない
		b	【中等度〜高度の障害】永続的な障害が残り，有意な機能障害や美容上の問題を伴う
	5		死亡（原疾患の自然経過によるものを除く）

（国立大学附属病院長会議常置委員会　医療安全管理体制問題小委員会．「国立大学附属病院における医療上の事故等の公表に関する指針」改訂版．平成24年6月）[2]

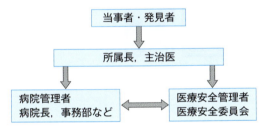

■図 2-11　インシデント発生時の報告体制
インシデントは起こり得るものだが，その対応が重要であり，図のように病院全体で対応する．また，隠さずに迅速に報告することが重要である．（梅下浩司，他．手術医学．2003；24：298-300）[1]

2-11）．
　当院では，毎年6月にリハ部全職員を対象として緊急時（急変・転倒など）対応の演習を実施している．インシデントの発生状況，マニュアル確認，急変時に必要な物品の場所も確認し共有している．いつ当事者になるかわからないため緊張感を持ち真剣に行っている．

C　リハ中に起こりやすい事故とその具体的予防策

【1】転倒

　リハにおいて最も起きる頻度の高い事故が転倒である．基本的にリハが必要な患者は転倒する危険がある．転倒に対応できるように患者の評価を行い，状況に応じた配慮をする．

a．予防
　転倒予防の例を図 2-12〜14 で説明する．

b．対応
- 1人で対応せず，周囲の協力を求める．
- 安全・安定した姿勢をとらせる．

- 患者も自分も落ち着かせる．
- 訴えをきく．
- 打撲・外傷の部位や状態を確認する．
- 上司・病棟へ報告する．必要に応じて医師の診察を受ける．
- 事故の対応が終わった後も，打撲した部位の状態変化や痛み，患者の訴えを確認し経過をみる．

リハ部療法士のインシデント発生場所として多いのが，病室や病棟廊下である．ADL 向上を目指すためには積極的に離床を進め「できる ADL」を「している ADL」につなげることが大切である半面，危険も伴いやすいので実際の動作場面での評価をしっかりしておく必要がある．

> **Point**
>
> 当院では，ピクトグラムを使用し全病棟統一した基準でインシデント予防に取り組んでいます．
>
> ピクトグラムとは，絵文字・絵単語のことで，一目で患者の移動能力がわかるためのツールです．患者・家族を含め職員全員で情報を共有し，転倒予防に努めていくことが大切です．
>
> 使用例　日中見守り歩行，夜間は車椅子介助の方
>
> 見守り
>
> 介　助

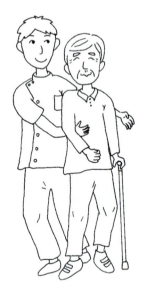

■図 2-12　歩行訓練
麻痺側だけでなく，どちらに転倒しても対応できる位置につく．患者の能力の評価からも転倒しやすい場面を予測する．

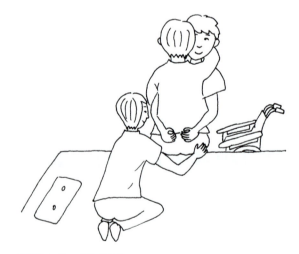

■図 2-13　移乗動作
障害が重度で体重も重い患者には 1 人で対応せず，2 人以上で行う．迷ったときには見守りをしてもらい，安全を優先する．

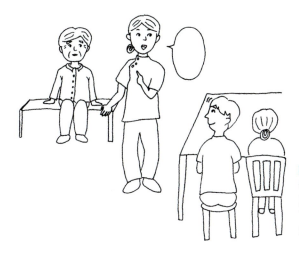

■図 2-14　患者から離れる時
物の準備などで患者から離れる間の転倒もある．座位が不安定な患者は臥位にしたり，待つことができない患者には周囲の人に声をかけて見守りをお願いする．

【2】ルートトラブル

　急性期の患者には，点滴などの医療機器がついているが，廃用症候群の予防のためにも早期からリハを実施している．その際，医療機器には十分な配慮をする．リハ前，実施中，リハ後のルート確認が重要である．療法士は点滴などの医療機器に関する医療行為をしてはならないため，点滴などについて少しでも気になる点がある場合には，すぐに看護師や医師を呼び確認・対応をしてもらう．

a. 予防

　リハ実施前に，ついている医療機器の種類・注意事項を確認する．
〈点滴の確認ポイント〉
- 刺入部の腫脹・発赤・血液の逆流・疼痛（感染・静脈炎・血管痛・血栓症・血腫のおそれ）
- ルートの折れ曲がり，接続のゆるみ
- 滴下不良（ただし，姿勢によって滴下量は変化する）
- 点滴の残量をみて動く範囲を決定する．残量が少ないと逆流しやすいので注意する．血液が逆流してきたら，点滴を高く挿入部を低くして逆流を防ぎ，看護師や医師に対応してもらう．

　動作前には動作後のルートの位置をシミュレーションしてから動作を行う．
　リハ実施後は，実施前と同じように医療機器の確認をする．

b. 対応

　もし，点滴の接続部が抜けてしまったら，点滴の流れを止めるためルートを折り曲げる（図2-15）．
　その後はすぐに看護師に対応してもらう．点滴をつなぐことは医療行為であり，療法士は外れた部分のつなぎ直しは行えない．また，つなぎ直しは感染などのおそれもある．

【3】急変

　急性期患者のみならず，高齢者や合併症のある患者は急変する可能性がある．周囲の協力を求めつつ対応することが重要である．また，日頃から緊急の連絡先やAED（自動体外式除細動器）の場所を確認したり，実際の使用方法などをシミュレーションしておくなど，万が一に備えておく．

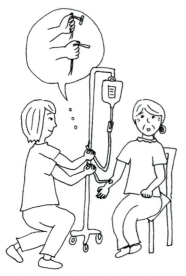

■図2-15 点滴の接続部が抜けてしまった時
看護師や医師に対応してもらうまで，点滴ルートを折り曲げておく．療法士は点滴のつなぎ直しは行えない．

a. 予防

患者の既往歴・合併症を把握する（心疾患，糖尿病など）．

患者のその日の体調を把握する（カルテ情報の変化の把握，バイタルの確認など）．

リハ中の患者の表情などの変化を見逃さない（顔色，汗など）．

b. 対応

安全な姿勢をとらせる・呼びかけへの反応を確認する．

1人で対応せず，周囲の人を呼び，協力を求める．

救急室，病棟へ連絡する．

気道確保，呼吸・脈拍の確認→心臓マッサージ，AEDなど．

周囲の環境にも配慮する．

> **先輩からのアドバイス**
>
> 事故が起きた時に助けを求められますか？ インシデントが起きた時には，1人で対応せず，周囲のスタッフへ協力を求めることが基本です．リスクのある患者のリハは，病棟内で行うなどして，周囲に人がいない状況にならないような配慮をします．実はいざという時に大きな声が出ず，助けを求められない，ということはよくあることです．「大丈夫だろう」は事故のもと．「転倒するかもしれない」「状態が変わるかもしれない」という意識でいると対応も変わってきますよね．

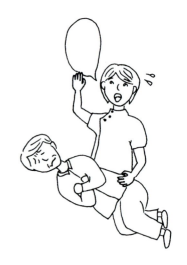

■文献
1) 梅下浩司, 中田精三, 高階雅紀, 他. 手術部におけるインシデント・アクシデントへの対応と問題点. 手術医学. 2003; 24: 298-300.
2) 国立大学附属病院長会議常置委員会 医療安全管理体制問題小委員会.「国立大学附属病院における医療上の事故等の公表に関する指針」改訂版. 平成24年6月.

〔成田知代，金田麻利子〕

4 廃用症候群と褥瘡予防

> **エッセンス**
> ✓ 高齢者は，褥瘡形成を契機に感染症や廃用症候群を生じ，さらに全身状態が悪化するという悪循環に陥る可能性が高い．
> ✓ リスク管理を行いながら早期に離床をはかり，ADL 能力の維持拡大に向けリハを実施する．
> ✓ 褥瘡管理の正しい知識を身につけリハを行うことはチーム医療を推進する上で重要である．

A 廃用症候群の症状

廃用症候群の症状は多岐にわたり（表 2-2），不動や低活動はさらなる悪循環をもたらす．心身機能の予備能力が低い高齢者では進行が早く，非可逆的になりうる．なによりも予防が重要であり，廃用症候群に陥ってしまった場合「悪循環」を早期に断ち切る必要がある（図 2-16）．

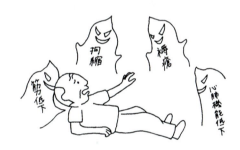

■表 2-2 原因別にみた廃用症候群の諸症候

Ⅰ．局所性廃用によるもの	Ⅱ．全身性廃用によるもの	Ⅲ．臥位・低重力によるもの
1. 関節拘縮 2. 筋廃用萎縮 　a. 筋力低下 　b. 筋耐久性低下 3. 骨粗鬆症―高カルシウム尿―尿路結石 4. 皮膚萎縮 5. 褥瘡 6. 静脈血栓症	1. 心肺機能低下 　a. 一回心拍出量の減少 　b. 頻脈 　c. 肺活量減少 　d. 最大換気量減少 2. 消化器機能低下 　a. 食欲不振 　b. 便秘 3. 易疲労性	1. 起立性低血圧 2. 利尿 3. ナトリウム利尿 4. 血液量減少（脱水） Ⅳ．感覚・運動刺激の欠乏によるもの 1. 知的活動低下 2. うつ傾向 3. 自律神経不安定 4. 姿勢・運動調節機能低下

（上田 敏．目でみるリハビリテーション医学．2 版．東京：東京大学出版会；1994. p.12[1])）

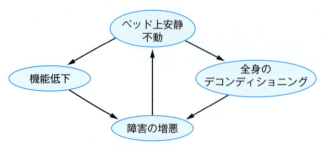

■図 2-16　廃用症候群の悪循環

B 廃用症候群患者の面接・評価・目標設定

- 入院前の動作・ADL 能力を把握する．
- リハ介入までの安静期間（活動低下の期間）を把握する．
- 原疾患と廃用症候群による機能低下を区別し問題点を整理する．
- 原疾患の治療内容・経過・病状を把握する．

⇩

これらの情報をもとに目標とアプローチを設定する．

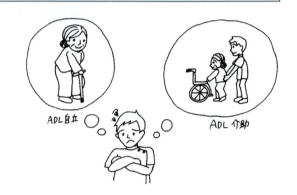

> **Point**
> - 目標設定を行うにあたり指標とするのは，実際に行っていた ADL 状況である．
> - 急性期では全身状態不良，意識レベル低下などにより本人からの情報収集が困難なことがある．その場合，家族や生活状況を把握している人から ADL・IADL の情報を収集する．

C アプローチ

　座ることのメリットは多く，廃用症候群予防のため早期離床が望まれる（表2-3）．しかし起立性低血圧，意識レベル低下，覚醒状態不良，筋力低下，関節拘縮などにより離床困難な場合がある．このような場合でも，状態に応じ関節可動域訓練，筋力訓練，呼吸訓練，嚥下訓練，精神機能への働きかけを行うと同時にできるだけ早期に座位が可能となるようアプローチを進める．座位をとることは褥瘡の予防になるが，すでに褥瘡が形成されている場合は，離床時間の拡大に伴い褥瘡を悪化させることがないようリハを実施する．

■表 2-3 臥位から座位になるメリット

- 筋力の維持・改善
    - 脊柱起立筋の筋力維持・強化
    - 頚部・体幹のコントロール改善
- 心肺機能の改善
    - 血圧調整機能改善，肺活量増加
- 消化・排泄機能の改善
    - 便通の促進
- バランス能力の改善
    - 座位の安定による上肢の操作性向上
    - ⇒活動的な座位の獲得
- 二次的障害の予防
    - 拘縮・変形・褥瘡の予防
- 誤嚥の予防
    - 食事動作がしやすい
    - 嚥下がしやすい
- 精神機能の改善
    - 視覚・聴覚刺激の増加
    - ⇒覚醒状態・表情の改善

【1】臥位

　寝たきり状態の場合は自ら姿勢変換することが難しく同じ箇所に長時間体重が加わり骨の突出部位に褥瘡を生じやすい．臥位では視覚や聴覚から得られる刺激・情報が限られるため，自分の置かれている状況を把握することが難しく，認知機能低下をきたしやすい（図2-17）．褥瘡を予防しながら，安楽な姿勢で過ごせるようポジショニングを行う（図2-18）．

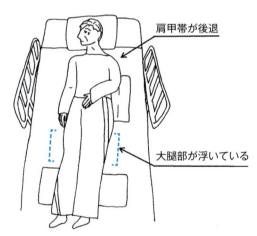

■図 2-17　臥位での不適切なポジショニング
背部のクッションが一部にしかあたっていないため左肩甲帯が後退し体幹にねじれが生じている．頚部も過度に伸張されている．また，下腿のクッションも膝より下方に位置しており圧が局所に集中し大腿後面が浮いている．これは患者にとって安楽な姿勢とはいえない．

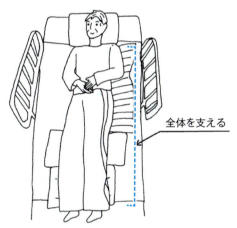

■図 2-18　臥位での適切なポジショニング
背部のクッションが肩甲帯から骨盤をしっかり支えており体幹にねじれがない．下肢も全体を支えるようにクッションを入れることで圧が分散される．軽度ベッドアップすることで周囲の状況が確認しやすくなる．

■褥瘡の発生しやすい箇所
・腰（特に仙骨部）　　・殿部（特に坐骨部）　　・下肢（踵や大転子）
・頭（特に後頭部）や耳　・肩甲骨や肘関節

> **Point**
> 側臥位に体位変換する際は 30°で傾斜させる肢位が基本になります．30°以下では仙骨部などの十分な除圧はできません．逆に 30°以上では腸骨，大転子が圧迫されます．体型による違いもあるため，それぞれの患者に合わせ調整します．

> **先輩からのアドバイス**
> ちょっとしたことが落とし穴に
> 　自力で体位変換できない患者は 2 時間おきに体位変換されていても，患者自身の体圧以外に侵害刺激となる要因はたくさんあります．バスタオル，衣類のシワ・よじれ，点滴のルートや付属品，医療機器自体が体の下敷きになり褥瘡形成してしまうこともあります．リハ介入の前後にも細心の注意を払いましょう．また関節拘縮は良肢位保持の妨げになり，局所の圧迫刺激を受けやすくなるので，関節拘縮予防も褥瘡予防につながります．

【2】臥位→ベッドアップ座位

　ベッドアップで 45°では体重の 50％，ベッドアップ 70°では 80％強の体圧が殿部に集中する．長時間ベッドアップする場合は，殿部の体圧分散を考慮した除圧用具の選定が必要である．

　低栄養状態の患者にリハを行う場合は運動負荷により，血圧・脈拍の変動が生じやすいため状態観察や運動負荷の調整が必要である．

> **Point**
> ☑ ベッドアップの前に体幹がずり落ちないよう膝下にクッションンを入れ，患者の股関節位置とベッドアップ時の回転軸を合わせる．
> ☑ 声かけしながら，ゆっくりベッドアップし途中で圧抜きをする（図 2-19）．
> ☑ めまいなどの自覚症状がないか確認しつつ，状態観察（意識状態，顔色，呼吸状態，冷汗の有無など），血圧測定，脈拍測定，血中酸素飽和度測定を行う．
> ☑ 患者にとって安楽かつ活動しやすい座位になるようポジショニングを行う（図 2-20）．

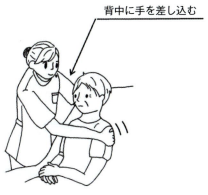

■図 2-19 ベッドアップ途中で圧抜きをする

ベッドアップする途中で，いったん背中に手を差し込み圧抜きを行うと，下方にずり落ちる圧が解消される．上下肢や骨盤も同様に圧抜きを行うとよい．

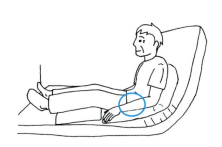

■図 2-20 ベッドアップ座位

視覚・聴覚からの刺激が増え，自らも周囲の様子に注意を向けやすくなる．体幹が左右に傾きやすく不安定な場合，体側にクッションを入れることで体幹が安定し上肢の重みも分散される．

> **先輩からのアドバイス**
>
> **もしかして第一発見者**
> 　リハスタッフは，関節可動域訓練などで患者の身体に触れる機会が多くあります．あなたは患者の踵などに発赤や水疱，皮膚の変色などを発見したことはありませんか？　もしもあなたが褥瘡形成の第一発見者なら，ただちに医師や病棟看護師に報告しましょう．また，褥瘡予防のためリハ後のポジショニングはしっかり行いたいものですね．

【3】臥位→端座位

　入院し安静臥床後，初めて座位をとる場合は起立性低血圧が出現しやすいため留意する．

　起き上がった時，患者が安楽に座位保持できる環境を提供する（適切なベッドの高さ，テーブルの活用，動きやすい除圧用具の選定）．

> **Point**
>
> **起立性低血圧の予防**
> ✓起き上る前に臥位で下肢の自動運動をする→腹筋・下肢の運動により静脈還流を助ける．
> ✓ゆっくり動作を行う→急激な血流移動を防ぐ．
> ✓弾性包帯・腹帯を使用する→下肢・腹部への静脈血貯留を防ぐ．

※起立性低血圧予防におけるその他の対応
　　①訓練は起床直後や食後の時間帯を避ける．
　　②薬剤による影響を検討する（降圧薬，利尿薬，血管拡張薬，向精神薬など）．
　　③臥位→座位→立位への姿勢変換時は，少し時間をおいてから次の動作に移る．

【4】車椅子座位

バックサポートにもたれることにより，比較的長時間の座位保持が可能となる．また，体幹の安定性が保障されることで上肢の操作が容易となり，活動への参加も促しやすい．

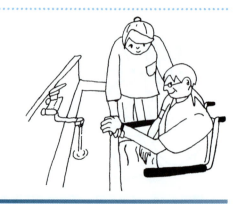

Point

- 股関節 90°，膝関節 90°，足関節 90°になる姿勢が基本となる（90°ルール）．股関節 90°以下では殿部が座面前面にずれたり，斜めに傾くことで摩擦が生じ褥瘡発生の要因となる可能がある．90°ルールとともに，体交クッションなどで上半身を安定させ，殿部には体圧分散クッションを使用する．
- 患者の耐久性が低い場合は少量頻回に訓練を実施する⇒午前・午後に分け訓練を行う．

▶ 先輩からのアドバイス

「寝る」「食べる」「排泄する」

私たちの日常にどれも欠かせない基本的な行為ですが，入院中の患者さんはこれらがちゃんとできているでしょうか？　どれか1つでも欠けると生活リズムが狂ってしまいますよね．「昼夜逆転で…」「なんだかいつも落ち着かず…」リハが進まないという患者さんはいませんか？　そんな時は「生活リズムを取り戻す」という視点で病棟と協力しアプローチしてみてはどうでしょう．

D リハで留意すること

【1】評価数値のみかた

血液検査の生化学データは，患者の全身状態（栄養状態や感染症に対する免疫力）を把握できる．

■知っておきたい数値 〔　〕内は正常値
- BMI（Body Mass Index）〔18.5〜24.9〕
- 血清総蛋白〔6.4〜8.3 g/dL〕
- 血清アルブミン〔3.7〜4.8 g/dL〕
- Hb〔12.0〜15.0 g/dL〕
- CRP〔0.00〜0.3 mg/dL〕
- WBC〔4000〜8000 個/μL〕
- その他の電解質〔Na：134〜147 mEq/L，K：3.3〜4.9 mEq/L〕

【2】食事状況の評価

経口摂取が不十分な患者は褥瘡形成しやすい状態にある．患者に食事量の低下が見られる場合，何が原因なのか評価が必要である．

■食事量低下の要因
- 食欲に問題はないか（生活リズム，認知機能，電解質異常）
- 歯の状態は良好か（義歯の有無と適合）
- 食事形態は適切か（嚥下機能との適合）
- 嗜好に合っているか
- 口腔環境は良好か（口腔内異常や炎症の有無）

> ▶ 先輩からのアドバイス
>
> NSTって何？ 運動や褥瘡を考える時にこれが大事！
> 　NSTとは，栄養管理サポートチーム（Nurtrition Support Team）のことです．当院では，NST委員会（医師，看護師，管理栄養士，薬剤師，リハ療法士）が患者の栄養療法をどのように行うのか討議しています．また，定期的に院内を回診することで，栄養管理の重要性を病院内へ浸透させる役割も担っています．

E おわりに

　ベッドに臥床しているだけの患者に座位をとらせる習慣を持つだけでも廃用症候群の予防に多くのメリットがあり実践が望まれる[2]．廃用症候群予防の第一歩は「座る」ことからである．患者が多くの時間を過ごすベッド上の姿勢や環境を評価し，褥瘡予防に留意しながらリハを進めよう．患者自身への働きかけと同時に患者を取り巻く環境（アメニティ，過介護，無関心）を変化させることで患者本来の能力を日常生活に引き出そう．

> ▶ 先輩からのアドバイス
>
> 「寝かせきり」にしたら「寝たきり」になってしまう
> 　食事以外はベッド上でほとんど動くことのない患者さん．時間ごとのオムツ交換・体位変換，一見するとみんな同じようなADLレベルかと思われます．しかしリハが始まり一転，「なんだ，○○さん歩けるんだ！」と病棟スタッフから驚きの声．病棟内では自ら動く必要のない環境だから動かないだけなのかもしれませんよ．動作能力を引き出すのはリハの役目ですが，それを生活の場である病棟に浸透させるのもまたリハ療法士の役割ではないでしょうか？

■文献
1) 上田　敏．目でみるリハビリテーション医学．2版．東京：東京大学出版会；1994．
2) 中澤　信．医師，リハビリの視点から．IRYO．2009; 63: 37-42．

〔佐藤瑞枝〕

5 脳卒中のリスク管理

> **エッセンス**
> ✓ 脳卒中急性期のリスク管理に必要な病型の特徴や血圧の知識を理解する．
> ✓ 急性期で起こりがちなリハを行う上での問題への対応を知る．

A 脳卒中の病型

　脳卒中とは，大きく脳梗塞，脳出血，くも膜下出血の3つに分類される．脳卒中の病態は個別にすべて異なっており，神経学的診断と画像診断を駆使しての詳細な病型・病巣診断が不可欠であり，それをもとに，離床プログラムは改変されるべきである[1]．以下にリハを行う上で知っておきたい脳卒中の病型の特徴を記す．

【1】脳梗塞 （表2-4）[2]

　脳梗塞には，アテローム血栓性脳梗塞，心原性脳塞栓症，ラクナ梗塞の3つの病型がある．それぞれの特徴や注意点を述べる．

a．アテローム血栓性脳梗塞

　頭蓋内外の大血管のアテローム硬化性病変（プラーク）を基盤として生じる脳梗塞をいう[3]．アテローム血栓性脳梗塞は，活動度やリハの施行時期が一番問題となる病型である[4]．血圧低下により再発または症状が増悪する可能性がある[5]．よって，血圧のリスクを

■表2-4　脳梗塞の臨床所見

	アテローム血栓性脳梗塞	心原性脳塞栓症	ラクナ梗塞
頻度	20～30%	20～35%	35～40%
起こり方	緩徐 段階的増悪あり	突発完成	比較的緩徐 段階性，突発
意識障害	あまり強くない．何となくおかしい（精神症状もある）	高度のものが多い（2～4日で最高）．分枝閉塞例ではないことも多い	ない
神経心理症候	あまり多くない	多い	ない
共同偏視	少ない	しばしばみられる	ない
基礎疾患	脂質異常症，糖尿病，高血圧	心疾患（心房細動，弁膜症，心筋梗塞，心筋症，心内膜炎）	高血圧，糖尿病，多血症

(橋本洋一郎，他．脳梗塞の病因からみた血管閉塞症候群．In: 田川皓一，編．脳卒中症候学．東京：西村書店；2010．p.222-9[2] より改変)

把握し，症状の変動に注意していく必要がある．症状の変動がある場合に特に注意したいのは，食事開始である．評価時には食事可能な状態であったとしても，進行し状態が悪化すれば誤嚥する危険がある．

b．心原性脳塞栓症

左心系に形成された血栓による脳塞栓，あるいはシャント性心疾患を介する静脈・右心系からの奇異性塞栓をいう[3]．脳梗塞のなかで最も重症の病型である．急性期治療では，発症後 4.5 時間以内の遺伝子組み換え型プラスミノーゲンアクチベーター（rt-PA）静注療法や発症後 6 時間以内のステントリトリーバーなどを用いた血管内治療（機械的血栓回収療法）などの超急性期血行再開通治療が適応になる場合もある[6]．

心内血栓の存在について，血栓部位や血栓の形態から遊離の可能性が高いと考えられる場合には，リハで離床を行う際に，血圧・脈拍の変動などに対する十分な配慮が必要[7]といわれている．

c．ラクナ梗塞

細動脈病変による単一穿通枝動脈領域梗塞をいう[3]．一般的に梗塞巣も小さく（15 mm 以下），軽症である（狭義のラクナ梗塞）．しかし 1〜2 割に急性期に症状が進行し，梗塞巣が拡大する進行型脳梗塞〔branch atheromatous disease（BAD）〕[4]がある．

また，再発する頻度も少なくなく，多発することによって，徐々に運動および認知機能面が低下し，移動能力面も低下，さらには日常生活上重度の介助を要する状態に陥ることもある[8]．

【2】脳出血

高血圧性脳出血については，発症日から翌日の CT 撮影までは，血圧を含むバイタルサインの安定を優先し，安静を基本とする．CT で血腫の増大がないことが確認されれば，状態の安定に伴い活動度を上げていく[9]．一般的には脳梗塞に比べて，脳出血の方が血腫に伴う頭蓋内圧の上昇や頭痛などのストレスが強く，血圧の上昇の程度は強い傾向にある[10]．血腫の吸収に伴い症状は急性期と比較して改善傾向となることが多い．

【3】くも膜下出血

発症から約 2 週間は脳血管攣縮による虚血性病変が起こるリスクがあり，ベッド上安静のことが多い．脳血管攣縮時期の起立・離床では，症候性血管攣縮がないことを確認することが必要である．また，術後は，たとえ意識レベルが良好でも，強い頭痛，創痛，悪心などによりリハが進まないこともある[11]．破裂脳動脈瘤に対する急性期治療（脳動脈瘤クリッピング術/脳動脈瘤コイル塞栓術）術後，治療の一環として脳槽ドレナージやスパイナルドレナージが留置されることが多く，急性期リハにおいて，ドレナージ管理の知識も必要とされる．

B 脳血管障害患者の血圧管理

高血圧は脳血管障害患者の再発に関与する重要な危険因子である．発症 1〜2 週間以内の急性期には，臨床病型にかかわらずに血圧は高値を示すが，その原因はストレス，尿閉，頭痛，脳組織の虚血，浮腫や血腫による頭蓋内圧亢進などの生体防御反応によると考えられる．多くの例では安

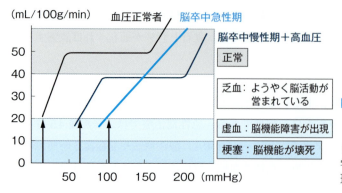

■図 2-21 正常血圧者，高血圧者，脳卒中を伴う高血圧者の脳血流量と脳血流自動調節域
（脳血管障害におけるリスク管理．熊本県理学療法士会教育学術局専門領域部中枢神経班．2019年1月4日）[12]

静，導尿，痛みのコントロール，脳浮腫の治療によって降圧薬の投与なしに数日以内に降圧する．

高血圧に伴い脳血流自動調節域は右方へシフトしているが（図2-21），脳血管障害急性期には自動調節自体が消失し，わずかな血圧の下降によっても脳血流は低下する．すなわち，降圧すると病巣部およびその周辺のペナンブラ領域（血流の回復により機能回復が期待できる可逆性障害の領域）の局所脳血流はさらに低下し，病巣（梗塞）の増大をきたす可能性がある．なお，虚血部は血管麻痺の状態にあるために，血管拡張作用をきたす薬物は健常部の血管のみ拡張し，病巣部の血流は逆に減少するいわゆる脳内スチール現象を生ずることがある．これらのことより，急性期には血圧が異常に高くない限り積極的な降圧治療は原則として行わない[13]．ただ，出血性変化が危惧されるような急性期血行再開通例などでは，降圧を必要とする．病型・発症からの時期により，血圧管理の目標は異なってくる．

日本高血圧学会高血圧治療ガイドライン作成委員会の「高血圧治療ガイドライン2019」[13]では以下のような治療方針（降圧治療対象，降圧目標，降圧薬）を提案している（表2-5）．

超急性期（発症24時間以内）や急性期（発症1～2週間以内）では，臨床病型により降圧対象，降圧目標が異なる．

脳梗塞の超急性期で血栓溶解療法を行った患者では，治療後24時間以内は180/105 mmHg 未満にコントロールする．

脳梗塞で血栓溶解療法の対象にならない発症24時間以内の超急性期，急性期（2週間以内）では，収縮期血圧220 mmHg，拡張期120 mmHgを超える高血圧が続く場合には慎重に降圧療法を行う．

脳梗塞の慢性期（発症1カ月以降）では，130/80 mmHg 未満を降圧目標とする．両側頸動脈高度狭窄，脳主幹動脈閉塞を有する症例，また未評価の場合には特に下げすぎに注意し，140/90 mmHg 未満を目標とする．

脳出血急性期の血圧は，できるだけ早期に収縮期血圧140 mmHg 未満に降下させこのレベルを維持することを考慮してもよい[13]．

表 2-5 脳血管障害を合併する高血圧の治療

		降圧治療対象	降圧目標	降圧薬
超急性期 （脳梗塞患者で，血栓溶解療法[*1]予定の場合） （発症 24 時間以内）	脳梗塞発症 4.5 時間以内	血栓溶解療法予定者[*1] SBP＞185 mmHg または DBP＞110 mmHg	血栓溶解療法施行中および施行後 24 時間： ＜180/105 mmHg 前値の 85〜90%	ニカルジピンなど Ca 拮抗薬の微量点滴静注
急性期 （発症 2 週以内）	脳梗塞	SBP＞220 mmHg または DBP＞120 mmHg	前値の 85%	ニカルジピンなど Ca 拮抗薬の微量点滴静注 または経口薬（Ca 拮抗薬，ACE 阻害薬，ARB，利尿薬）
	脳出血	SBP＞140 mmHg	SBP＜140 mmHg[*2]	
	くも膜下出血 （破裂脳動脈瘤で発症から脳動脈瘤処置まで）	SBP＞160 mmHg	前値の 80%[*3]	
慢性期 （発症 1 カ月以後）	脳梗塞 （両側頚動脈高度狭窄や脳主幹動脈閉塞なし） 脳出血 くも膜下出血	SBP≧140 mmHg	＜130/80 mmHg	経口薬（Ca 拮抗薬，ACE 阻害薬，ARB，利尿薬）
	脳梗塞 （両側頚動脈高度狭窄や脳主幹動脈閉塞あり，または未評価の場合）	SBP≧140 mmHg	＜140/90 mmHg	

SBP：収縮期血圧，DBP：拡張期血圧，MBP：平均動脈血圧
[*1] 血栓回収療法予定患者については，血栓溶解療法に準じる．
[*2] 重症で頭蓋内圧亢進が予想される症例では血圧低下に伴い脳灌流圧が低下し，症状を悪化させる，あるいは急性腎障害を併発する可能性があることに留意する．
[*3] 重症で頭蓋内圧亢進が予想される症例，急性期脳梗塞や脳血管攣縮の併発例では血圧低下に伴い脳灌流圧が低下し症状を悪化させる可能性があるので慎重に降圧する．
（日本高血圧学会高血圧治療ガイドライン作成委員会．高血圧治療ガイドライン 2019．東京：ライフサイエンス出版；2019 [13]）

C 脳卒中急性期リハにおいて注意するバイタルサイン

　脳卒中急性期の治療では，全身管理も重要であり，特に感染症，水・電解質バランス異常，心不全などの合併症のコントロールが不十分なために，安静期間が延長し廃用症候群が進行する，リハプログラムに乗らないで重大な機能・能力障害を残すことがまれではない[14]．そのため，日々の患者の状態には十分注意する．以下に急性期の代表的なバイタルサインについて述べる．

【1】意識レベル

脳卒中急性期では，意識障害を有する患者も少なくなく，その変化を日々評価することで患者の状態の改善や悪化を早期に発見している．代表的な評価スケールとして Japan Coma Scale（JCS）と Glasgow Coma Scale（GCS）がある．院内で使用されているこのようなスケールで，医師・看護師などとのコミュニケーションの際には同じ指標で客観的に評価できるようにしておく．

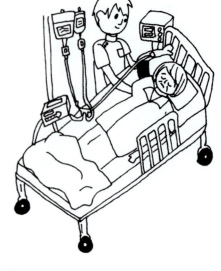

意識障害がある時期のリハとしては，関節可動域訓練をイメージすることが多いと思う．関節可動域訓練も他動運動でばかりでなく，自動運動を促すことで随意性の評価をしながら行うことが重要である．また，片麻痺の症状があると麻痺側ばかりに気をとられがちだが，非麻痺側の動きを促すことは，意識に働きかけ，コミュニケーションや認知機能・高次脳機能の評価のきっかけともなる．

【2】血圧

a. autoregulation（脳血流自動調節機能）について

正常なヒトでは「脳の血流は，生理的範囲の圧変化では変化しない」という「脳血流自動調節機能（autoregulation）」を有している．しかし，脳卒中急性期には脳血流自動調節機能が障害されていることが多く[15]，血圧の低下に伴い，脳血流が低下し，貧困灌流症候群（misery perfusion：脳血流量が低下している領域）においては，症状が悪化する危険性がある．特にアテローム血栓性脳梗塞においては，注意が必要となる．このような状態は，一般的には脳卒中発症後約4〜6週間で回復すると考えられており，その間におけるリハでは，血圧の変動に注意を要する．リハは医師が示す血圧管理の値をしっかり把握し血圧の変動に注意しながら行う必要がある．急性期を過ぎても注意が必要で，めまい，立ちくらみ，あくび，頭重感，リハ意欲の低下，活力や知的レベルの低下があれば，降圧のしすぎによる脳循環不全の兆候である[16]．

b. 血圧の変化への対応

1）起立性低血圧がある患者の離床時の工夫

脳卒中急性期では，段階的ベッドアップを行うのが基本だが，起立性低血圧が脳血流に影響を与える可能性があるため，そのような危険のある患者（高齢者や糖尿病患者など）に対しては，特に注意をはらう．徐々にベッドの角度を上げていき，血圧の変動がないことを確認してから長座位，端座位にする．収縮期血圧の低下が 20 mmHg 程度であれば，5分後くらいに血圧が回復する場合があり，そのまま様子をみることがある．起立性低血圧の予防として，ベッドアップで下肢の運動を行うことがある．大筋による動的運動では心拍出量，心拍数，収縮期血圧は増加する[17]．また，車椅子での離床については，血圧変動が落ち着くまでリクライニング車椅子から行うようにし，血圧低下時にはフットサポートを高くする．

2）血圧の高い患者への対応

脳卒中急性期における血圧上昇の原因としては，高血圧の既往，脳浮腫による脳圧亢進，上気道閉塞，ストレス，排尿障害，疼痛などが指摘されている[18]．つまり，血圧上昇は脳血流の低下を補うための生理的反応である．ただ，脳出血や心原性脳塞栓症（特に急性期再開通症例）では，過度の血圧の上昇は，脳圧のさらなる亢進，出血の増大，梗塞巣の出血性変化などの危険性がある．リハを行う際には，このような病態を考慮した血圧管理の原則を理解することが最大のポイントとなる．血圧の変化を医師や看護師に報告し，医師に調整してもらうことも重要である．

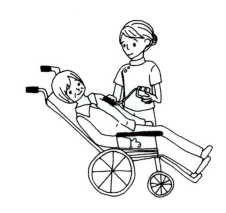

> **Point**
>
> **血圧測定や脈拍測定の注意点**
>
> 　心理面や状況が血圧に影響を与えることがあります．白衣を見ると血圧が上がる，白衣高血圧をご存じですか？　血圧測定をする時には配慮が必要で，測定前の状況をみて，興奮状態や運動直後なら落ち着くまで待つことや，深呼吸でリラックスを促すことも必要です．測定はなるべく同じ条件で行い，運動前後はその差を確認しましょう．また，測定した血圧値にばらつきが大きい場合には，血圧に左右差がないか（鎖骨下動脈高度狭窄症/閉塞の合併），不整脈はないか（心房細動の合併）なども考慮しましょう．

【3】呼吸

意識障害がある場合には，①舌根沈下や気道閉塞，②呼吸パターンの異常に注意する[19]．呼吸音や呼吸筋の触診から患者の呼吸状態を評価し，無呼吸がある場合にはその長さを把握し動脈血酸素飽和度（SpO_2）の低下がないか確認する．呼吸が不安定な患者については，特に変化（呼吸の規則性，過呼吸，チェーン-ストークス呼吸など）に気をつけ，異常を感じた場合は速やかに医師や看護師に報告する．

【4】脈拍

徐脈があれば脳圧の急激な亢進の可能性がある．脈拍160/分以上では脳循環不全も考慮に入れるべきと考えられている[20]．患者の心疾患の既往を把握し，運動負荷を増やす時には，脈拍の変化をモニタリングしながら行う．

入院当初病型不明（塞栓源不明）症例で，発作性心房細動を捉えることにより，病型確定がなされる場合もある．

【5】体温

患者の体温については個人差があるのでその変化の幅を確認することが重要である．通常より体温が上昇している場合には，その後の対応のためにもその原因を知るようにする．原因が誤嚥性肺

炎であれば直接嚥下訓練を見合わせ，感染によるものであれば感染対策を徹底する．発熱があるからといって必ずしもリハを休みにするのではなく，原因や患者の様子を評価し，ベッドサイドで実施することはよくある．

D リハ開始基準・中止基準

リハ開始基準・中止基準については，基本的に医師からの指示で行う．病院によっては独自の基準を設けているところもある．表2-6は早期離床の開始基準の例である[21]．その他，急性期での座位訓練の中止基準について，収縮期血圧の20 mmHg以上の低下，自覚症状（めまい，悪心，気分不良など）の出現[15]としているところもある．リハ中の反応の変化や血圧などの全身状態の変化については，医師に報告・確認をし，その指示に従う（表2-6）．

E 急性期リハの臨床で起こり得る問題とその対処

【1】深部静脈血栓症（DVT）[22]

深部静脈は体幹部になると，上肢・頚部からは腕頭静脈，上大静脈へ交通し，下肢の静脈は腸骨静脈，下大静脈に連絡し心臓へ還流する．これらの深部静脈に生じた血栓症を，DVTと呼んでいる．下肢および骨盤などの深部に生じた静脈血栓が，肺動脈を閉塞する肺血栓塞栓症は，生命の危機に及ぶこともある．

DVTは，脳卒中で麻痺を有する場合は，高リスクとされている．

Dダイマーの上昇や腫脹・疼痛・色調変化などの臨床所見に注意する．必要に応じて下肢静脈超音波検査等が行われる．医師の指示のもとリハビリテーションは進めていく．

■表 2-6　早期離床の開始基準

1. 一般原則：意識障害が軽度（Japan Coma Scaleにて10以下）であり，入院後24時間神経症状の増悪がなく，運動禁忌の心疾患のない場合には，2～3日以内に離床開始とする
2. 脳梗塞：MRA, Xe-CT, FID CT（functional image of dynamic CT）を用いて，主幹動脈の閉塞あるいは狭窄の有無を確認
   ①主幹動脈の閉塞あるいは狭窄の場合：進行型脳卒中（progressing stroke）へ移行，神経症状が増悪する可能性が高い．血管内手術や降圧療法などを検討する．発症から1週間は神経症状の変動を観察し，神経症状の増悪がなければ離床開始とする．
   ②主幹動脈の閉塞または狭窄例ではない場合：発症2～3日以内に離床を開始する．
3. 脳出血：発症から48時間はCTにて血腫の増大と急性水頭症の発現をチェックする．
   ①血腫の増大と急性水頭症の発現がない場合：発症3～5日以内に離床を開始する．
   ②手術例：術後のドレーン抜去をめどに離床を開始するが，術前でも意識障害が軽度であれば離床をすすめておく．
4. 離床開始ができない場合：ベッドサイドにおいてROM訓練と健側筋力訓練は可能な限り行う．
5. 血圧管理：脳梗塞例では離床時の収縮期血圧は200 mmHg，脳出血では160 mmHg以下を目標にコントロールする．

（名倉博史．急性期治療．全身管理．In：日本リハビリテーション病院・施設協会，編．脳卒中急性期治療とリハビリテーション─rt-PA時代のブレインアタック戦略．東京：南江堂；2006. p.110-8[18]）

DVT患者の離床時期については，施設により種々の基準が設けられているが，2016年に静脈血栓症（VTE）における臨床ガイドラインがアメリカ理学療法協会（APTA）から発表された臨床のアルゴリズムを参考にされたい[23]．

【2】不穏

急性期では意識障害からの回復過程において錯乱や不穏といった症状が発現する[24]．不穏状態はリハの阻害にもなる．発症前の認知面について情報収集をし，患者の不穏状態は認知面の低下で起きているのか，意識障害からくるものなのかを予測しながら行っていく．不穏状態になると夜間不眠から昼夜逆転になることが多い．リハでの関わりとして，離床を促して陽の光を浴びてもらったり，毎日同じ時間に訪問するなど生活リズムを再構築するという方法もある．食事が始まるまでは特に落ち着きなく，生活リズムが乱れる患者が多く，早期に安全な食事を確立することも不穏の改善につながることも経験する．

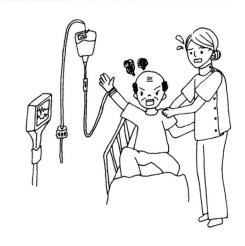

【3】吐き気

小脳梗塞・出血の患者などは，急性期は眩暈，悪心を訴えることが多く，リハが進まないこともある．段階的にベッドアップを行うが，ベッドアップや体位交換などで頭部の位置が変わる時は，ゆっくり行う必要がある．吐き癖がつく患者もいるので注意が必要である．廃用症候群の予防のためには，制吐薬などを併用して可能な限り行う[25]こともできるため医師にリハの状況を報告するとよい．嘔吐があった時は嘔吐物の誤嚥を予防するために側臥位にする．ベッドサイドに受水盆を準備しておくとよい．

【4】排便後の意識低下

安静度の制限がなければできるだけトイレでの排泄を行いたい．しかし，入院後安静期間があった人の初めての排便や，便秘後の排便の時は注意が必要である．冷や汗，顔面蒼白，気分不快などの症状を示し，時に意識消失する排便失神になる場合がある．排便失神は，臥床による末梢血管抵抗減少があり，排便時のいきみによる静脈還流の減少，腸管の機械受容器を介した迷走神経反射が加わって血圧低下を起こすなど，様々な因子が要因と考えられている[26]．

見守り程度で排泄動作が可能な患者でも，トイレ誘導前に看護師に声をかけ，何か起こった時にすぐに対応してもらえるようにしておく．

患者の状態によっては，初めての排便は理由を説明してベッド上で行っていただく．

> **先輩からのアドバイス**
>
> 　急性期では毎日何回も血圧測定をします．なかには血圧の変動に対し神経質になる患者もいます．また，療法士が測定結果に対して不安な表情をすれば，患者も不安です．不安の強い患者には，測定値をそのまま伝えず，「先生の指示の範囲内ですよ」などと伝えることも配慮の1つです．血圧が主治医の指示範囲を超えやすい患者は，主治医に報告し，血圧調整の判断をしてもらうことも重要です．状況や心理面にも配慮して，より正確な血圧測定・管理を目指しましょう．

■文献
1) 原　寛美．脳卒中急性期における早期離床，歩行・ADL訓練，運動機能改善の実際．In: 日本リハビリテーション病院・施設協会，編．脳卒中急性期治療とリハビリテーション—rt-PA時代のブレインアタック戦略．東京: 南江堂; 2006. p.149-59.
2) 橋本洋一郎，寺崎修司，内野　誠．脳梗塞の病因からみた血管閉塞症候群．In: 田川皓一，編．脳卒中症候学．東京: 西村書店; 2010. p.222-9.
3) 中島隆宏，豊田一則．脳血管障害の診断．In: 山口武典，監修，今井　保，峰松一夫，編．脳血管障害の理学療法テクニック．東京: 南江堂; 2010. p.8-13.
4) 山本康正．Branch atheromatous diseaseの概念・病態・治療．臨床神経学．2014; 54: 289-97.
5) 尾谷寛隆．前大脳動脈領域梗塞（アテローム血栓性脳梗塞）．In: 山口武典，監修，今井　保，峰松一夫，編．脳血管障害の理学療法テクニック．東京: 南江堂; 2010. p.109-24.
6) 日本脳卒中学会脳卒中ガイドライン委員会．脳卒中治療ガイドライン2015．東京: 協和企画; 2015.
7) 山田浩二，河波恭弘，稲富雄一郎，他．心内血栓が残存した急性期心原性脳塞栓症患者の早期離床．総合リハ．2003; 31: 275-80.
8) 尾谷寛隆．多発性脳梗塞（ラクナ梗塞）．In: 山口武典，監修，今井　保，峰松一夫，編．脳血管障害の理学療法テクニック．東京: 南江堂; 2010. p.140-56.
9) 山城重雄，吉田絵美．脳出血．In: 日本リハビリテーション病院・施設協会，編．脳卒中急性期治療とリハビリテーション—rt-PA時代のブレインアタック戦略．東京: 南江堂; 2006. p.267-72.
10) 新井裕至，片山泰朗．急性期リハビリーリスク管理，血圧管理を中心に．綜合臨牀．2002; 51: 3183-8.
11) 山城重雄，河島英夫．病型別治療とリハビリテーション．くも膜下出血．In: 日本リハビリテーション病院・施設協会，編．脳卒中急性期治療とリハビリテーション—rt-PA時代のブレインアタック戦略．東京: 南江堂; 2006. p.273-6.
12) 脳血管障害におけるリスク管理．熊本県理学療法士会教育学術局専門領域部中枢神経班．2019年1月4日．https://www.kumamoto-pt.org/up_file/useful/1607/useful_21195850_1.pdf
13) 日本高血圧学会高血圧治療ガイドライン作成委員会．高血圧治療ガイドライン2019．東京: ライフサイエンス出版; 2019.
14) 牛山雅夫．脳卒中の治療．In: 近藤克則，大井通正，編．脳卒中リハビリテーション．2版．東京: 医歯薬出版; 2006. p.46-61.
15) 今井　保．共通する理学療法テクニック．In: 山口武典，監修，今井　保，峰松一夫，編．脳血管障害の理学療法テクニック．東京: 南江堂; 2010. p.35-50.
16) 上月正博．脳卒中のリハビリ．In: 変わるリハビリ．東京: ヴァンメディカル; 2006. p.66-89.
17) 中村隆一，齊藤　宏，長崎　浩．In: 基礎運動学．6版．東京: 医歯薬出版; 2007. p.177.

18) 名倉博史. 急性期治療. 全身管理. In: 日本リハビリテーション病院・施設協会, 編. 脳卒中急性期治療とリハビリテーション— rt-PA 時代のブレインアタック戦略. 東京: 南江堂; 2006. p.110-8.
19) 牛山雅夫. 急性期の全身管理. In: 近藤克則, 大井通正, 編. 脳卒中リハビリテーション. 2版. 東京: 医歯薬出版; 2006. p.51-7.
20) 田崎義昭, 斎藤佳雄. ベッドサイドの神経の診かた. 16版. 東京: 南山堂; 2007.
21) 相澤病院総合リハビリテーションセンター. 早期離床の基準と実際. In: 原 寛美, 監修. 脳卒中リハビリテーションポケットマニュアル. 東京: 医歯薬出版; 2007. p.112-3.
22) 肺血栓塞栓症および深部静脈血栓症の診断, 治療, 予防に関するガイドライン作成委員会. 肺血栓塞栓症および深部静脈血栓症の診断, 治療, 予防に関するガイドライン 2017. 東京: Medical Front International Limited; 2017.
23) Hillegass E, Puthodd M, Frese EM, et al. Role of physical therapists in the management of individuals at risk for or diagnosed with venous thromboembolism: Evidence-based clinical practice guideline. Phys Ther. 2016; 96: 143-66.
24) 原 寛美. Q & A 急性期の不穏状態にどう対処するか? In: 日本リハビリテーション病院・施設協会, 編. 脳卒中急性期治療とリハビリテーション— rt-PA 時代のブレインアタック戦略. 東京: 南江堂; 2006. p.170.
25) 原 寛美. 小脳梗塞・出血. 臨床リハ. 2004; 13: 1018-22.
26) Kapoor WN, Peterson J, Karpf M. Defecation syncope. A symptom with multiple etiologies. Arch Intern Med. 1986; 146: 2377-9.

〔塚田　徹, 根岸映子, 小泉孝幸, 上月正博〕

【3章】

どうやって診る？考える？触る？
基本動作訓練の進め方

CONTENTS
1 臥位での訓練とポジショニング　80
2 寝返りと起き上がり動作訓練　85
3 座位での訓練　90
4 立ち上がり動作と立位での訓練　95
5 歩行訓練　100
6 下肢装具の活用　107
7 道具や機器の活用　115

1 臥位での訓練とポジショニング

> **エッセンス**
> ✓ 片麻痺患者は静的な姿勢でも過剰な筋緊張となり，動作時はさらにそれが強まる．姿勢は崩れ，動作は不安定となる．
> ✓ 臥位ではリラックスできることが重要である．それがスムーズなリーチや寝返りなど，次の動作につながる．
> ✓ 患者が安心して動けるように，環境を整え，不快な刺激とならないよう声をかけて触り，動作を誘導する．代償の少ない，適切な動作の獲得を目指す．

A 姿勢と動作の評価

　静的な姿勢が安定することで動作時の適切な構えができる．静的な姿勢では頭部，体幹，四肢の各肢節の重心を統合した重心線が支持基底面の中に落ちていること，落ちる部分が中心に近いほど安定性がよい[1]．実際には全体的な特徴を捉え，身体各部の位置関係や動きも診る．

> ■姿勢と動作を診るポイント
> ・目・顔の向きと動き
> ・胸部・骨盤の向きと動き
> ・肩・手足の位置と動き

B 臥位での訓練

【1】健常者の背臥位

　臥位は最も安定した楽な姿勢で，休息や就寝時にみられる（図3-1）．

【2】片麻痺患者の陥りやすい姿勢反応

　片麻痺患者は突然の発症により，感覚は混乱した状態に陥る．麻痺側半身は運動麻痺や感覚障害によって感じない，重い，動かないなどの違和感が生じる．左右半身の感覚の違いから，発症前のように動けない．片麻痺患者は"身体の2分化"から"安定状態の喪失"となり，どのように動いてよいかわからない混乱した状態から，代償動作の獲得により動作が遂行可能となる[2]．非麻痺側半身へ過剰に力を入れて動作を行おうとするほど，麻痺側の連合反応が出現して共同運動パターンは顕著となる．その状態でも何とかもがいて強引に動こうとするため動作は拙劣になる．

■片麻痺患者が抱える身体機能の問題
・運動麻痺による自発運動の制限または欠如
・筋緊張の異常と特有の姿勢反応
・バランス反応の低下または欠如
・感覚障害
・身体および空間認知機能の低下

【3】片麻痺患者の背臥位

安心してリラックスできず，非麻痺側半身は過剰な筋緊張となる．非麻痺側方向であってもうまく重心移動をできない患者が多い（図3-2）．また麻痺側へ体重をかけることに恐怖心を伴うこともある．

■片麻痺患者の背臥位
・左右非対称
・伸筋優位の筋活動
・非麻痺側の肩甲帯は挙上し，頚部は過伸展，上方視傾向
・麻痺側の肩甲帯～骨盤帯が後退，股関節外旋位
・横隔膜が頭側に移動し，肺活量が低下

【4】訓練時における患者の触れ方

患者が安心して動けるよう触れる際は十分に配慮する．患者に急に近づいたり，無言で接触したり，乱暴に動かしたりすることは，患者にとって不快な刺激となり，筋緊張を高めてしまうこともある．

■患者へ接触する時の注意点
・療法士の体勢を安定させる
・不快を与えないよう声をかけてから触れる
・指先だけを使わず，手掌全体を使って支える
・徒手的な誘導では患者の反応を待ち，タイミングを合わせて動かす

【5】臥位でのポジショニング

ポジショニングは自力で体位変換が困難な患者にとって，二次的合併症の予防にもなる．意識レベル，運動麻痺，感覚

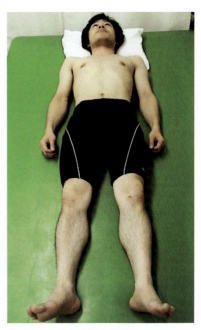

■図 3-1　健常者の背臥位
概ね左右対称的で重心は低く，支持基底面は広い．倒れる不安もなく安定し，リラックスしていられる．

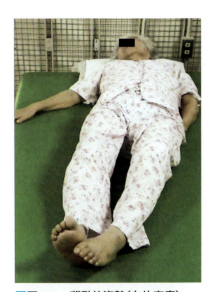

■図 3-2　背臥位姿勢（左片麻痺）
非麻痺側半身は筋緊張が高く，手をベッドに押し当て，麻痺側半身には連合反応がみられる．麻痺側肩甲帯は後退，肩関節は内旋位にある．股関節は内転・内旋して足関節は底屈し伸筋共同運動パターンがみられる．

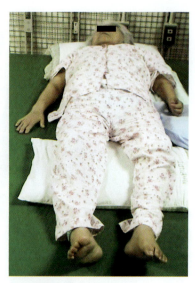

■図 3-3　背臥位のポジショニング（左片麻痺）
枕などを入れて身体の接触面（支持基底面）を増やす．肩甲帯～骨盤の後退と股関節の外旋を防ぎ，上肢は回外位にできればよい．療法士は患者の身体を支持面に対して軽く押し付けて圧感覚刺激を入れ，筋緊張が緩和されるのを感じ取る．

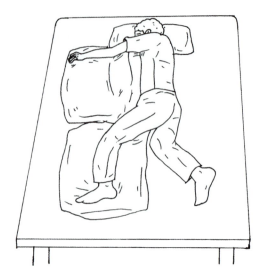

■図 3-4　側臥位のポジショニング（左片麻痺）
枕などを入れて麻痺側肩は屈曲位として，肩甲骨を前方に引き出す．肩の内旋・前腕の回内を防ぎ，肘は軽度屈曲位とする．非麻痺側の上下肢は不快感のない位置にする．

障害，関節可動域，環境などを総合的に捉えてきめ細かく対応する．例えば患者を臥位にする際，シーツやタオル，衣服のしわは広げる．筋緊張が緩むことで，痙性の増悪や拘縮を予防し，皮膚のズレを作らないことは褥瘡の予防にもなる．また，夜間に良眠できることで疲労を解消し，生活リズムの確立にもつながる．病棟スタッフや家族にも伝え，病棟生活の中で行えるようチームで進めることが重要である．

臥位では麻痺側上肢が体幹の下にならないようにして，肩の亜脱臼や痛みを予防する．また，肩甲帯～骨盤の後退を防ぐ．図 3-2 の患者に対し，安定した支持面に寝ていることを感じて，リラックスできることを目的にポジショニングを行う（図 3-3, 4）．

【6】臥位での機能訓練

動作環境として，柔らかいベッドより硬いプラットホームの方が，患者は動きやすい．関節可動域訓練は基本的に痛みのない範囲で行う．動かす際は逃避的な反応や筋緊張が高まる様子がないかなど全身の反応を診て進める．動かしている身体部位は患者に見てもらい，患者が視覚からフィードバックできるように誘導することもよい．1つ1つの動作において療法士は，患者が自分でやれると感じたら，少しずつ介助を減らして，患者がまったく1人で適切に行えるように誘導する[3]．

臥位での動作訓練として頭部を挙上することは腹圧を高め，体幹の安定性を向上させる．また麻痺側上肢を空間で保持することは上肢機能を高める．運動麻痺が重度で困難な場合は，両手を組んで自動介助運動にて行うこともある（図 3-5）．臥位で両膝を立て，股関節を伸展させることは下肢の分離運動を促し，股関節周囲の安定性を高める（図 3-6）．訓練時はいきむ（息を止める）こ

1 臥位での訓練とポジショニング

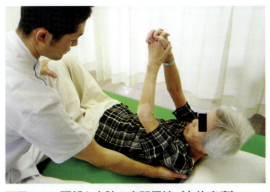

■図 3-5　頭部と上肢の空間保持（左片麻痺）
①頭部を挙上，②片手または両手を組み，できるだけ自動運動にて麻痺側上肢の挙上，①と②を組み合わせた運動を状態に応じ，段階づけをする．麻痺側肩の内転・内旋，肘と手関節が屈曲位とならず，回外位での分離運動を促すように誘導する．

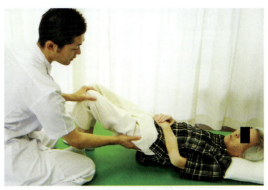

■図 3-6　殿部の挙上（左片麻痺）
姿勢が崩れないよう麻痺側の膝と殿部を援助して行う．殿部をタッピングして伸展を促すこともよい．足底は床面に接地させる．

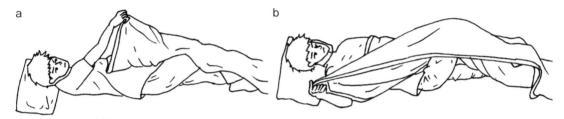

■図 3-7　布団の扱い（左片麻痺）
a：布団を剥ぐ．非麻痺側手で布団をつかみ，麻痺側へ剥ぐ．続いて非麻痺側下肢で，麻痺側に蹴り上げる．麻痺側下肢が布団に絡まないようにする．
b：布団をかける．布団は麻痺側に斜めにたたんであるとかけやすい．非麻痺側手で上半身にかけ，非麻痺側下肢で布団を引き寄せる．

とによる血圧の上昇を防ぐため，息を止めないように声かけをし，声に出して数を数えさせることもよい．

【7】布団の扱い

起居動作の自立に向けて必要な動作である（図 3-7a, b）．季節によって寝具の量が異なり，冬場は困難になる患者も多い．訓練にあたり動作の工夫や環境調整も検討する．

C おわりに

姿勢と動作，病前の状態を評価し，特徴的な動作の問題点は何か．患者は支持面の感触をどこまで感じ，楽に姿勢を保持していられる状態なのか，という視点をもつ．目的とする動作が行えるよう誘導し，過剰に筋緊張が高まらない効率的で安定した動作の再学習を促す．患者の能力，希望，環境に応じて目標を設定し，動作訓練を行っていくことが大切である．

> **Point**
>
> 機能および動作訓練において，療法士は患者の自発的な動きを引き出し，繰り返します．分離運動を促し，代償動作の少ない適切な動作の獲得を目指します．

▶ 先輩からのアドバイス

姿勢を診る大切さ①～本当に楽に寝ている～
　ベッドに臥床している患者を思い浮かべてみてください．「姿勢は概ね左右対称的，麻痺は軽度かな？」と評価して左右の下肢を持ち上げてみるとかなり力が入っていたり，重たかったり，と見た目とのギャップを感じたことはないでしょうか．同じ臥位でも，力の入り方や体の使い方，重心の位置などは患者によって異なります．そのため診て，触って，動かして評価し，患者の状態に応じて訓練を行うことが大切です．

■文献
1) 中村隆一, 斉藤 宏. 基礎運動学. 6版. 東京: 医歯薬出版; 2003. p.339.
2) 山田勝雄. 病棟空間と移動. 作業療法ジャーナル. 2003; 37 ADL を問う: 609-15.
3) P.M. デービス（冨田昌夫, 訳）. 誘導. Steps To Follow ボバース概念にもとづく片麻痺の治療法. 東京: シュプリンガー・フェアラーク東京; 1987. p.6-7.

〔椎野良隆, 五十嵐淳平〕

2 寝返りと起き上がり動作訓練

> **エッセンス**
> ✓ 片麻痺患者は動作時に全身の筋緊張が過剰に高まりやすい．
> ✓ 声かけや徒手的な誘導は患者のペースに合わせて行う．
> ✓ 寝返りや起き上がりを効率よく安定して行えることは，安定した座位・立位の保持などにもつながる．

A 寝返り動作訓練

【1】健常者の寝返り

　寝返り動作の基本は支持基底面が次々に変化する「転がり運動」であり，骨盤帯と肩甲帯のどちらが先に運動するかにより，そのパターンを区別することができる[1]．また，四肢を動かす順序にも個別性があり，患者の個別性に合わせて訓練を進める．

　寝返り動作は立ち直り反応の1つである体幹から体幹に働く巻き戻し反応を利用する[1]．全身の協調した動きで無意識に行う．重力に抗して体の一部を離床させ，体幹の前面筋により体軸の回旋を起こす力を要する（図3-8）．寝返りはリーチ動作や快適な睡眠，休息にも影響する．

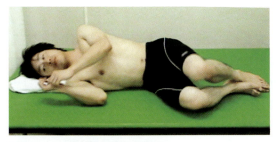

■図 3-8　健常者の寝返り動作
肩甲帯の前方突出・肩関節の屈曲と体幹の回旋，股関節・膝関節の屈曲が起こる．頚部が屈曲・回旋し，視線の向きが変わる．骨盤が回旋して肩の位置とそろい，側臥位になる．

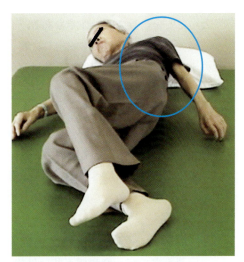

■図 3-9　寝返り動作（左片麻痺）
非麻痺側の肘をプラットホームに押し当て，頚部～体幹を過剰に伸展させる．麻痺側半身を少し持ち上げるが，麻痺側の肩甲帯～骨盤は後退し，上肢が置き去りになる．

【2】片麻痺患者の寝返り

患者は動作時には非麻痺側半身を優位に動かし，麻痺側半身は置き去りにするかのように後退する．全身のアライメントは崩れ，非麻痺側半身すら上手く使えない難しい状態に陥る（図3-9）．また，体幹の前面筋の活動は乏しい．

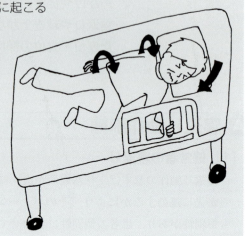

■非麻痺側への寝返りの特徴
- 頸部と体幹の回旋および伸展が少ないか過剰に起こる
- 柵をつかんで身体を過度に引き寄せる
- 連合反応により麻痺側の肩甲帯〜骨盤は後退し，麻痺側の上下肢が後方に取り残される
- 麻痺側股関節・膝関節の屈曲ができない

■麻痺側への寝返りの特徴
- 麻痺側上肢が体幹の下で圧迫され，肩関節に痛みを生じやすい
- 共同運動パターンが出現し，股関節の外旋・屈曲が困難
- 非麻痺側下肢で床を蹴り，勢いをつける

【3】非麻痺側への寝返り動作訓練

寝返りはベッドサイドから導入しやすい訓練である．複雑な筋活動を伴うため，これ以降の基本動作獲得に向けて基盤となる大切な動作である．体幹の回旋が強調されるので，全身的な痙性抑制に効果的な動作の1つである[2]と言われる．支持基底面が広く，重心も低い位置にあり，患者にとって安全に行える動作でもある．

ベッドの狭い環境でも安定した寝返りができるように援助する．非麻痺側に寝返りを行えるだけの十分なスペースを確保し，非麻痺側肩は前に出しておく．ベッド柵にしがみつくようにして筋緊張を高めてしまう場合はベッド柵を外して行うこともよいが，転落には注意する．療法士は患者の麻痺側肩甲帯や骨盤に手を当て，床面に軽く押し付けるように圧感覚刺激を加える．そのまま丸太を転がすようなイメージで徒手的に重心移動を誘導する（図3-10a, b）．運動麻痺が重度であれば，骨盤から誘導することもよい．

側臥位から背臥位へ姿勢を変える動作は従重力活動で比較的やさしい課題だが，勢いがつき過ぎて危ない患者もいる．患者の麻痺側肩甲骨〜骨盤が急激に後退しないよう誘導するとよい．

【4】麻痺側への寝返り動作訓練

両膝を立てて，麻痺側下肢は外旋・屈曲するように援助し，連合反応や共同運動パターンを防ぐ．非麻痺側下肢で床を蹴り勢いをつける代償動作を避け，前方に振り出す．麻痺側肩の保護を最優先に考え，基本的には肩の亜脱臼や痛みがある場合には行わない．

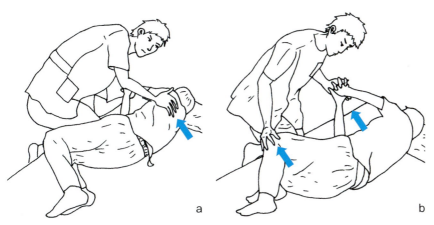

■図 3-10 寝返り動作の誘導（左片麻痺）
a：療法士は患者の麻痺側肩甲帯を保護し，患者には両手を組んで両肘を伸展させる．肩甲骨の前方突出と外転・上方回旋，体幹の回旋を促す．
b：患者を両膝立ち位にして膝はつけたまま，非麻痺側に倒すことで骨盤の後退を防ぎ，寝返りがしやすくなる．

B 起き上がり動作訓練

【1】健常者の起き上がり

　起き上がり動作は，頭部の持ち上げから起こり，次いで体幹の屈曲が起こる[3)]．動作開始の際に頭・頸部の持ち上げを可能とするためには，それに先立ち，固定作用としての体幹屈筋群（腹筋群）の活動が必要となる[3)]．つまり，頸部～体幹の主に前面筋を使った動作である．臥位よりも支持基底面が狭く，重心は高い位置となる（図 3-11）．

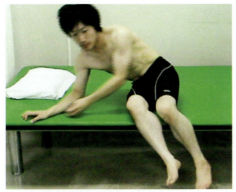

■図 3-11 健常者の起き上がり動作
頭部，体幹が前・上方へ，下肢は前・下方に移動する．側臥位から頸部，体幹が側屈し，両下肢を挙上してから下ろす．

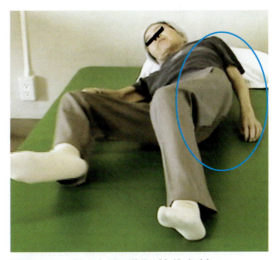

■図 3-12 起き上がり動作（左片麻痺）
頸部を左側屈できずに右回旋・側屈，麻痺側肩甲帯～骨盤は後退し，上肢が背中に置き去りになったまま強引に起き上がろうとする．頸部～体幹前面筋の活動が乏しく，前方への重心移動が困難となる．

【2】片麻痺患者の起き上がり

基本的には非麻痺側へ起き上がり，端座位をとらせることが多い．寝返り同様，頚部〜体幹の前面筋の活動は乏しく，麻痺側半身は後退しやすい（図 3-12）．非麻痺側下肢を麻痺側下肢に引っ掛けて下ろすなどの代償動作がみられることもある．

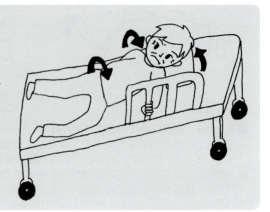

■ 起き上がりの特徴
- 動作を行うための十分なスペースを作れない
- 頚部が屈曲できず，頭部をベッドに押し付ける
- 柵を強引に引き寄せ，連合反応がみられる
- 非麻痺側の手で突っ張るように起き上がる
- 麻痺側の肩甲帯〜骨盤が後退し，前方への重心移動が難しい

【3】起き上がり動作訓練

臥位から肘立ち位を経由すると支持基底面を拡大でき，重心位置の上方移動が緩やかになり，安定性がよい[3]．療法士は頭部の側屈に合わせて麻痺側の肩甲骨〜骨盤の後退を防ぐように誘導する．患者の骨盤を「てこの支点」と考える（図 3-13a, b）．

端座位から臥位になる動作では，麻痺側肩甲骨〜骨盤が勢いよく後退し，後方に倒れ込むようになる場合もあるため注意する．麻痺側下肢を挙上できない場合，上半身だけ臥位になってしまい，麻痺側下肢が置き去りにならないように誘導する．寝返り〜起き上がりを効率よく安定して行えることは，安定した座位・立位の保持などにもつながるため，しっかり訓練を行う．

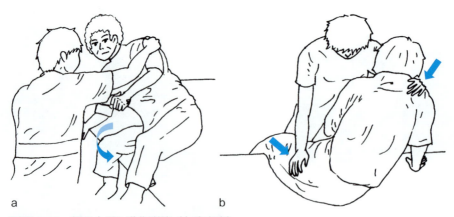

■ 図 3-13 起き上がり動作訓練（左片麻痺）
a：軽度左片麻痺．患者には療法士の方を見て頚部〜体幹を起こしてくるよう声かけする．支持基底面と重心位置の変化を評価しつつ，麻痺側肩甲帯が後退しないよう前の方へ誘導する．
b：重度左片麻痺．体幹の前面筋を使って頚部〜体幹を起こし，麻痺側肩甲帯〜骨盤が後退しないよう声かけも含めてしっかりと誘導する．

2 寝返りと起き上がり動作訓練

> **Point**
> 動作の誘導では，患者の自発的な動きを待ち，過介助にならないように気をつけます．患者ができたことは褒め，フィードバックします．患者の自信にもつながるよう介入できるとよいです．

▶ 先輩からのアドバイス

療法士も日々練習

患者の特徴的な姿勢と動作の背景にある要因が理解できなければ，適切な"徒手的誘導：ハンドリング"を行うことは困難です．はじめは難しいと思うので，先輩に教えてもらいながらしっかり学びましょう．理解できたらあとは練習です．

一流と呼ばれるピアニストでも練習は欠かしません．私たち療法士も，日々練習を欠かすことはできないのではないでしょうか．

■文献
1) 田中幸子．寝返り動作の生体学的特性と臨床への応用．理学療法．2010; 27: 297-303.
2) P.M. デービス（冨田昌夫，訳）．Steps To Follow ボバース概念にもとづく片麻痺の治療法．東京：シュプリンガー・フェアラーク東京；1987．p.107.
3) 対馬栄輝，石田水里，對馬　均．起き上がり動作の生体力学的特性と臨床への応用．理学療法．2010; 27: 304-11.

〔椎野良隆，五十嵐淳平〕

3 座位での訓練

> **エッセンス**
> ✓ バランスのとれた座位姿勢とは，過剰な筋活動なく食事や着替えなど様々な活動ができることである．
> ✓ 訓練場面だけでなく，患者が1日どのような場面で，どんな座位姿勢をとっているのか十分評価することが重要である．

　座位姿勢は基本動作の基盤となる姿勢である．起き上がるためには座位姿勢が保てる必要があり，座位での姿勢コントロールは立位・歩行へとつながっている．

A 座位訓練

【1】健常者の座位姿勢

　日常生活では両足を床につけた座位で機能的な活動を行っている[1]．また，靴下や靴を履いたりする機能的活動にも多くのバランス反応が必要である（図3-14）．

【2】片麻痺患者の座位姿勢

　患者は骨盤が後傾し，脊柱を屈曲させ麻痺側に崩れながら座位を保とうとする．安定した座位姿勢を獲得できないと，非麻痺側に頼って，代償的な動作になってしまいやすい（図3-15）．

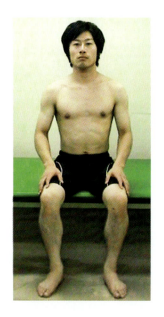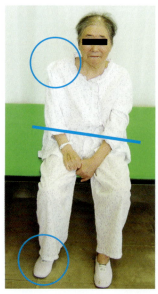

■**図3-14　健常者の座位姿勢（左）**
両下肢は床につき，膝は正面を向いている．体重は左右均等にかかり，両肩は水平で，頭部は安定した位置にある

■**図3-15　左片麻痺患者の座位姿勢（右）**
骨盤は後傾し，麻痺側へ崩れている．非麻痺側は過緊張状態にあり，肩は挙上し，下肢は踵をひいて踏ん張っている．

■片麻痺患者の座位姿勢の特徴
・麻痺側体幹・股関節の低緊張で骨盤が後傾し，円背傾向になることが多い
・頚部屈曲位で顔が上げにくい
・非麻痺側の過剰な努力と背部の筋緊張が高い
・支持面を広げるため非麻痺側上肢で突っ張りながら座位を保とうとする
・股関節外転・外旋位や膝関節屈曲位で踵が床に着きにくい

【3】非麻痺側への重心移動の重要性

　座位姿勢は動作の開始姿勢となることが多い．安定した座位姿勢は，諸動作・ADL能力の向上の基本になる．麻痺側に崩れた姿勢では，体幹機能を発揮しにくいため，座位訓練では支持面を安定させるアプローチを行うことが多い．ここでは，非麻痺側への重心移動を中心とした座位訓練について述べる（図3-16～22）．

　訓練場面では，患者の体型や身長に合わせて足底がしっかり接地できるように環境調整を行い，何もないところでの座位に不安が強いような場合，前方にテーブルを置き，両上肢をのせ，支持面を広くし，安定感を出すような配慮も大切である．テーブルがあることで視覚的にも恐怖感が軽減される場合がある．臨床場面では，左半側空間無視の患者に対し，右側に壁を設定すると顔が正中位に向きやすいことがある．また，注意や集中力を高めるために個室やカーテンで視界を遮る工夫を行うこともよい．

　座位のアライメントは，状況により多様であり，支持面や運動課題の内容，習慣的な姿勢によって影響を受け，さらに年齢や性によっても異なる[2]．特に体幹においては，円背傾向になることが多く，座位では骨盤が後傾せずに股関節が十分屈曲している必要がある[2]．訓練では，まず座位のアライメントを整え，静的な姿勢保持や体幹の安定を保つことが可能か観察する．全身の筋緊張を観察しながら徐々に座位の訓練を進めていく．座位での活動を通して体幹をコントロールする筋活動が刺激され[1]，体幹の安定に伴い能動的な活動が可能になってくる．非麻痺側で体重を支持すると，麻痺側の脊柱起立筋群の活動を促進させる．麻痺側の脊柱起立筋群の活動促進は，麻痺側骨盤周囲筋群と肩甲骨周囲筋群の活動を促す[3]．図3-15は麻痺側へ崩れ，非麻痺側へ十分に座ることができず過緊張状態になっている．そこで療法士は座位でアライメントを整えながら非麻痺側への重心移動を促し，過剰な筋緊張を解き，麻痺側の筋活動も促していく．麻痺側の機能回復が少ない状態で，非麻痺側の体重・重心を支持して立つのは，極めて困難なことである[3]．座位姿勢の保持やバランス訓練は，次の動作に繋がる重要な訓練となる．

　また，食事場面では，麻痺がある状態での食事動作は時間がかかることが多く，食べ終わるまでの耐久性も必要になってくる．安定した座位姿勢の獲得が嚥下機能や食事動作，排泄や更衣動作場面に繋がるよう支援していく．

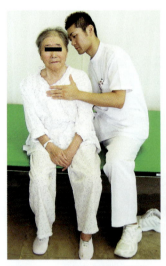

■図 3-16　重心移動の誘導
　　　　　（左片麻痺）
骨盤の前傾，体幹の伸展を促しながら非麻痺側へ重心移動を促す．

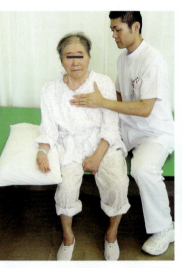

■図 3-17　枕を利用した重心移動の誘導
誘導が困難な場合，枕を置くことで支持面を広げ，上肢を回外位に置くように指示して行うこともよい．麻痺側への突っ張りを軽減した状態で誘導を行う．

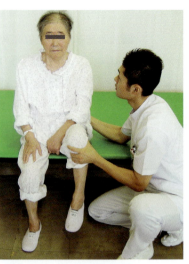

■図 3-18　重心移動の誘導
非麻痺側への重心移動に加えて腹部や股関節周囲の筋活動も促す．麻痺側下肢を一緒に持ち上げるよう声かけしつつ誘導する．姿勢が大きく崩れないで誘導できる範囲から段階づけて行っていく．

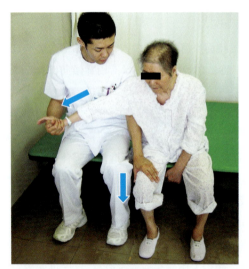

■図 3-19　療法士が非麻痺側へつき誘導を行う
患者が非麻痺側に体重をかけやすいように療法士が非麻痺側に座り，非麻痺側殿部に体重がのるように側方・前方へ促す．また非麻痺側大腿部の介助は床へしっかり荷重させている．療法士が非麻痺側につくことで安心する場合もある．

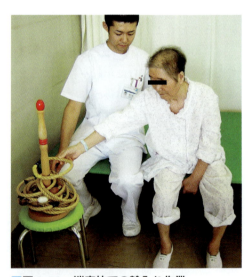

■図 3-20　端座位での輪入れ作業
輪を入れるような活動を促すことで自動的な重心の側方・前方移動を引き出すことができる．目的や結果がわかりやすく，意識を向けやすい．上肢をリーチさせる位置で難易度が変わってくる．

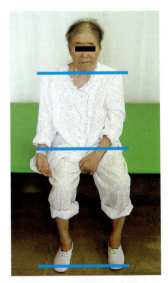

■図 3-21 訓練後の上手くいった例
患者は正面を向き，足底の位置や肩の高さは揃い，体幹の麻痺側への崩れが軽減できている．

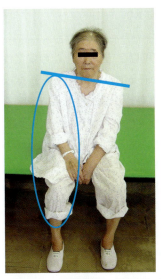

■図 3-22 訓練後の上手くいかなかった例
足底の位置は揃うが，体幹の麻痺側への崩れは変わらず，非麻痺側の筋緊張状態はさらに高まってしまう．

Point

- 非麻痺側へ重心移動ができていないからといって，何の準備もせず非麻痺側への活動を促すと，患者は過剰な努力をして行うが，非常に疲れるし，異常な筋活動を強めてしまう．リラックスした状態で座位姿勢がとれるよう準備できてから次の運動を促すことが大切である．
- 患者が，過剰な努力をした状態で座っていないか評価しながら進めていく．例えば，非麻痺側下肢で踏ん張り，非麻痺側上肢でベッド柵をつかんで離さない状態や非麻痺側上肢でベッドに手を突いて突っ張っている状態では，自力で非麻痺側下肢を持ち上げることは困難である．また，他動的に非麻痺側下肢を持ち上げると，大きな抵抗を感じることがある．つまり，何とか座っている状態であり，過剰な努力なしで座ることが必要である．
- 評価・訓練として，非麻痺側下肢を持ち上げる運動やバンザイを通して，左右への重心移動を促すことも効果的である．
- 療法士は姿勢の変化を評価しつつ，徐々に非麻痺側への重心移動から麻痺側への重心移動の体験を入れていく．

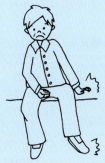

B おわりに

　座位では，まず耐久性の向上，静的端座位の安定性などが求められる．特に動的座位バランスの獲得は重要でADLとの関係が深い[4]．片麻痺となった人が早期にADL自立するためには，早期に実用性のある座位や移乗動作を獲得することが有効である[4]．生活の中で繰り返し行っている活動や姿勢が筋緊張に影響し，椅子やプラットホーム，ベッドなど環境によっても座位姿勢と自由度は変化する．車椅子のたわみをなくし，車椅子座位のポジショニングを行うことや車椅子にテーブルをセッティングすることで筋緊張が抑制され，疲労感が少ない食事動作へ繋がる．訓練場面でのよい姿勢が，生活の中でどう変化しているのか，訓練と生活の繋がりを意識した環境設定が大切である．

先輩からのアドバイス

姿勢を診る大切さ②〜非麻痺側へ目を向けよう

　患者は麻痺側へ崩れてはいるが座っています．「麻痺はあるけど座ることはできる？」と評価し，早速立位訓練を行います．すると「あれ，立てない．ものすごく崩れてくる，つっぱってくる…」なんてことありませんか？　座位をもう一度診てください．非麻痺側の下肢を持ち上げることができますか？　すごく力が入っていて持ち上げることが介助でも難しいことがあります．また非麻痺側の手は？　バンザイできますか？　ベッドをつかんで，手を上げることすらできないのでは？　患者は本当に楽に座ることができているのでしょうか？
　自分で椅子に半分だけ腰掛けて座ってみてください．患者の姿勢を体験しながら，どこに力が入っていて，どうすると楽に座れるか，を確認することが大切です．

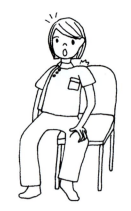

■文献
1) P.M.デービス（富田昌夫，訳）．Right in the Middle 成人片麻痺の選択的な体幹活動．東京：シュプリンガー・フェアラーク東京；2006．p.107．
2) 臼田 滋．動作分析の結果こう生かせ！―臨床動作分析の方法．In: 潮見泰蔵，編．脳卒中に対する標準的理学療法介入．東京：文光堂；2007．p.66．
3) 生田宗博．機能・能力の理解と活用．動作と運動プログラムの再機能化．In: 生田宗博，編．ADL作業療法の戦略・戦術・技術．2版．東京：三輪書店；2005．p.357-8．
4) 山岸眞喜子．ADL評価と実行．坐位と移乗（1）片麻痺．In: 生田宗博，編．ADL作業療法の戦略・戦術・技術．2版．東京：三輪書店；2005．p.165．

〔五十嵐淳平，須藤美代子〕

4 立ち上がり動作と立位での訓練

> **エッセンス**
> ✓ 立ち上がり動作は自立した生活を送る上で欠かすことのできない重要な動作である．
> ✓ 片麻痺患者にみられやすい，特徴的な立ち上がり動作・立位姿勢を理解する．
> ✓ 基本的な立ち上がり・立位訓練を理解する．

A 立ち上がり動作訓練

【1】健常者の立ち上がり

　正常な立ち上がり動作を側方から観察すると，重心を前方移動し足部へ荷重していく相と，重心を上方へ上げていく相に分けられる[1]．この2相は止まることなく一連の動作で行われており，動作初期には体幹の屈曲運動，動作後期には体幹・下肢の伸展運動がみられる（図3-23a, b）．

【2】片麻痺患者の立ち上がり

　片麻痺患者の立ち上がり動作は，麻痺の影響により，動作初期でみられるはずの前方への重心移

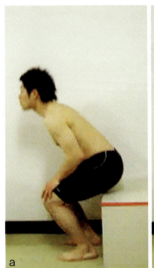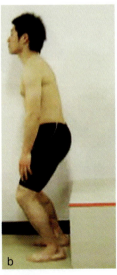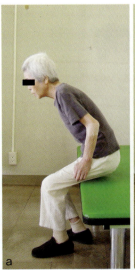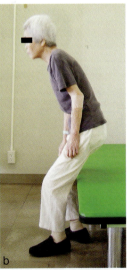

■図 3-23　健常者の立ち上がり動作
a：体幹が前傾し重心が足部へしっかり移る．
b：体幹と下肢が伸展してくる．

■図 3-24　片麻痺患者の立ち上がり動作（左片麻痺）
a：体幹の前傾がみられるが，下腿の前傾が不足しているため重心が後方に位置している．
b：重心が後方にあるため，体幹が伸展できない．

動が不十分なことがある（図3-24a）．重心がしっかり足部へ乗り切れず，そのまま動作後期の体幹・下肢の伸展運動を行うと，重心は後方へ残ってしまう（図3-24b）．その結果，立ち上がりは過剰な努力での動作になり，姿勢は非対称で麻痺側は痙性パターンが強調されることが多い．また，重心が非麻痺側に偏位し，非麻痺側の身体で立ち上がろうとする．

【3】立ち上がり動作訓練

①動作初期に起こる，体幹を屈曲させて殿部から足部への重心移動と，②動作後期に起こる，体幹・下肢の伸展運動の2相にポイントを置き，一連の動作として頭に入れて訓練を行うことが大事になる．

前方へ体幹を移動することに恐怖がある患者や麻痺の影響で動作自体が困難な患者の場合，安定性を高めるために，あるいは，患者の不安を軽くするために，前方にテーブルを用意して，上肢で支持ができるような環境設定をする．安定・安心した環境のもと，動作初期に起こる，体幹の前傾を経験させていく．

骨盤後傾がみられる患者の立ち上がり動作でも，体幹の前傾が不十分になりやすい．図3-24bのように，重心が後方へ偏位した立ち上がりになりやすく，転倒に注意が必要である．立ち上がる準備として，体幹の屈伸と骨盤の前後傾の運動を行わせるとよい（前項を参照）．

動作に徐々に慣れてきたら，上肢での支持をさらに前方へ設定して立ち上がってもらう．これは，端座位での骨盤のアライメントの修正と足底支持を踵から足指にかけて広く支持できるようにすることが目的である．

重心移動の際，骨盤の後傾や回旋が起こり，足底に対して十分に荷重されない状態が見受けられるため，前方から介助を行うと，骨盤の回旋に注意して患者を前方への重心移動と上部体幹の伸展運動に対して介助することができる（図3-25）．前方介助で可能になってきたら，今度は側方で介

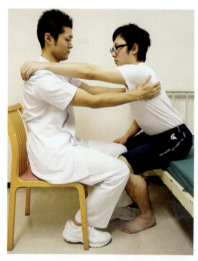

■図3-25　前方からの介助
麻痺側が後に引けないように，肩甲帯を前方に誘導しながら立ち上がらせる．

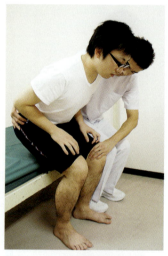

■図3-26　側方からの介助
療法士の左手は麻痺側の膝の上に置き，大腿四頭筋の収縮を確認し，右手では骨盤を前傾させる誘導をしながら立ち上がらせる．

助を行うように段階づける（図3-26）．患者が主体的に重心移動を実施し，立位へ移行できるように訓練をすすめていくことが大事である．

B 立位訓練

【1】健常者の立位

両足底で体重を支持し，足関節以外は伸展位をとる．背臥位や座位と比べ重心の位置が高く，支持基底面が狭いため，転倒の可能性が高い姿勢である．そのため，高度なバランス反応が必要とされる．

【2】片麻痺患者の立位

片麻痺患者の立位姿勢は，特徴的な姿勢がみられる．代表例を以下に示す．

> ■脳卒中患者の特徴的な立位姿勢
> ・非麻痺側の過緊張と麻痺側の連合反応
> ・麻痺側の共同運動パターン
> ・麻痺側半身（肩甲帯・骨盤）の後退
> ・体幹の前屈・側屈
> ・非麻痺側への重心偏位

【3】立位訓練

はじめて立位訓練を行う際は，手すりやテーブルなどの安定・安心した環境を設定する．しかし，物を掴むことで非麻痺側上肢を過剰に使用し，麻痺側への連合反応が出現しやすくなるため注意が必要である．また，連合反応により，麻痺側半身の痙性が高まることで，共同運動パターンの出現にも注意が必要である．姿勢が崩れた状態では，患者は両足底で十分に荷重することができなくなるため，姿勢を修正する必要がある．

療法士は患者の麻痺側に立ち，後退した肩甲帯・骨盤を前方へ修正し，股関節や体幹を伸展した姿勢で前後左右に重心移動を誘導していく（図3-27）．徐々に誘導する量を減らし，患者自身の動きを促し，両足底に荷重する感覚を経験させていくことが大切である．

麻痺側下肢の支持性が低い患者には，麻痺側下肢で荷重する経験をさせるとよい（図3-28）．麻痺側半身が後退してしまうと，骨盤が引け，反張膝や足関節の内反がみられ，不安定な立位になってしまう．療法士は，姿勢が崩れないように骨盤を支持し，股関節・体幹を伸展位に修正し，麻痺側下肢の抗重力筋の活動を促す．また，重心移動訓練の際は，膝折れにより転倒しないように注意する．

片麻痺患者は立位保持に必要な姿勢反射が障害されていることも多く，バランスが悪く転倒しやすくなる．立ち直り反応や平衡反応を利用して立位訓練を行っていく（図3-29）．麻痺側下肢での支持性が向上してきたら，非麻痺側のステップ動作やリーチ動作などを加え，立位での動的なバランスを訓練していく．

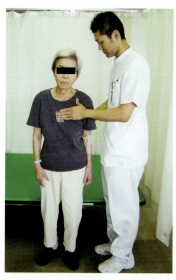

■図 3-27 麻痺側への重心移動訓練（左片麻痺）

体幹を支持して姿勢が崩れないようにしながら，麻痺側へ体重移動を誘導している．

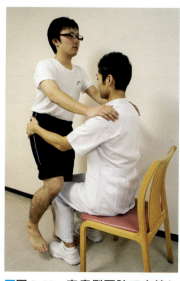

■図 3-28 麻痺側下肢で支持した片脚立位（左片麻痺）

骨盤が麻痺側へ引けないように支持して，修正しながら麻痺側下肢へ荷重させる．膝折れがある場合は，療法士の両膝で支持する．

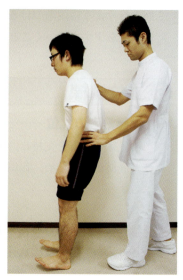

■図 3-29 後方へ引いたバランス訓練（左片麻痺）

バランス反応を誘発する訓練として，骨盤や肩甲帯に手をかけ，後方へ身体を引く．足部の背屈を促す効果もある．

> **Point**
> 短時間の訓練中で立ち上がり動作を高頻度に行うのは限界があります．日常生活に目を向けると，車椅子に移る時，トイレ動作の時，食事の時など，立ち上がり動作を行う機会は多いです．それらの時に訓練の要素をもって行うことで効果は高まります．

C おわりに

　立って何かをするためには人形のように身体を固めているだけではいけない．日常生活を考えると，立っているということは何かの目的のためであり，立っていることが目的であることは少ない．何かをするためにはどのくらい体が動くのかを自分で感じることが必要である．患者が正しい立位を安心してとれるようになると，自然に安心して歩けるようになる．また，適切な立ち上がりを提供することは，下肢と体幹の選択的活動を再学習する上で役立つ．言いかえれば，立ち上がり動作の練習は患者の歩行パターンの改善につながっていくと考えられる[2]．

> ▶ 先輩からのアドバイス

> **"一生懸命"だけでは立たせられない**
> 　新人療法士の立ち上がり動作の介助場面をみていると，頭の中では，立ち上がり動作の軌跡を理解しているはずなのに，動作初期に必要な殿部から足部への重心移動が意外とできていないことを現場で目にすることがあります．患者を転倒させないように，しっかり掴んでしまい，実は運動を妨げているのではないでしょうか？また，病棟のスタッフが患者を車椅子に移乗する際に，座位姿勢のまま持ち上げようと一生懸命になっている光景を目にすることもあります．立てそうなのに…うまく立たせられないといった場合は，一度自分の介助方法を確かめてみてはどうでしょうか．体幹の前傾をうまく誘導することで立ち上がり動作がスムースにいく場合もあります．

■文献
1) 吉澤昭仁, 他. 片麻痺患者の動作分析. PTジャーナル. 1998; 32: 257.
2) P.M. デービス（冨田昌夫, 監訳, 額谷一夫, 訳）. Right in the Middle 成人片麻痺の選択的な体幹活動. 東京: シュプリンガー・フェアラーク東京; 1991. p.138.

〔折笠　忍〕

5 歩行訓練

> **エッセンス**
> - 移動手段を獲得することは在宅生活・患者の QOL にも大きな影響を与える.
> - 支持性, 重心移動, バランス反応とおおまかに分けて考えると理解しやすい.
> - 脳卒中発症後, 状態に応じて早期より開始することが望ましい.
> - 必要に応じて杖や装具を使用する.
> - 訓練室のみならず, 病棟・屋外の歩行も重要である.

A 健常者の歩行

　歩行とは, ある地点から他の地点へ移動する手段の1つである. 二足歩行は平衡が失われたり戻ったりする現象が交互にリズミカルに行われているが, 日常生活で様々な目的動作を行う際, 思考の大半は目的動作のことに費やされ, 歩行はほとんど意識されていない.

　移動手段として歩行できるためには, ただ歩くという動作ができるだけではいけない. 目的動作を達成するためには, スピードや耐久性など様々なことが要求される. 移動手段を獲得すると, QOL や在宅生活の内容にも大きな影響を及ぼす.

　健常者の歩行といっても, 各個人はそれぞれ独自の歩行パターンをもっており, その個性豊かな歩行パターンはすべて正常の範疇に含まれる.

> ■正常歩行の定義[1]
> ①必要に応じた速度で歩行できること
> ②必要に応じた距離を歩行できること
> ③歩行中外乱を受けても安全に対応できること
> ④二足歩行を支えるすべての合理的なメカニズムを利用していること
> ⑤外観上見かけがよいこと

　これらは個々がばらばらではなく密接に関連している.

　歩行は抗重力活動であり, 重力に抗して身体を支える支持能力と, 各身体分節が協調してバランスを保つ制動能力が前提としてある[2]. 歩行において必要な運動能力を以下に示す[2].

■歩行において必要な能力[2]

〔立脚相〕
①体幹の支持性とバランス制動能力
②股関節の支持性とバランス制動能力
③膝関節の支持性と制動能力
④足部による制動と推進力

〔遊脚相〕
①同側体幹による下肢荷重の吊り下げ能力
②下肢振り出し動力としての股関節屈筋活動
③下肢クリアランスのための膝屈曲と足部の背屈

異常歩行を理解するためには正常歩行の理解が大切である．歩行周期における関節の動きや筋活動などの歩行に必要な運動学は成書を参考にしてほしい．

B 片麻痺患者の歩行

片麻痺患者の異常歩行の主な問題は，①麻痺側立脚期の体重支持とバランス保持の不良，②遊脚期の下肢長調整不良，③前方への振り出す能力の低下である[3]．これらの問題はアライメントの異常や動作の不安定性として観察される．また今まで意識しなくてもできていたことが意識しなければならない状態となる．表 3-1 に片麻痺患者の歩行障害の特徴を挙げる．

■表 3-1 片麻痺患者の歩行障害の特徴
これらは単独の問題ではなく，互いに影響している．

- 麻痺側下肢を振り出すために，麻痺側骨盤を引き上げる，または非麻痺側へ体幹を傾ける
- 麻痺側下肢のぶん回しによる振り出し
- 共同運動パターンによる足部内反位での接地
- 麻痺側立脚期における膝折れや反張膝
- 麻痺側骨盤の後退　　など

C 訓練の実際

通常，平行棒や手すりを利用して基本的な歩行の再学習から進める．まずは左右下肢への荷重など立脚相の要素から行うことが多い．

【1】麻痺側への荷重～非麻痺側のステップ（図 3-30）

片麻痺患者にとって麻痺側へ荷重し支持することは膝折れ・転倒などの恐怖感を伴いやすいため，安全に十分配慮して行う．必要に応じて療法士の膝や手を当てて介助する，あるいは装具を使用する．麻痺側への荷重では股関節の伸展がポイントである．

【2】非麻痺側への荷重～麻痺側のステップ（図 3-31）

非麻痺側への荷重ができてこそ，麻痺側を振り出せる準備が整う．非麻痺側への荷重は簡単と思われても実際は不十分となりやすく，麻痺側の振り出しに影響を与えていることが多い．非麻痺側

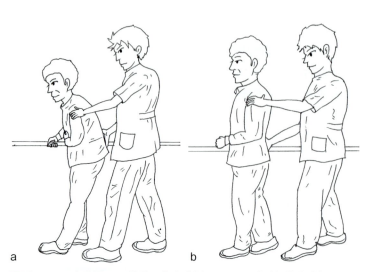

■図 3-30　麻痺側への荷重～非麻痺側のステップ（左片麻痺）
a：麻痺側へ荷重しようとしているが，体幹が前傾し，麻痺側骨盤が後退，膝関節の過度の伸展，足関節の内反などがみられ，一歩前に出しているが，重心は非麻痺側に残っており，麻痺側への荷重が困難な傾向がある．
b：体幹の伸展，麻痺側股関節の伸展を促し，麻痺側下肢へ荷重をしていく．一見荷重できているようにみえても非麻痺側下肢で支持していることもある．この場合，非麻痺側をステップするとアライメントの崩れがみられる．

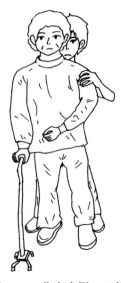

■図 3-31　非麻痺側への荷重～麻痺側のステップ（左片麻痺）
できるだけ体幹を非麻痺側へ側屈させるのではなく，骨盤を非麻痺側方向へシフトさせていく（平行棒内で行っている場合では平行棒に非麻痺側骨盤をつけるように指示，誘導するとよい）．麻痺側のステップでは屈曲パターンで下肢を持ち上げたり，ぶん回すなど過剰に努力しないように注意する．

で十分にバランスを保てることが歩行の安定性に大きく関わるため，しっかりと行っていく必要がある．

　麻痺側下肢の振り出しにおいて，足関節の背屈が困難でつま先が引っかかるため，麻痺側下肢を屈曲パターンで持ち上げたり，ぶん回して振り出してしまうことなども見受けられる．この場合，装具を用いるなどするが，足尖部に紙やビニール袋などを巻いて床面との摩擦を減らすことで引っかかりにくくし，過剰な努力を抑える工夫もよい（図 3-32）．過剰な努力を伴わずに麻痺側下肢を患者自身が振り出すという経験は運動の再学習において重要である．

【3】歩行訓練にあたって

　最初は安全面を考慮し安定性のある平行棒で行うとよい．しかし平行棒のデメリットとして，平行棒を非麻痺側上肢で引っ張るなどしてバランスを保とうとすることがある．したがって平行棒ではこの点に注意しながら実施し，ある程度安定が得られたら支持性に優れた杖から実施していく．すなわち多くの場合，サイドケイン，ラージベース4点杖，スモールベース4点杖，T字杖の順で，安定性から判断し変更していく．杖の選び方は表 3-2 の通りである．

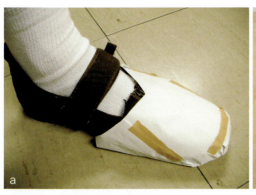 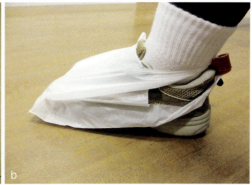

■図 3-32 床面との摩擦を減らす工夫
足尖部に紙やビニール袋を巻いている.

■表 3-2 杖の選択

サイドケイン	杖の中で最も支持基底面が広く安定している．歩行訓練開始後早期の患者や高次脳機能障害を有する患者に使用することが多い．デメリットとして重いため操作しにくいことがあげられる．
ラージベース 4 点杖	サイドケインの次に支持基底面が広く安定性に優れている．バランスの補助だけでなく，下肢支持力の弱い患者の補助にも適している．デメリットとしてサイドケインとともにスペースをとるため狭いところで扱いにくいことがあげられる．
スモールベース 4 点杖	ラージベースよりは支持基底面が狭いが，ラージベース 4 点杖と同様のバランスの補助や下肢支持力の補助に適している．デメリットとして，サイドケインやラージベース 4 点杖とともに坂道や凸凹した道では使用が困難であったり，不可能であったりすることがあげられる．
T 字杖	4 点杖歩行がある程度安定してきている患者に主に軽度のバランスの補助や歩行速度のコントロールとして使用されることが多い．扱いやすいが杖自体の支持面は狭く，多脚杖に比べ安定性や下肢支持力の補助としては低い．

【4】歩行訓練

　歩行獲得に向けた訓練においては，まずは安全に行えることが重要である．歩行訓練は全身状態が安定していれば，リスク管理を十分に行いながら発症後早期より行う．療法士は患者の状態に合わせ，必要に応じて杖や装具を使用すること，また介助する位置を考慮する必要がある（図 3-33）．

　先に述べたステップを連続的に行うと歩行となる．左右の重心移動が重要であるが，患者の下肢支持力，バランス能力を考えて歩行のパターンを選択していく．歩行パターンとしては正常パターンに近い 2 動作歩行を目指していくが，患者の状態（麻痺やバランス能力，装具の有無など）に合わせて安定している 3 動作歩行を選ぶ必要もある（図 3-34）．

　また，麻痺側の筋活動が乏しい患者に対し，Central Pattern Generator に働きかけることを期待して，長下肢装具を用いた交互にリズミカルな介助下の歩行訓練を早期から行うことも多い（図 3-35）．

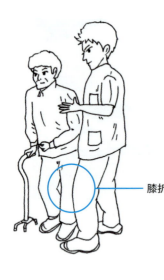

■図 3-33　介助の仕方の例（左片麻痺）
膝折れの可能性が高い患者には，療法士は患者の側方に位置し，療法士の膝で膝折れを防止したり，崩れてきたときに療法士の全身で患者を支えられるようにしておく．
また腰背部や殿筋群を触診して筋活動をモニタリングしながら行うとよい．

膝折れ防止

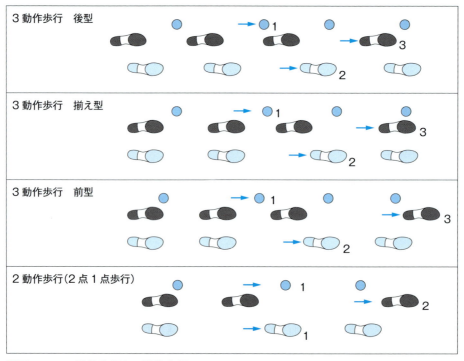

■図 3-34　3 動作歩行と 2 動作歩行
3 動作歩行は杖→麻痺側→非麻痺側の順で出す．安定性に優れるが，歩行速度が遅い．また，揃え型は前型や後型に比べ前後の支持基底面が狭いため，安定性に劣る．
2 動作歩行は 3 動作歩行よりも歩行速度が速いが安定性に劣り，より高いバランス能力が求められる．
（丸山仁司，竹井　仁，黒澤和生，編．評価から治療手技の選択（中枢神経疾患編）．東京：文光堂；2006．p.370-1 [5]より改変）

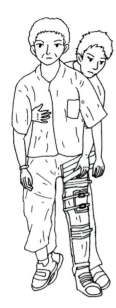

■図 3-35　介助の仕方の例（左片麻痺）
療法士は後方から介助につく．体幹と骨盤帯の位置関係を整えるために片手は胸郭を把持し，麻痺側立脚時に体幹の屈曲が起こらないようにする．また，骨盤帯の後退により股関節が屈曲しないように自分の身体で支える．立脚期に股関節屈筋群が伸長されることが重要である．もう片方の手は麻痺側の遊脚を補助するために長下肢装具のベルトを把持する．重心の移動を促しながら遊脚のタイミングを計り，軽く振り出しを介助する．立脚と遊脚を交互に補助し，リズミカルに歩く．ベルトを把持した側の上肢は，立脚期に麻痺側に骨盤帯が側方へ崩れるのを防ぐ役割も果たす．装具の足継手は油圧ダンパーなどで制動するが，可動域はあまり制限しない．

【5】生活を見据えた歩行

　リハでの歩行がある程度安定したならば，病棟生活の中でも歩行を開始する．例えばトイレに行く，食堂に行くなど実用的な場面で歩行を行うことは重要であり，また訓練量を増加させ，早期に自立を促していく．最初は看護師や介護職員の軽介助や見守りからはじめることが多い．いつ見守りをはずすかは，訓練での歩行状況だけでなく，内服薬や睡眠状況，生活状況などを加味して考える必要がある．日中は自立歩行，夜間は見守り歩行とするなど段階をつけて進めていくことが多い．

　また平地歩行が自立したとしても，実際の生活を考えるとただ歩くことができるだけでは不十分である．室内や廊下のみならず，自宅周辺の道路や砂利道，庭の芝生，でこぼこした土の上などを歩くことも想定して訓練しておくことが必要である．実際の場面を経験することが歩行能力改善の促しにもなると考えられるが，バランスマットや毛布の上などで擬似的な状況をつくり訓練することもよい．

> **Point**
> 　歩行が自立したと判断としても，実際の生活場面で遂行されないこともあります．安全に歩けたとしても，椅子から立ち上がって歩き出す，食堂まで歩いて椅子を引いて座るなど，歩行の前後を含めた一連の生活動作の視点からも評価し，訓練することが必要です．

> **先輩からのアドバイス**
>
> **モチベーションを高めよう**
> 　歩行の再獲得は患者の大きな願いです．療法士もまた患者ができるようになっていく姿を間近でみて，感じることは喜びであり，やりがいの1つです．より訓練効果を引き出すためには患者のモチベーションを高めることも意識する必要があります．療法士は，できない，修正したい部分に目が行きがちですが，患者は成功体験をすることや正のフィードバックを受けることでモチベーションが高まる人が多いです．良いところをたくさん伝えていきましょう．

■文献
1) 高橋正明．歩行─臨床での歩行分析のために．PTジャーナル．1991; 25: 33-8.
2) 藤縄光留，小泉千秋．脊椎脊髄疾患による異常歩行とその分析．理学療法．2009; 26: 114-22.
3) 丸山陽一，野田恭宏，中村智也子．脳卒中片麻痺による異常歩行とその分析．理学療法．2009; 26: 196-202.
4) 長澤　弘，編．脳卒中・片麻痺理学療法マニュアル．東京：文光堂；2007.
5) 丸山仁司，竹井　仁，黒澤和生，編．評価から治療手技の選択（中枢神経疾患編）．東京：文光堂；2006. p.370-1.

〔五十嵐淳平，根岸映子〕

6 下肢装具の活用

> **エッセンス**
> ✓ 下肢装具の機能は，材質やデザイン，継手の組み合わせで変化する．
> ✓ 下肢装具を有効に活用するためには，適切に装着することが求められる．介入の前後で，装具と下肢の位置関係，皮膚の異常や痛みの有無などを注意深く観察する．
> ✓ 装具を作製する手順や手続きは煩雑だが，どの過程も重要である．経験の浅いうちは，装具作製に携わったことのあるスタッフに助言を求めるとよい．

A 下肢装具とは

　脳卒中発症後のリハでは，身体機能障害による不十分な下肢の支持力を補う目的で，しばしば下肢装具を活用する．各種ガイドラインにおいても脳卒中患者への下肢装具の活用が推奨されている[1,2]．脳卒中発症からの時期や，患者の機能障害の程度に応じて様々な下肢装具が選択される．下肢装具は，材質，デザイン，継手の種類によって，装着中に得られる効果や適応となる患者も異なる．すべての脳卒中患者の立位や歩行の問題を解決する単一の下肢装具は存在しないため，それぞれの下肢装具の特徴や利点を吟味し，患者の考えも取り入れた上で選択することが重要である．

B 下肢装具の機能を構成する要素

　下肢装具の機能は，材質やデザイン，継手の組み合わせによって決定する．

【1】材質

　代表的な材質には金属とプラスチックがある．金属支柱式の下肢装具は，剛性が高く，強固な支持力の補助となる．臨床場面では，発症直後の下肢の弛緩性麻痺状態での介助歩行訓練を行う場面や，歩行に伴い筋緊張が亢進してしまう患者への活用に適している．一方で，材質の質量が大きいため，重さが伴うといった特徴もある．プラスチック製の下肢装具は剛性が低いものの，軽量で，可撓性（たわむ性質）を有する点が特徴である．歩行中の下肢装具に加わる力により，下肢装具自体がたわむことで地面を蹴る力の補助になる．

3章 どうやって診る？考える？触る？

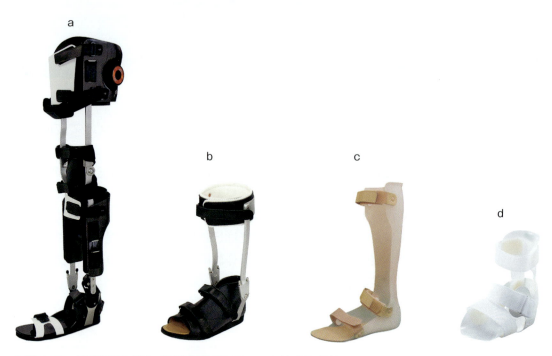

■図 3-36　下肢装具の紹介（写真提供パシフィックサプライ社）
a：長下肢装具（金属支柱式，油圧制動式足継手付き）．脳卒中発症直後の下肢の支持力が不十分な時期に使用する訓練用装具．大腿カフにはループが付属されており，患者の不十分な下肢の振り出しを介助するために療法士が使用する．また足継手は油圧式であり，油圧ダンパーの抗力によって足関節底屈制動力を補助する．
b：短下肢装具（金属支柱式，両側ダブルクレンザック式足継手付き）．長下肢装具での訓練を経て，下肢の支持力が得られた際にこのような短下肢装具へ移行する．足継手の設定可動範囲は，患者の身体機能の程度に応じて適宜調整する．
c：短下肢装具（プラスチック製，靴べら式，シューホーンブレース）．足継手なしの短下肢装具．プラスチック製で軽量．プラスチックの固定力により歩行中の足関節運動を制限し，立脚相での膝折れや，遊脚相での爪先の引っかかり（toe drag）を防ぐ．
d：短下肢装具（プラスチック製，オルトップ®）．シューホーンブレースほどの固定力はなく，軽度の片麻痺尖足や下垂足に対して使用される．

【2】デザイン

　支柱の高さや，下肢と装具との接触面積の違いは，体重支持力の代償や，力の伝達の程度に影響する．患者の身体機能が不十分で，下肢装具に大きな体重支持力や力の伝達を期待する場合においては長下肢装具（図 3-36a）が選択される．長下肢装具は Knee Ankle Foot Orthosis（KAFO）や Long Leg Brace（LLB）と呼ばれることもある．下肢の随意的な運動が回復し，患者に体重支持力が得られてきている場合には短下肢装具が選択される．短下肢装具は Ankle Foot Orthosis（AFO）や Short Leg Brace（SLB）と呼ばれることもある．短下肢装具にはいくつかの種類があるため（図 3-36b, c, d），発症からの時期や患者の身体機能に適した短下肢装具を選択する．プラスチック製の短下肢装具の場合は，可撓性を向上させる目的でのトリミング加工や，装具の強度を増強するコルゲーション加工により必要に応じて装具の機能を補完する．

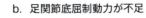

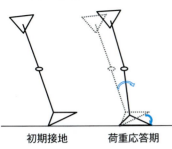
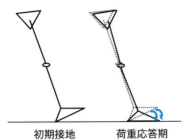
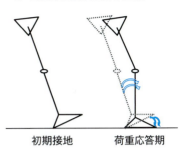

■ 図 3-37 足関節底屈制動力の違いが歩行に及ぼす影響
a：初期接地から荷重応答期の間に適度な制動力が発生することで，足関節の底屈にブレーキをかけながら下腿の前傾が促される．
b：足関節底屈制動力が不足している場合（前脛骨筋の筋力低下など），初期接地後に足底の急激な接地（foot slap）が発生する．
c：足関節底屈制動力が過剰な場合（足継手がない短下肢装具を装着した際など），足底の接地に伴い急激な下腿の前傾が誘発され，荷重応答期に膝関節が過度に屈曲する．
（上野将和，他．脳卒中慢性期症例に対する短下肢装具再作成の経験．竹田綜合病院医学雑誌．2017；43：20-6[3]）より許可を得て転載）

【3】継手

　継手の役割は，関節の運動軸を設定することである．下肢装具の代表的な継手は足継手である．下肢装具は大別すると，足関節の「継手あり」，か「継手なし」かの2つに分けられる．足継手のある下肢装具は，足関節を制限または制動することで足関節の動きをコントロールする．足継手のある下肢装具を選択する際は，歩行中の足関節の自由度が高くなるため，患者の随意運動障害，感覚障害，筋緊張，筋力の程度を考慮し，患者の身体機能に対して関節運動範囲を過度にしないことが重要である．足関節底屈制動についての例を図3-37に示す．一方，足継手のない下肢装具は，足関節を固定することで足関節の運動を制限する．足関節の自由度は低くなるものの，身体機能障害が重度な患者にとっては，下肢の支持力を高める有効な補助となる．

> **Point**
>
> 継手の役割
> ✓制限：関節運動を制限すること
> ✓制動：関節運動にブレーキをかけること
> ✓遊動：関節運動を制限しないこと

C 下肢装具の装着に関するポイント

　下肢装具の機能を最大限に活用する上で重要なことは，下肢装具を患者に対して適切に装着することである．適切に装着するためには，手順（図3-38）を守って装着することや，患者の体格，体型，皮膚の状態などを考慮し，骨隆起部をランドマークにしながら，装着の前後や介入の途中で，患者と下肢装具との適合を適宜確認（表3-3，図3-39）することが重要である．長下肢装具を

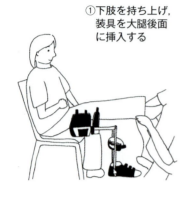
①下肢を持ち上げ，装具を大腿後面に挿入する

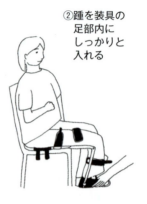
②踵を装具の足部内にしっかりと入れる

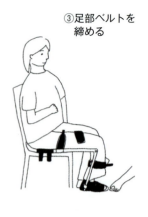
③足部ベルトを締める

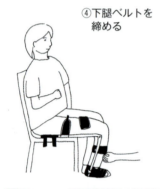
④下腿ベルトを締める

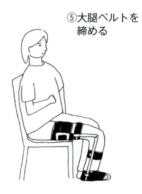
⑤大腿ベルトを締める

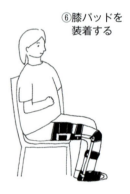
⑥膝パッドを装着する

■図 3-38　長下肢装具の装着手順
図に示すように①から⑥の手順で装着する．座位が不安定な患者の場合には，非麻痺側で支持物を把持させるか，複数の療法士によって装着するとよい．靴下も忘れずに履いてもらう．

■表 3-3　長下肢装具装着時のチェックポイント

装着前の確認		
☐	継手やネジ	膝継手可動性・膝継手のロックと解除・ネジの緩み
☐	皮膚状態	装着前の発赤や傷の有無
座位で確認		
☐	足継手の位置	高さ：外果中央，前後：下腿最小径中央部分の直下
☐	下腿カフの位置	カフ上縁が腓骨頭下端から 2〜3 cm 遠位
立位で確認		
☐	膝継手の高さ	内転筋結節と関節裂隙の中間点 前後：膝関節部分の 1/2 と後方 1/3 の中間点
☐	大腿カフの位置	内側：会陰部より遠位 2〜3 cm 外側：大転子より遠位 2〜3 cm
☐	各カフの適合	軟部組織への圧迫の有無
装着後の確認		
☐	皮膚状態	装着前と比較して，新たな皮膚の発赤や傷の有無

（飛松好子，他．下肢装具．In：日本義肢装具学会，監修．装具学．第 4 版．東京：医歯薬出版；2013．p.53 [5]）より改変）

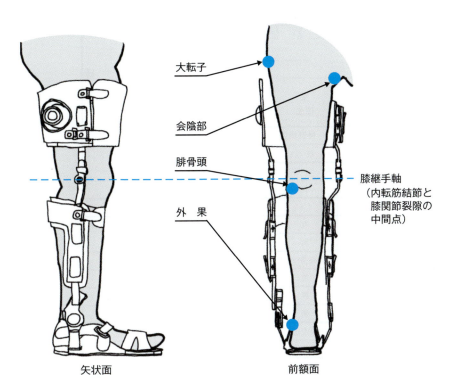

■図 3-39 長下肢装具装着時のランドマーク
(飛松好子, 他. 下肢装具. In: 日本義肢装具学会, 監修. 装具学. 第4版. 東京: 医歯薬出版; 2013. p.53 [5]), GAIT INNOVATION 取扱説明書. Pacific Supply: 11 [6]) より改変)

例に, 装着手順やチェックポイントについて紹介する. 装具を装着した状態での介入方法に関しては成書[4]を参照されたい.

D 下肢装具を作製する

　下肢装具に限らず, 装具は2つの方法で作製することができる. 1つは, 健康保険を利用して治療に必要な材料として作製する方法である. この方法で作製される装具は治療用装具とよばれ, 入院中に作製される装具のほとんどはこの方法が主要となる. もう1つは, 医学的治療が終わり, 身体機能障害が固定した後に, ADLの向上を目的に作製されるものがある. この装具は更生用装具とよばれ, 障害者総合支援法に基づいて支給される.

　下肢装具を作製する時は, まず前提として, 本人と家族の了承を得る必要がある. その後, 以下の5つのポイントについて, 提案, 情報収集, 検討を行う.

【1】主治医から作製の許可を得る

　主治医の方針を確認した上で, 事前に装具の必要性について伝えておく. 装具の作製にあたっては, 主治医に装具を作製する旨をカルテに記載してもらう必要がある.

3章 どうやって診る？考える？触る？

【装具選定評価用紙】

作成日：H　　月　　日　　初回　　　　　回目
ID：　　　　　　　　　　氏名：　　　　　　　様

本人・家族への説明：　済　　未　　（理由：　　　　　）
受け入れ状況：　　　良好　拒否　（理由：　　　　　）

診断名	脳出血	脳梗塞	脊髄損傷（発症部位：　　　　）		
	麻痺側	（　右　・　左　・　両側　）			
発症日	平成　　年　　月　　日				
下肢BRS	Ⅰ	Ⅱ	Ⅲ	Ⅳ	Ⅴ　　Ⅵ
MAS	0	1	1+	2	3　　4
	足クローヌス	無	有		
	足内反	無	有		
感覚障害	無	有	（表在覚：　　　）	（深部覚：　　　）	
可動域制限	股関節	無	有	（　　　　　　）	
	膝関節	無	有	（　　　　　　）	
	足関節（膝伸展時）	無	有	（　　　　　　）	
歩行様式	3動作歩行	前型	揃え型	後型	
	2動作歩行	前型	揃え型	後型	
歩行補助具	無	T字杖	4点杖	サイドケイン	平行棒内
10m歩行速度	快適歩行速度　　　　m/min		最大歩行速度　　　　m/min		
連続歩行距離		疲労感（　有　・　無　）			
検討装具					
検討事項					
備考					

■図 3-40　当院で使用している装具選定評価用紙

【2】金銭面の検討

装具作製前に，MSWにも装具の必要性を伝え，費用面で支障がないか確認する．

- 装具の必要性を検討
  - 先輩・上司・義肢装具士・医師へ相談する
  - ※装具選定評価用紙参照
- 装具検討会
- 医師より装具処方
  - 担当リハ・医師・義肢装具士・患者・家族同席
- 仮合わせ
- 完成（納品）
  - 発赤やフィッティングの確認
- 装具装着証明書の作成（医師）
- ご家族へのご説明（還付方法，アフターフォロー）
- フォローアップ

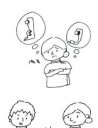

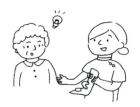

■図 3-41　装具作製の流れ

【3】作製装具の機能を検討する

　どのような装具を選択するかはとても難しい判断となる．年齢，病態，身体機能，退院後の生活様式などを複合的に吟味した上で決定することが望ましい．経験に基づいた知識も有益な判断材料となるため，先輩，義肢装具士，医師などに相談し，意見を参考にするとよい．自身の思考を整理するために，装具選定評価用紙（図 3-40）などを利用した上で相談すると，有意義な意見交換となる．作製装具の概要が定まったら，装具検討会を利用して必要な機能を検討する．

【4】注意事項

　前述の 3 つのポイントはおおむね同時進行になるが，状況によって順番は前後する．作製の流れを図 3-41 に示す．基本的にはこの流れに沿って装具が作製される．装具が完成後，主治医に装具装着証明書を作成してもらう．装具装着証明書は，患者の疾病に対して装具が必要であることを証明するための書類である．装具代金の還付手続きに必須となるため，忘れずに医師，義肢装具士に確認する．還付手続きに関しては，表 3-4 を参考にして，手続き先，一度全額支払いののち還付されること（償還払い方式），還付の割合などについて，患者や家族に情報提供を行う．

【5】その他

　下肢装具は退院後の患者の生活の質を向上させるために役立つものでなければならない．その目的を果たす上で，療法士が患者にすべきことは，しっかりと下肢装具作製の目標を共有することである．どういった目的で作製するのか，患者の生活をどのように支援する下肢装具なのか，どうし

■表 3-4 保険種類別の手続きの違い

保険種類	手続き先	支払方法	還付率（％）
後期高齢者	市役所・役場	償還払い（一時全額負担）	80〜90
国民健康保険	市役所・役場	償還払い（一時全額負担）	70〜80
協会けんぽ	書類郵送	償還払い（一時全額負担）	70
共済・組合保険	職場の労務担当者	償還払い（一時全額負担）	70
生活保護	手続きなし	なし	現物支給

てこの下肢装具を選択したのか，などについてしっかりと患者や家族に説明することが求められる．このような情報が共有されると，退院後も継続して活用される下肢装具となる．また，再作製する際にも，それまでの経過を踏まえた下肢装具の作製が容易となる．そのため，下肢装具の作製といった正式な場面に限らず，日頃の介入の際も療法士の意図を明確に患者に伝え，退院後の生活に向けて準備を進めることが重要である．

> **先輩からのアドバイス**
>
> どの療法士にも好きな介入方法や苦手な介入方法はあると思います．私は装具を使った介入を好みますが，そうでない人もいます．患者さんも同様で，装具の使用を受け入れてくれる人もいますが，そうでない人もいます．その人の退院後の生活を思って，一生懸命考えた装具を受け入れてもらえた時は嬉しいと思います．一方で，受け入れてもらえなかった時は残念な気持ちになると思います．しかし，どんな時であっても，自分の考えを患者さんに押しつけてはいけません．装具は患者さんがよくなるための手段であって目的ではありません．装具は，患者さんの身体機能を補う有効な手段ではありますが，今まで使っていなかったものを使うことは，誰にだって抵抗があります．装具に限った話ではありませんが，よい方法や，よい理論が，必ずしも患者さんの問題解決につながるとは限りません．自分がよいと思うことが伝わらない時は，患者さんの気持ちになって，「どうしてそう思うんだろう」と，もう一度考えてみて下さい．そんな一生懸命な姿勢が，患者さんを元気にすると私は思います．

■文献
1) 日本脳卒中学会脳卒中ガイドライン委員会．脳卒中治療ガイドライン 2015．東京：協和企画；2016．
2) 日本理学療法士協会．理学療法診療ガイドライン．2011．
3) 上野将和，丹保信人．脳卒中慢性期症例に対する短下肢装具再作成の経験．竹田綜合病院医学雑誌．2017; 43: 20-6．
4) 中谷知生．卒中八策―脳卒中後遺症者を上手く歩かせるための 8 つの方法―．川崎：運動と医学の出版社；2015．p.1-39．
5) 飛松好子，高嶋孝倫．下肢装具．In: 日本義肢装具学会，監修．装具学．第 4 版．東京：医歯薬出版；2013．p.53．
6) GAIT INNOVATION 取扱説明書．Pacific Supply: 11．

〔丹保信人，小牧哲也〕

7 道具や機器の活用

> **エッセンス**
> ✓ 道具や機器を活用する際は，それぞれの特徴を考慮し，目的に合ったものを選択する．

　リハビリテーションの現場では，患者ごとに異なる身体機能や生活の様子に応じて，様々な対応が必要となる．療法士には状況に応じた介入プログラムの立案が求められるが，徒手的な介入手段のみでは有益な介入に至らないことも多い．療法士の徒手的な方法以外での介入手段に道具や機器を活用する方法がある．道具や機器を活用する利点には，それぞれの特徴に基づく物理的・生理的効果が得られること，使用する療法士が異なる場合でも反復して同一作用を再現できることがあげられる．リハビリテーション場面で活用される道具や機器には，靴，杖，歩行支援機器，電気刺激装置などがある．当院で使用している物品を例に，活用に関連したポイントを紹介する．

A さまざまな道具や機器

【1】靴

　靴は最も多く接する機会のある物品の1つである．また，「どのような靴を選ぶとよいか」，について患者や家族から助言を求められることも多い．基本的には，患者の足に合ったものを選択するとよいが，幅が広く，踵がしっかりとした靴を選択することを勧めている（図3-42）．また，適度な柔軟性を有するソールの方が，歩行の際の足部の運動を阻害しない．甲部分の材質強度が脆弱な靴は，靴自体の形状を保持しにくく，型崩れを起こしやすい．また，靴の中で足部のポジションが定まらず，結果的に歩きづらくなることもあるため注意が必要である．靴紐によってフィッティン

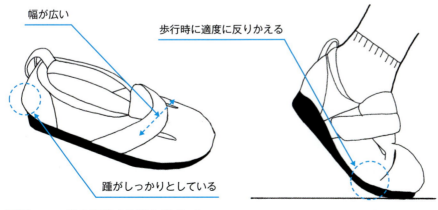

■図 3-42　靴を選択する際のポイント

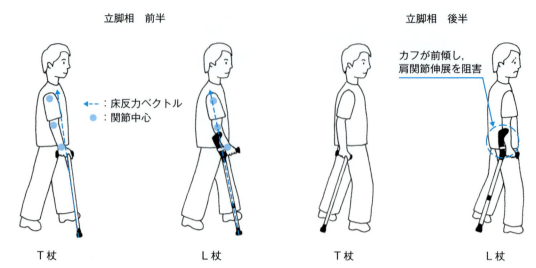

■図 3-43 立脚相中の T 杖と L 杖の比較
立脚相の前半では，T 字杖（T 杖）と比較してロフストランド杖（L 杖）は，床反力ベクトルが肩関節，肘関節の近傍を通過するため少ない筋活動で体重支持が可能となる．立脚期の後半では，L 杖のカフが前傾することにより肩関節伸展が阻害される．

グを高める靴よりも，マジックテープ式の靴の方が簡便で扱いやすい．移動動作に見守りや介助が必要な患者ほど，靴の脱着が簡便な方が，玄関先での不意な転倒の危険を下げることができる．患者の足に合い，履き心地がよく，着脱が簡便な靴を選ぶとよい．

【2】杖

T 字杖（T 杖）とロフストランド杖（L 杖）を例に説明する．杖は，一般的に T 杖が選択されることが多い．図 3-43 で示すように，T 杖は立脚相の前半では体重を支持し，立脚相の後半では肩関節伸展位で床を押すことで歩行を加速させることができる杖である．一方で，L 杖は T 杖よりも大きな体重支持力が得られる点が特徴である．図中に示した床反力ベクトルと上肢の各関節中心までの距離の大きさは，体重支持に必要な筋活動量と相関する[1]．L 杖は床反力ベクトルと各関節中心までの距離が小さいため，少ない筋活動で体重支持が可能となる．そのため，体重支持に伴う筋活動量を大きくすると，大きな体重支持力を得ることができる．一方で，杖の構造的な問題により，立脚相の後半では L 杖のカフが前傾し，肩関節伸展運動が阻害される．立脚相後半での杖操作における肩関節伸展運動の意義は，杖を通して後ろ向きの床反力を発生させ，歩行を加速させることである．そのため，L 杖は体重支持に特化した杖で，歩行を加速させる機能は乏しい．杖を選択する際は，非麻痺側上肢機能が十分で，歩行の加速も付加したい場合は T 杖を選択するとよい．また，麻痺側の体重免荷を促進したい場合は L 杖を選択してもよい．

【3】免荷機能付歩行器

免荷機能付歩行器（図 3-44）は，ハーネスを装着し歩行器に取り付け，リフト機能により身体を吊り上げることで，下肢への荷重量の調節が可能な歩行器である．ハーネスは骨盤帯，大腿部で固定し，臥位・座位で容易に着脱できる．免荷量や吊り上げる高さは患者の体格に応じて調整が可

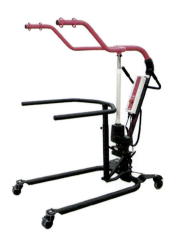
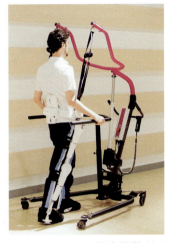

■図 3-44　免荷機能付歩行器（Ropox 社製 All in one. 写真提供 サイバーダイン）

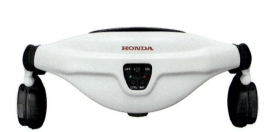
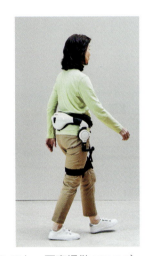

■図 3-45　歩行支援ロボット（HONDA 社製歩行アシスト. 写真提供 HONDA）

能である．利点は，歩行障害を有した患者に対して負荷量の軽減が可能となるため，早期からの歩行訓練や，療法士と患者の体格差がある場合の介入に活用できることである[2]．

【4】歩行支援ロボット

　ロボットの利点は，自動的に，正確な運動を反復できることである．歩行支援ロボットを活用した歩行訓練は，療法士による通常の歩行訓練では困難な，「適切な運動」を行う回数を増加させることができる．当院で使用している歩行支援ロボット（図 3-45）は，股関節のみを誘導する仕様となっており，歩行周期を通して大腿部の運動をアシストする特徴がある．また，適切な動かし方を教示することを目的としたロボットであるため，何らかの手段で歩行が自立していることが使用条件となり，自力で立つことができない患者は適応ではない．近年，様々なリハビリテーションロボットが開発されており，療法士との協働が期待されている．

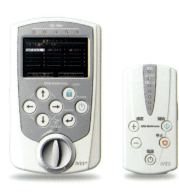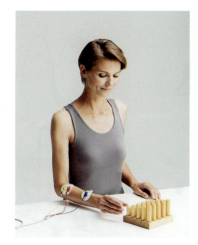

■図 3-46　電気刺激装置（OG 技研社製 IVES plus．写真提供 OG 技研）

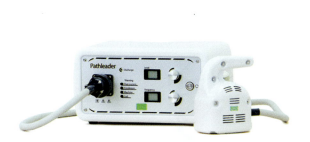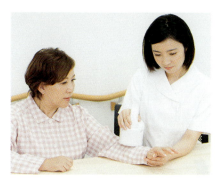

■図 3-47　磁気刺激装置（IFG 社製 Pathleader．写真提供 IFG）

【5】電気刺激装置

　脳卒中治療ガイドライン 2015 では，自動運動がみられる脳卒中片麻痺患者への電気刺激が有効であると報告されている[4]．近年では，自動運動に電気刺激を併用する方法が，より実用的な上肢機能の獲得への効果が得られる報告がみられている[5]．重度な運動麻痺を呈している時期においては，電気刺激装置（図 3-46）による筋収縮により，廃用性筋萎縮を予防する目的でも使用される．

【6】磁気刺激装置

　磁場発生装置の小型化が可能となり，医療分野への普及が始まった機器が磁気刺激装置（図3-47）である．磁気刺激装置は，深部の末梢神経刺激が可能であることや痛みが少ないことが特徴である．パッドを皮膚に貼付する必要がないため，衣服を着用したまま手軽に刺激ができる[6]．

> **☝ Point**
>
> **道具や機器使用時の注意点**
>　道具や機器を使用する際は，それぞれの物理的・生理的な特徴や，製品としての強みを理解し，患者に対して有効に活用するのが望ましいです．一方で，安全面への配慮も重要です．どうしても長所に目が行ってしまいますが，禁忌事項，注意事項などにも目を通し，患者に適しているかの判断について責任を持たなければなりません．また日常的な保守点検も安全に物品を活用する上で大切なことです．使用の前後で，異常がみられないか，ホコリが溜まっていないかなども確認します．初めて使用する前には，療法士自身で体験したのちに患者に対して使用します．

> **▶ 先輩からのアドバイス**
>
>　道具を使うことで人間が進化してきたように，道具を効果的に活用することは，療法士の介入の質を向上させ，患者さんの生活を支援する上で有効な手段となります．ハンドリングに代表される徒手的介入によって，患者さんの動作を変化させることもリハビリテーション介入の醍醐味ではあります．一方で，患者さんの状態に応じて適切に道具を使い分け，状況に即した判断をすることも有意義なことです．道具や機器の活用においては，目的を明確化することが最も大切です．「どういった特徴の道具なのか」，「患者さんのどの部分に有効なのか」，「どうして自分はこの道具を選択するのか」，などをしっかりと自分に問いかけて下さい．どの時代にもトレンドが存在しますが，どんな時代にあっても，自分で考えて，吟味して，選択してください．療法士自身が「良い道具」になることができれば，患者さんやその家族，地域や社会の役に立つことができます．自分を活用して，多くの人に必要とされる療法士を目指してください．ともにがんばりましょう．

■文献
1) 相馬俊雄，大西秀明，他．部分荷重歩行時における杖使用側肩関節周囲筋の筋電図学的検討．日本義肢装具学会誌．2004; 20: 141-7.
2) HAL®周辺機器-商品カタログ．CYBERDYNE. 2018年12月11日.
〈https://www.cyberdyne.jp/products/pdf/Catalog_CYBERDYNE.pdf〉
3) 大畑光司．歩行再建　歩行の理解とトレーニング．三輪書店．2017. p.208-11.
4) 日本脳卒中学会脳卒中ガイドライン委員会．脳卒中治療ガイドライン2015．東京：協和企画；2016.
5) Fujiwara T, Kasashima Y, Honaga K, et al. Motor improvement and corticospinal modulation induced by hybrid assistive neuromuscular dynamic stimulation (HANDS) therapy in patients with chronic stroke. Neurorehabil Repair. 2009; 23: 125-32.
6) Pathleader 製品紹介．株式会社IFG. 2018年12月11日.
〈http://ifg.jp/pathleader_pre/〉

〔丹保信人，小牧哲也〕

【4章】

身の回りのことができるように！
日常生活活動へのアプローチ

CONTENTS
1 摂食嚥下　122
2 移乗動作　134
3 車椅子でのシーティング　140
4 排泄動作　146
5 更衣動作　152
6 整容動作　159
7 入浴動作　164

1 摂食嚥下

> **エッセンス**
> ✓ まずは正常な摂食嚥下のメカニズムを理解する．
> ✓ 脳卒中を発症すると摂食嚥下障害を有する確率は高頻度である．安全に食事を摂れる機能があるのか，摂食嚥下機能を評価する．
> ✓ 誤嚥せずに安全に食べられる姿勢，食事形態，介助方法を知る．
> ✓ 介助での食事摂取から始め，次第に自力摂取への移行を目指す．
> ✓ 環境調整，道具を選定し，より食べやすい状況設定を考える．

摂食とは，食べること，食事を摂ることであり，生命維持に必要なエネルギー源を口から体内に取り込むことである．嚥下とは，飲み込むこと，飲み込む動作を指す．

A 正常嚥下のメカニズム

身体機能を知るときと同様に，「正常」がわからなければ「異常」はわからない．まずは，摂食嚥下にかかわる基本的な解剖を理解しておくことが必要である（図4-1）．

液体嚥下（咀嚼する必要がない）の場合には5期モデルとされる「臨床的モデル」を使用されることが多い．特に5期モデルでは，臨床上重要となる，食事を食べる前の，視覚や嗅覚といった情報を整理し口へと運んでいく先行期の概念が加えられている[1]．

図4-2，表4-1に，5期モデルを示す．

5期モデルの口腔準備期・口腔送り込み期は，液体嚥下を想定したモデルであるが，近年では，咀嚼嚥下（咀嚼を必要とした）の場合にはプロセスモデルを適用している．プロセスモデルとは，食物を捕食し臼歯部まで運ぶ（stage I transport）に続き，食物を咀嚼により粉砕し，唾液と混濁することで食塊をつくる（processing）途中から咀嚼された食物は順次咽頭へと送り込まれ（stage II transport），そこで食塊形成を行うものである．つまり，咀嚼中（嚥下反射前）に口腔送り込み運動を繰り返し，咽頭で食塊形成を生じている[1,3]．

嚥下モデルを図4-3に示す．

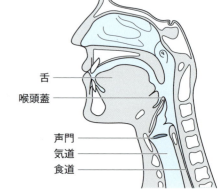

■図4-1 嚥下解剖

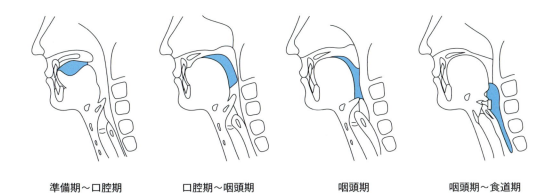

| 準備期〜口腔期 | 口腔期〜咽頭期 | 咽頭期 | 咽頭期〜食道期 |

■図 4-2 摂食嚥下の 5 期モデル
(塚田 徹. "意味のある作業"につなげるための摂食嚥下訓練. In: 急性期作業療法マネジメント シームレスにつなぐ早期のアプローチ. 東京: 文光堂; 2015. p.115[2])

■表 4-1 摂食嚥下の 5 期と介入ポイント

	各時期の説明	介入ポイント
先行期（認知）	食物を口に入れるまでの判断をする時期（認知・判断）．食物の量，形状，温度など	声かけなど，覚醒を促し食品物性や食事摂取のタイミングを認知していただくことが大事
口腔準備期	口唇，舌，歯により食物が口腔内に取り込まれ，咀嚼を行い飲み込みやすいように食塊を作り，嚥下の準備を行う時期	歯の有無，義歯の状態，噛みあわせなどの確認を行い，必要に応じて歯科医師，歯科衛生士との連携を行う．
口腔送り込み期	口腔から咽頭へ準備期で形成された食塊を送る時期	歯より舌を前に出せるか？ 左右に動かせるか？ などの舌運動の確認および必要に応じた口腔ケアや舌ストレッチなどの間接訓練を実施する．
咽頭期	送り込まれた食塊が咽頭を流れ食道へ輸送される反射運動の時期	軟口蓋の挙上や嚥下反射惹起の有無やタイミングの確認．症状に応じた間接嚥下訓練および直接嚥下訓練を実施する．
食道期	食道の蠕動運動により食道から胃へと食塊が送りこまれる時期	嚥下した食物が逆流しないように，食後すぐに臥位にせず，ギャッチアップするなどの配慮が必要．

(塚田 徹. "意味のある作業"につなげるための摂食嚥下訓練. In: 急性期作業療法マネジメント シームレスにつなぐ早期のアプローチ. 東京: 文光堂; 2015. p.115[2] より改変)

プロセスモデル：咀嚼嚥下（生理学的モデル）

| 食物を臼歯部まで送り込み | 中咽頭への送り込み | 咽頭期 | 食道期 |

5 期モデル：摂食・嚥下（臨床モデル）

| 先行期 | 準備期 | 口頭期（舌期） | 咽頭期 | 食道期 |

■図 4-3 嚥下モデル

B 評価前の全身状態と安静度の確認

急性期の患者はリスク管理が重要であり，主治医が許可する活動範囲（安静度）に従う（例：ベッドアップ30°まで，45°まで，90°までなど）．

嚥下訓練の場合にも同様で，まずは全身状態の確認を行う．以下にあげる中止基準に該当する場合は評価を見合わせる[4]．

> ■4つの前提条件
> ①意識障害（JCS2桁および3桁）
> ②誤嚥性肺炎を繰り返し，唾液の嚥下すら困難で呼吸状態が不良なもの
> ③発熱して全身状態が不良なもの
> ④気道確保が保障されない，もしくは容易にできない場合

C 摂食嚥下機能評価

【1】評価の流れ（図4-4）

当院では脳卒中の摂食嚥下の評価・治療に際し，標準化の一環としてフローチャート（Stroke Dysphagia Flowchart）を作成しアプローチを行っている．

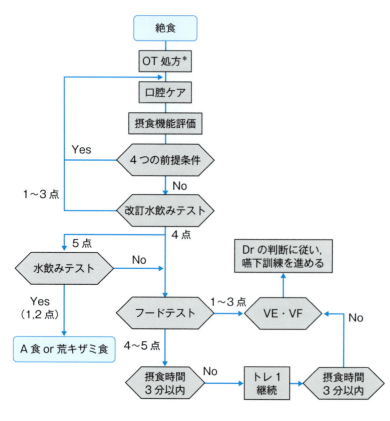

■図4-4 Stroke Dysphagia Flowchart

〈注釈〉
・4つの前提条件に該当しなければ間接嚥下訓練は随時行う．
・水飲みテスト/フードテスト後や状態に変化があった際など適宜，発熱，SpO_2，CRP，呼吸状態，胸部X線写真の確認をする．
・評価は改訂水飲みテストまではギャッジアップ30°以上，フードテスト以降は自力摂取の可能性も含め，ギャッジアップ60°以上で行う．
・フードテスト，食事開始の際はDr，Ns，管理栄養士と連携をとり，検討・依頼する．
・嚥下訓練が1カ月以上かかる場合は栄養摂取の方法を検討する．
・同じトレ食は2w以上継続しない．
※トレーニング食1（トレ1）：日本摂食嚥下リハビリテーション学会．嚥下調整食分類2013．0相当．
*当院では主にOTが処方されますが，PT・STが処方される場合もあります．

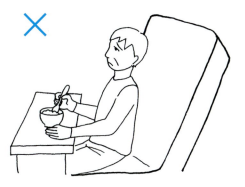
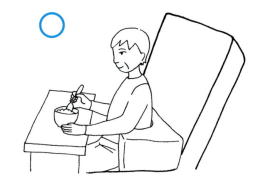

■図 4-5　頸部が緊張している姿勢

【2】先行期（認知期）の評価

a. 覚醒度
摂食嚥下において，まず食べることを認知するために，意識レベルは重要である．覚醒度が低いと誤嚥のリスクは高まるため，覚醒度の評価は必須である．

b. 姿勢
姿勢は飲み込みやすさに影響を及ぼすため，食事を開始する際には，姿勢の評価を行う必要がある．一般的には，頸部が伸展すると気道が広がり誤嚥をしやすくなるため，少し顎を引いた位置がよい．また，全身の姿勢の崩れがなく，リラックスした姿勢をとれているか確認する．特に頸部の筋が頭位の保持に使われている場合，頸部の筋緊張が高く，飲み込みが難しくなる（図4-5）．

c. 食事動作
食事動作には，食事における姿勢保持などの運動機能，道具の使用における口と手の協調動作に加えて，食欲の有無，嚥下機能など様々な機能の評価が必要となる．

食事動作は早期から介入できるADLの1つである．そのため，耐久性や全身状態などにも配慮する必要がある．また，患者の能力に応じて摂取方法，食事形態の検討も行う．またこれらの評価は，患者の変化に応じて，適宜変化させていく必要がある（表4-2）．

■表 4-2　評価のチェックポイント

・身体機能	・麻痺の程度を確認する ・嚥下機能を確認する ・座位の安定性・耐久性を確認する ・上肢機能，手と口の協調性を確認する
・精神機能	・一定時間，食事に集中できるか確認する
・意欲・心理的要素	・空腹感を感じ食欲があるか確認する ・発症以前の患者の嗜好はどうか確認する
・物的環境	・ベッドアップの角度を調整する ・患者とテーブルの位置，高さを調整する ・食事動作時の姿勢（車椅子座位，椅子座位）を検討する
・人的環境	・介助者の介助位置を調整する ・介助者の声かけや介助方法を検討する

【3】口腔準備期・口腔送り込み期の評価

a. 顔面・口腔内の観察

口腔乾燥・舌苔・痰の付着・出血の有無，顔面神経麻痺の程度，義歯が適合しているかを観察する．

b. 舌・口唇・頬の動き

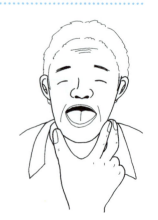

舌：挺舌・前後左右の可動域・筋力，口唇：開口・閉口の程度，頬：口すぼめ・ふくらまし，十分な筋力があるか，口唇閉鎖不全がないかに注意する．口唇閉鎖不全があれば口腔内を陰圧にする力が弱まり，嚥下反射が起こりにくくなる．

c. 発声，軟口蓋の動き

d. 発話明瞭度，声量，発声の持続時間

発話明瞭度，声量，発声の持続時間を評価する．発声時の軟口蓋の動きが不十分であれば鼻咽腔閉鎖不全になりやすい．口唇閉鎖不全同様のことが鼻咽腔閉鎖不全でも起こる．

【4】咽頭期の評価

a. 反復唾液嚥下テスト[5]

30秒以内に唾液の嚥下が何回行えるかを評価する．3回以上を正常とする．空嚥下の評価は口唇閉鎖，喉頭挙上の程度，むせ，嚥下反射後の声，呼吸変化を観察する．唾液の嚥下すら困難であれば直接訓練には進まない．

b. 改訂水飲みテスト[5]

3ccの冷水を嚥下させ，嚥下運動およびそのプロフィールより評価をする方法である．
むせ，湿性嗄声，呼吸変化の有無を確認する．問題なく可能であれば水飲みテストへ進む．

c. 水飲みテスト[5]

30ccの常温の水を飲む．コップから飲水可能なレベルであり，増粘剤の必要性や食形態を検討する目安として行う．

d. フードテスト

e. 嚥下内視鏡検査（videoendoscopic evaluation of swallowing: VE）

形態や運動性，感覚の評価を目的に鼻腔から咽頭に内視鏡を挿入し，嚥下動態を観察する（図4-6, 7）．

f. 嚥下造影検査（videofluoroscopic examination of swallowing: VF）

摂食嚥下の動作に関連する口腔，咽頭，食道の構造や動きの異常を確認する目的でX線ビデオ画像を使って，造影剤を嚥下してもらい評価する（図4-8, 9）．

【5】食道期の評価

逆流性食道炎による，嘔吐や誤嚥に注意をする．食後すぐにベッドが平らになっていないかを確認する．

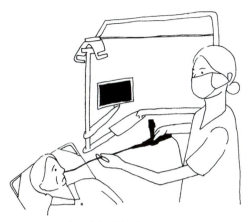

■図 4-6　嚥下内視鏡検査

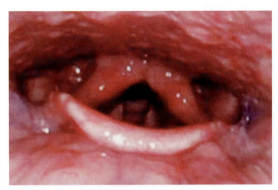

■図 4-7　嚥下内視鏡画像

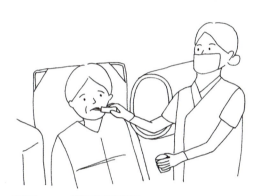

■図 4-8　嚥下造影検査

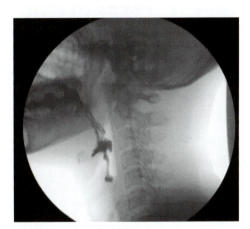

■図 4-9　嚥下造影画像

> **Point**
>
> 嚥下内視鏡，嚥下造影がなくてもできること
> 　食事場面の観察では問題なく見えても…その後発熱！　他に熱が出る原因がない場合は食事を止めてみる．その後解熱…．こんな経過をたどった場合，むせの症状がなくても誤嚥が起きている可能性が高いです．間接嚥下評価に戻って嚥下反射時の様子（顔色，表情，呼吸変化）や血中酸素飽和度（SpO$_2$）を確認してみましょう（例：嚥下反射前後での呼吸変化・SpO$_2$の低下・顔色不良などはないか）．主治医あるいは担当看護師にもすぐ情報を伝達することが重要です．

D　摂食嚥下障害の治療

【1】先行期（認知期）の治療

a．覚醒度

　覚醒および耐久性や姿勢保持能力の向上のためにも早期からの離床・座位訓練は有用である（図

4-10).

b. 姿勢

枕の高さを調整する．姿勢が崩れないように膝下，麻痺側にクッションを入れるなどのポジショニングがある．また，テーブルの高さを調整すると食事内容の認識が可能となり，食事への意欲向上が期待できる．その具体例を図4-11に示す．

c. 食事動作時のアプローチ

1) 介助による食事摂取

介助での食事摂取では，患者の能力を評価しながら関わる必要がある．介助者の位置により，患者の反応が異なる場合がある．その具体例を図4-12に示す．

2) 環境調整，食事姿勢の検討

患者の嚥下機能や身体機能の変化に応じて，環境調整や食事姿勢の検討が必要になる．例を以下に示す．

〈アプローチ1〉

脳卒中発症後より注意障害を呈する患者は多い．食事動作において視覚刺激により注意がそれやすく（廊下を通る人を見る，隣の人の動きを気にするなど）食事に集中できない患者に対しては，カーテンを引き視覚刺激の調整を行うことで食事へ集中できるようになる．

〈アプローチ2〉

脳卒中発症により覚醒が不十分となり，姿勢保持が困難な患者は多い．ベッドアップ座位では姿勢が安定しない患者も，車椅子座位姿勢は安定する場合もある．患者の座位耐久性に応じて，食事姿勢の検討を行うのは大切なことである．できるだけ椅子座位に近づけていくことがADLの向上へもつながる．

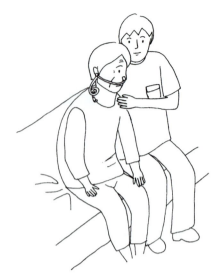

■図4-10 覚醒向上目的の座位訓練

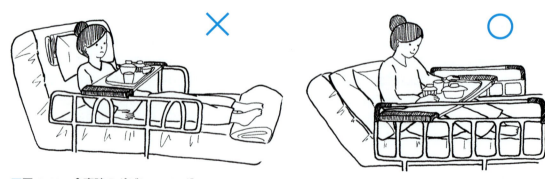

■図4-11 食事時のポジショニング
左：ベッドアップ後に身体が下方にずりおちた姿勢である．テーブルとの位置関係が悪く，患者の目の前にお膳があるため食事内容の認識ができない．また，姿勢を保持することで精一杯となり，上肢を食事に使用できる状態ではない．
右：ベッドアップ前に膝下にクッションを入れ，身体のずり落ちを防止する．麻痺側体幹にクッションを入れ，テーブルに上肢を乗せることで姿勢が安定するだけでなく，これにより上肢の操作性に向上につながる．なお，ここでは，高さが調節可能な二段柵を使用している．

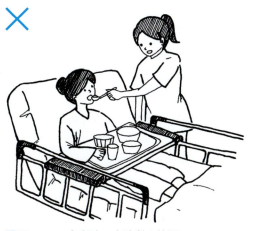 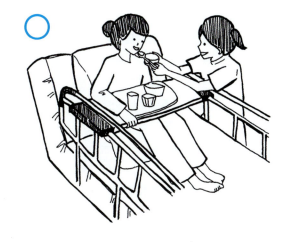

■図 4-12　食事時の介助者の位置
左：介助者が立位のため，患者の頸部が伸展位となり，食物の取り込み，飲み込みともに行いにくい状態である．また，スプーンの中身が見えず，何を食べるのか確認できないため，食事摂取に対して不安が大きい．
右：介助者が座位の場合，患者の頸部は軽度屈曲位で安定し，取り込み，飲み込みともに行いやすい状態となる．また介助者との視線が合い，これから何を食べるのか確認できるため，安心した気持ちで食事摂取ができる．

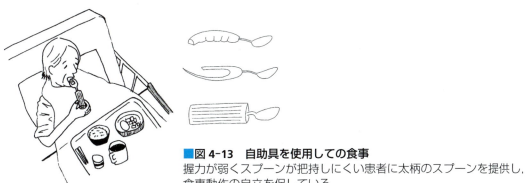

■図 4-13　自助具を使用しての食事
握力が弱くスプーンが把持しにくい患者に太柄のスプーンを提供し，食事動作の自立を促している．

3）自力摂取へ向けて

　介助での食事摂取が可能となった場合，次の目標として，自力摂取があげられる．自分の食べたい時に食べたいものを摂取できる能力を身につけていくことは，食べる欲求の充足を担っている．
　図 4-13 のような自力摂取に向けた支援には，食事道具の工夫や自助具の使用があげられる．ただ自立して食べられるようにするだけでなく，より快適に食事ができるよう考慮することが必要になる．

4）道具の選定

　食事に関する自助具は，医療・福祉系のカタログで紹介されているほか，医療機関や施設，公的機関において情報を得ることができる．自助具の特性を把握した上で，患者に提供できるようにする．

■自助具活用の具体例
- 太柄スプーン：把持力が弱い患者，巧緻性が低い患者に適応．
- ホルダー付スプーン：柄を把持する握力や随意性が低い場合でも，上肢の操作性が保たれている患者に適応．ホルダーを手に固定して使用する．
- バネ付箸：手指の巧緻性，協調性が不十分な患者に適応．箸を閉じる操作のみで，どんな把持でも箸先が合うようになっている．
- 曲がりスプーン：関節可動域制限があり，口元にリーチできない患者に適応．スプーンの角度を調整することで食器からすくいやすくできる．

【2】口腔準備期・口腔送り込み期の治療

a. 口腔ケア（図 4-14）

　口腔内が不衛生では，仮に食物を誤嚥した場合に口腔内の雑菌まで誤嚥することになり，誤嚥性肺炎のリスクが高まる．口腔ケアは，このような口腔衛生状態の改善とともに食事への意欲改善や口腔過敏の改善が期待できる[6]．

　口腔ケア時の唾液や水分が咽頭に流れてむせることもある．ガーゼは硬く絞り，ベッドアップ 20°以上は確保して実施する．

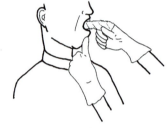

■図 4-14　口腔ケア

■口腔ケアの目的
①衛生状態の改善
②覚醒の促し
③刺激入力

■口腔ケアに必要な物品
- プラスチック手袋
- 口腔ケア用ガーゼ
- 歯ブラシ，舌ブラシ
- 指ガード（開口に拒否的な患者，開口障害のある患者に使用する）
- 保湿剤（口腔乾燥が強い患者に使用する）

■口腔ケアのコツ
- 健常者でも開口したままでは呼吸が苦しい．開口持続時間はできるだけ短くする．
- 口腔乾燥の強い患者には唾液腺マッサージを行う（舌下腺，顎下腺，耳下腺）．
- 剥がれそうな舌苔や口唇の皮があったとしてもすぐに剥がすと出血につながる．マッサージの意味合いも兼ねてじっくり行う．保湿剤も使ってみる．
- 舌苔は付きやすいものである．舌ブラシなどの市販品も試すとよい．
- 噛み癖のある患者には指ガードを使う．自分を守ることも大事である．
- 悪心の強い患者では特に嘔吐反射を誘発しないよう注意し，嘔吐物の誤嚥を防止する．

b. 障害別介入の例

〈顔面神経麻痺がある場合〉
- 障害像：顔面神経麻痺が出現すると，舌偏移したり，口角や頬が下垂するなどの症状がみられる．
- 治療介入：舌ストレッチ（図4-15），顔面マッサージ，発声

【3】咽頭期の治療

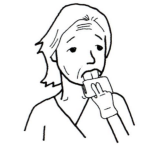

■図4-15　舌のストレッチ

a. 障害別介入の例

〈喉頭挙上不全〉
- 障害像：正常であれば嚥下反射時に甲状軟骨が1横指分挙上する．挙上不全になると喉頭蓋で喉頭を塞げないため，誤嚥性肺炎のリスクが高まる．
- 治療介入：shaker exercise：頭部挙上訓練ともいい，背臥位でベッドから頭部のみ挙上して保持する訓練である．1分間挙上し，1分間休憩を3回繰り返すが，患者では困難なことが多く，頭部の上げ下げの練習から開始することが多い．食道入口部の通過障害を主因とした患者を対象とする[7]．

〈声門閉鎖不全〉
- 障害像：声帯外転麻痺と同様で，嚥下反射時に声帯の内転が起こらない．
- 治療介入：pushing exercise：声門閉鎖不全，反回神経麻痺，球麻痺の患者を対象にしており，声帯内転強化を目的とする[8,9]．机や壁などを手で強く押して息を止めた後，「あ」，「えい」などと発声する[9]．
- ハッフィング：喉頭侵入，もしくは誤嚥した食塊を吐き出すのに有効．最大吸気後に「ハッ」と強制呼出を行う．咳嗽と異なり声門は開いているため，腹腔内圧の上昇や気道閉塞のリスクは少なく，また疲労しにくい[10]．喀出能力の低下が認められる患者に行う（図4-16）．

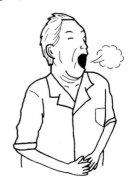

■図4-16　ハッフィング

E 多職種との連携

【1】多職種で関わるメリット

よく言われるチームアプローチだが，摂食嚥下障害の患者に関わる場合も同様に重要である．治療する医師，日常生活を支える看護師や介護職員，食事形態・カロリーを把握する管理栄養士，社会的な面をサポートするMSWなど，様々な職種が1人の患者を支えている．

また，嚥下機能が向上するだけで食事摂取が可能となるわけではなく，姿勢を保つ頸部・体幹機能，耐久性，食物の認知機能，食欲など，様々な因子が関与している．他職種との連携をしっかりと行い，チームで役割分担してアプローチすれば，患者により良い生活が提供できる．

【2】食事について看護師へ引き継ぐポイント

リハの食事評価を終えて，食事への介入を病棟へ移行する場合には，患者の摂食嚥下機能，身体機能の特徴を正確かつ詳細に伝えることが重要である．患者の全身状態を管理している看護師への申し送りが不十分であれば，日々の患者の食事は安全に行われない．食事の姿勢や一口量，食事中の留意点については丁寧に伝えるようにしよう．

〈引継ぎの例〉

「姿勢はベッドアップ70°，頸部前屈位で麻痺側上肢はテーブル上に置いてください．一口量はティースプーンに1杯程度がよいでしょう．また咀嚼中には話しかけないようにしてください．耐久性は低いのでまだ自力摂取は難しいです」

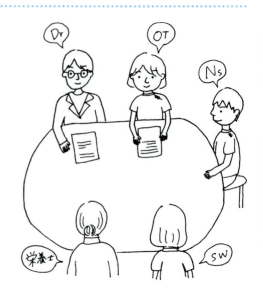

【3】食事形態の検討

食事開始にあたっては，まず食事形態の検討が必要になる．患者の嚥下機能や歯の有無などによって食事形態を選択する必要がある．食事形態を検討する場合，細かく刻んだ形態は口の中でバラつきやすく食塊形成しにくいため注意が必要である．咀嚼や嚥下が困難な方の食事形態は，大きさよりも柔らかさを工夫するのが望ましい．また，水分摂取についてはむせの有無を評価し，増粘剤の必要性を判断することも重要となる．食事開始時の食形態や形態アップには日常介護している看護師や食事形態・栄養面を含めた面から管理栄養士との連携も重要である．

【4】家族指導

在宅復帰前には，自宅で安全に摂食嚥下を行えるように，摂食嚥下に関する情報を介助者（認知機能のよい患者の場合は本人）に指導する．実際の食事場面を見てもらうとわかりやすい．調理方法などについては管理栄養士に指導を依頼することもある．

■指導内容
- 増粘剤の必要性，適切な分量と作り方
- 摂取しやすい食事形態と注意する食事形態
- 患者の身体，嚥下機能に合った姿勢（例：ベッドアップ・車椅子，頸部回旋・屈曲角度，ポジショニングなど）
- 介助者の姿勢（例：本人と目線を合わせて介助する，また介助者も無理のない姿勢で行う，咀嚼中に話しかけないなど）
- 一口量，介助するペースなどの介助方法

〈指導の一例〉

「ベッドは60°ほど起こして，ご本人の左側から介助しましょう．一口の量は小スプーン半量程度が安全です．また水分はポタージュ状になるように増粘剤をつけましょう」

▶ **先輩からのアドバイス**

> **嗜好の大切さ**
> 通常は，嚥下機能の評価をもとに食事形態を決定していきますが，本人の嗜好を考慮することも重要です．入院後，食欲が低下する方がよく見られます．そのような場合は，事前に家族から患者の食生活や嗜好について情報収集してみましょう．嗜好に合わせた介入で患者の食欲向上に繋がることがあります．

■文献
1) 才藤栄一. 咀嚼嚥下のモデル. In: プロセスモデルで考える摂食・嚥下リハビリテーションの臨床 咀嚼嚥下と食機能. 東京: 医歯薬出版; 2018. p.5-20.
2) 塚田 徹. "意味のある作業"につなげるための摂食嚥下訓練. In: 急性期作業療法マネジメント シームレスにつなぐ早期のアプローチ. 東京: 文光堂; 2015. p.115.
3) 才藤栄一. 摂食・嚥下のモデル. 摂食・嚥下機能とは. In: 摂食・嚥下リハビリテーション. 2版. 東京: 医歯薬出版; 2007. p.63.
4) 植田耕一郎. 口腔ケアの理論的根拠と実践. Journal OF CLINICAL REHABILITATION. 2005; 14: 419.
5) 戸原 玄. 各種スクリーニングテスト. 単一の標準化テスト. In: 摂食・嚥下リハビリテーション. 2版. 東京: 医歯薬出版; 2007. p.137-8.
6) 才藤栄一. 成人の摂食・嚥下リハビリテーション. 摂食・嚥下障害への対応. In: 摂食・嚥下リハビリテーション. 2版. 東京: 医歯薬出版; 2007. p.23.
7) 菊谷 武. 摂食・嚥下リハビリテーションをはじめる前に. 摂食・嚥下訓練の代表的手法. In: わかる！摂食・嚥下リハビリテーションⅠ 評価法と対処法. 東京: 医歯薬出版; 2005. p.156-67.
8) 林 佐智代, 野本たかと. 摂食・嚥下機能訓練. 咽頭期の障害. In: 歯学生のための摂食・嚥下リハビリテーション学. 東京: 医歯薬出版; 2008. p.125.
9) 藤島一郎. 訓練法. 摂食・嚥下訓練の実際. In: 嚥下障害ポケットマニュアル. 東京: 医歯薬出版; 2002. p.66.
10) 宮川哲夫. スクイージング・体位排痰法のテクニック. 咳の介助法, ハフィング, 気管圧迫法. In: 動画でわかるスクイージング. 東京: 中山書店; 2006. p.119.

〔塚田 徹, 椎野良隆〕

2 移乗動作

> **エッセンス**
> ✓ 移乗動作は，ベッドからの離床，対人交流や他のADLにつながる．
> ✓ 移乗動作は，立ち上がり，下肢の踏み出しと体幹の回旋，座るの3つの動作に分けて考える．
> ✓ 患者の能力に合った移乗方法を選択し，患者が安全に余裕をもって行える動作の獲得を目指して援助する．

　歩行が困難な患者にとって，移乗動作が安定して行えることは，ベッドから離床の機会が得られ，対人交流や他のADLにつながる．生活全体の活動量が向上して廃用症候群の予防になり，ストレスの緩和・発散にもなる．移乗動作は患者の持っている能力や場面によって異なるため，患者に適した方法を選択するとよい．

A 移乗動作の評価

【1】移乗動作の流れ

　移乗動作は「立ち上がり」「下肢の踏み出しと体幹の回旋」「座る」の3つの動作に分けて考えると理解しやすい（図4-17）．

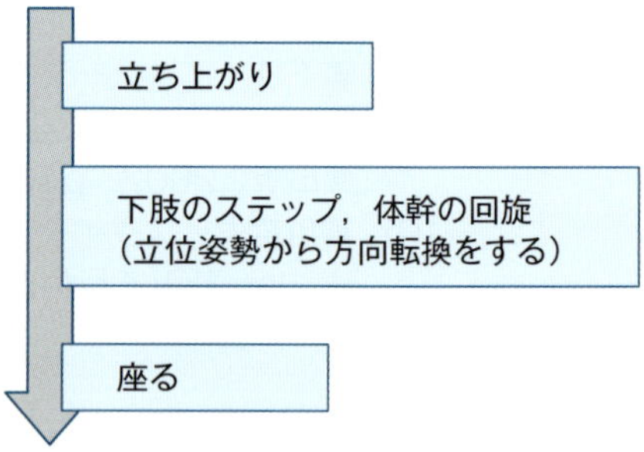

【2】移乗動作の評価

　患者の動作能力と環境を評価し，それに適した方法を考える（表4-3）．昼夜の時間帯，介助者の体格や能力によって動作および介助方法は異なる．動作能力が同等であれば，患者の体重が重いほど介助量は多い．病室と訓練室では環境の違いにより動作が異なることもある．実際の生活場面でも訓練を行い，動作の習得を目指す．

■図4-17　移乗動作の流れ
一連の動作を分けて考えると分析しやすい．

立ち上がり
↓
下肢のステップ，体幹の回旋
（立位姿勢から方向転換をする）
↓
座る

B 移乗動作訓練の実際

　岡崎[1]は，練習としての移乗動作では，患者の潜在能力を引き出しつつ最低限の介助，誘導を行う．一方，生活で実践する移乗動作は，患者の動作能力に余裕をもった状態で実施しなければならないと述べている．生活場面で患者の動作能力に余裕がなければ，疲労や不安が生じ，実用性は乏

■表 4-3　評価のチェックポイント

• 身体機能	・麻痺の程度と麻痺側上下肢，体幹の支持性 ・感覚障害の有無，筋力，関節可動域 ・座位の安定性，支持物へのリーチ能力 ・左右の下肢の支持性と重心移動可能な範囲
• 精神機能	・移乗先や掴まる位置の認知能力 ・動作の手順，ブレーキやフットプレートの操作などへの理解力や学習能力
• 意欲・心理的要素	・移乗後に何がしたいか
• 物的環境	・ベッドの高さや硬さ ・移動用バーの有無，車椅子の種類や座面の高さ
• 人的環境	・介護力，マンパワー（介助できる量，頻度，時間） ・介助者の体格と能力，人数

しく，介助者の負担も大きくなりやすい．

■移乗動作のポイント
・方法を説明し，理解を得る
・動作を見守りつつ，バランスを崩す前に適度な声かけと誘導を行う
・療法士は姿勢を安定させ，柔軟な対応をできるようにしておく
・患者の動きを阻害しない
・患者の残存能力を最大限に生かす
・患者が過度に努力を要しない円滑な動作の獲得を目指す
・ボディメカニクスを理解して対応する

■ボディメカニクスのポイント
・療法士の重心位置を患者に接近させる
・療法士の重心位置を低くする
・療法士の支持基底面を広く保つ
・てこの原理を活用する
・粗大筋群を用いる

　ボディメカニクスとは効率的な体の使い方のことであり[2]，これを理解して訓練を進めるよう心掛けたい．療法士が身をもって経験することが大切であり，まずは療法士同士で動かし合うこともよい．療法士の体も1つの道具として考え，患者の動き，重心の変化に合わせて体を使う．療法士が楽に動けることで余裕を持って訓練を進めることができ，療法士自身の腰痛の予防にもなる．

【1】ベッドから車椅子への移乗

　臥位から起き上がったばかりの姿勢では足が床につかないことが多い．まずは患者の殿部を前方に出し，左右の足底をしっかり床につける．その場合「お尻で歩くように」と声かけして自力で片

方ずつ前に出てもらい，困難であれば援助する（図4-18）．

座位が不安定なために過剰な筋緊張がみられる場合，声かけや支持面に対する圧感覚刺激を入れつつ，何度か前後・左右への重心移動を行うことで筋緊張が緩むこともある．

車椅子をベッドと約30°の位置につけ，ブレーキをかける．右片麻痺では時計周り，左片麻痺では反時計回り方向が基本である．しかし，ベッド周囲の環境上，ベッドから車椅子への移乗は麻痺側に置いた車椅子に移乗することが多い（図4-19）．

移乗は患者の足底面への重心移動を確実に行い，上肢の支持でバランスを補いつつ，非麻痺側下肢でターンを行い，向きを変え，座るという過程が一般的である[3]．まずは，患者に車椅子の座面（移る面）を見せ，手で触らせるなど空間認知を促し，目的地を確認させることで安心することもある．特に半側空間無視の患者は，無視側へ体を動かされることに恐怖心を伴いやすい．

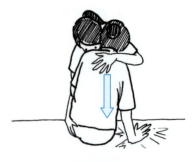

■図4-18　殿部を前に出す動作（左片麻痺）

療法士は肩から座面に対して圧をかけるように姿勢を安定させる．患者の非麻痺側上肢〜殿部に重心を移動させ，麻痺側の坐骨結節に片手を当てて前に出す．

①ベッドに浅く座りベッド柵を把持する

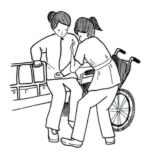

②お辞儀をして離殿を促す

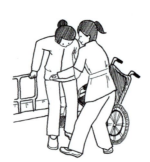

③立ち上がる

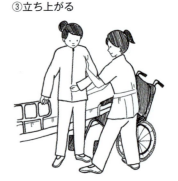

④ベッド柵の持ち方を変え，下肢を踏み出す

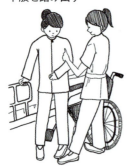

⑤方向転換する

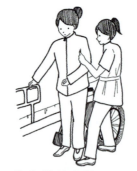

⑥着座する

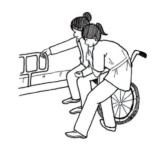

■図4-19　ベッドから車椅子への移乗（左片麻痺）

殿部を前に出してベッドに浅く座る→ベッド柵をつかむ→立ち上がる→柵の持ち方を変え下肢を踏み出す→体幹を回旋→座る．療法士はお辞儀を促して立ち上がりを援助する．非麻痺側下肢への重心移動を促して麻痺側下肢を踏み出させる．麻痺側下肢の膝折れがなければ麻痺側下肢へも荷重させ，非麻痺側下肢を後方に踏み出させる．座る時もお辞儀を促す．できるだけ患者に近づくと動作を援助しやすい．

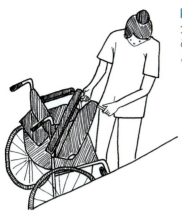

■図 4-20　跳ね上げ式車椅子の利用
介助量が多い患者の場合は，あらかじめアームサポートを跳ね上げしておくことも良い．

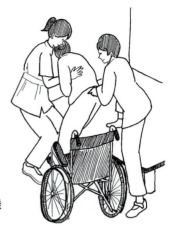

■図 4-21　2人介助での移乗
（左片麻痺）

　患者はベッド柵や移動用バーを引き寄せるように使うことが多い．連合反応により麻痺側半身が後退し，重心が後方へ偏位してバランスを崩すこともある．その状態で下肢の踏み出しや体幹を回旋させるのは危険である．手は軽く握らせ，「手すりに向かってお辞儀をしてください」など前方への重心移動を促すように体幹を前傾させて立ち上がらせるとよい．立位直後は一呼吸置いて，姿勢を安定させる方がスムーズに下肢の踏み出しや体幹の回旋を行える．麻痺側下肢への荷重時に膝折れが心配な場合，療法士の大腿や膝を当てて防ぐこともある．

　完全に立位をとることが難しい患者は中腰のまま移乗させることもよい．その際，跳ね上げ式車椅子を利用すると楽に行える（図4-20）．

【2】車椅子からベッドへの移乗

　基本的には，ベッドから車椅子へ移乗する動作の反対である．図4-19のように車椅子をつけた移乗動作の場合は非麻痺側へ体重を移す動作であるため，比較的容易な患者が多い．

【3】介助量が多い患者

a．動作能力が低い患者

　重度の運動麻痺や感覚障害，体重が重いなどのために介助量が多く，膝折れしやすいなど転倒のリスクがある場合，他スタッフに応援を求める．先輩や上司とも方法や誘導のタイミングなどを話し合っておくとよい．介助者が2人いる場合，患者の前後から挟み込むようにして位置する．前方についたスタッフが主に介助し，不足分を後方のスタッフが援助するとよい（図4-21）．

　ベッドから車椅子へ移乗する場合，端座位から殿部を車椅子へ近づけるように患者の体の向きを変え，立ち上がり後の体幹の回旋を少なくするとよい．

b．プッシャー症候群がある患者

　プッシャー症候群についてP. M. デービス[4)]は，患者はすべての姿勢で健側に力を入れ，患側の方に強く押す．そして姿勢

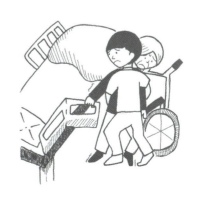

を他動的に矯正，つまり体重を健側方向もしくは，体の正中線をこえて健側に移動しようとすると強く抵抗する，と述べている．このような患者の場合，セオリー通りにはいかないことが多く，先輩や上司など他スタッフに相談しながら評価・訓練を進める．

訓練の一例として，移乗前にベッド柵を外してつかまらせないことで非麻痺側上下肢の突っ張りを軽減するなど環境調整や方法を工夫することで比較的容易に行えることもある．また，非麻痺側への重心移動が困難なため，麻痺側回りで移乗させるとよい場合もある．

C 動作獲得に向けた支援

【1】ベッドサイドの環境調整

動作分析を行い，どこで，どのような（人的，物的）援助が必要なのかを検討する．ベッドの高さやマットレスの硬さは病棟スタッフと検討する．

患者の動作能力，体格，ベッドサイドのスペースを考えて移動用バーを設置する．移動用バーは，端座位から臥位になる時に，枕に頭を合わせやすい位置がよい．

移動用バーの長さによって患者の体の使い方や介助者の位置と介助量，所要スペースが変わる．病棟スタッフとも話し合って決める．

【2】多職種連携・家族指導

病棟スタッフには患者のできる能力を見せて伝え，それを活かした介助を行ってもらえるように話し合うことが望ましい．

家族が介護者になる場合，ポイントを絞り，専門用語は控えてわかりやすい言葉で説明することを心がける．実際の生活にて無理なく継続可能な方法を提案する．そして，実際に行ってもらうなかで患者や家族の感想も聞きつつ，負担が少なくなるように指導する．

> **Point**
>
> **このような患者は要注意！**
> 療法士よりも体重が重く，体格も大きく，麻痺が重度で介助量が多い患者の移乗動作は病棟および他療法士に声をかけ，2人以上で行いましょう．患者も安心できますし，方法の確認や検討，タイムリーな情報共有の場にもなります．患者が持っている能力を発揮し，安全かつ安心して動けるようにチームで協力して関わることが大切です．

> ▶ **先輩からのアドバイス**
>
> 移乗が自由にできることで，生活範囲はベッド周囲から病室・病棟へと広がります．在宅生活では外出や社会参加の機会にもつながります．患者は移乗ができたらどこに行きたいのか，何がしたいのか，希望に応じてその先の生活を考えながら訓練を進めることが重要です．それを患者と共有して合意形成まで行い，目標としてもよいです．

■文献
1) 岡崎大資. 片麻痺者のトランスファー. PTジャーナル. 2009; 43: 53-63.
2) 吉井透江. 体位変換, 移乗とボディーメカニクスについてまとめてください. 臨牀看護. 2004; 30: 617-21.
3) 竹中弘行. 動作練習の基本. PTジャーナル. 2008; 42: 411-20.
4) P.M. デービス（冨田昌夫, 訳）. Steps To Follow ボバース概念にもとづく片麻痺の治療法. 東京: シュプリンガー・フェアラーク東京; 1987. p.285.

〔椎野良隆, 五十嵐淳平〕

3 車椅子でのシーティング

> **エッセンス**
> ✓ 使用目的に合った車椅子シーティングについて理解する．
> ✓ 片麻痺患者は，車椅子上でも不良姿勢を呈しやすく，姿勢の修正が困難である．
> ✓ 患者にとってよい状態で使用するためには，車椅子の点検と工夫は大切である．

A 車椅子シーティング

　狭義のシーティングとは，椅子の機能を利用者に適合・調整することを意味する[1]．車椅子のシーティングは患者の身体に合った車椅子を選び，快適に座れるようにサポートすることを基本とする．ただし，シーティングは患者の活動性を重視するのか，安楽性を重視するのかで視点が変わるため，日常生活の中で様々な目的に合わせて行う必要がある．

■シーティングの目的（文献1より抜粋）
・安楽性：無理なく，痛みなく，安楽に長い時間座れる
・機能性：上下肢や頭部，そして摂食嚥下などの運動を十分に行える
・移動能力：車椅子自操の際，骨盤後傾などの姿勢の崩れを防ぐ
（介護者，電動車椅子での移動も含む）
・外観：人前でよい姿勢でいられる（人と話をする際の患者の目線など）
・介護：適切な座位姿勢により介護を容易にする

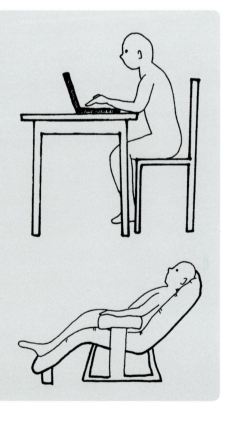

【1】車椅子適合のポイント

例えばシート高が低いと，股・膝関節が過度に屈曲するため，大腿部での支持性が低下し，坐骨への圧が増加して痛みの原因になる．利用者に合うようにシート高やシート奥行きなどを中心に適合・調整させていくとよい（図4-22）．一般病院では標準型車椅子が使用されているところが多いと思われるが，数種類のサイズやタイプ，可能であればモジュラー式車椅子の導入が望まれる．標準型車椅子を用いる場合は，せめてフットサポートの高さの調整を行う．

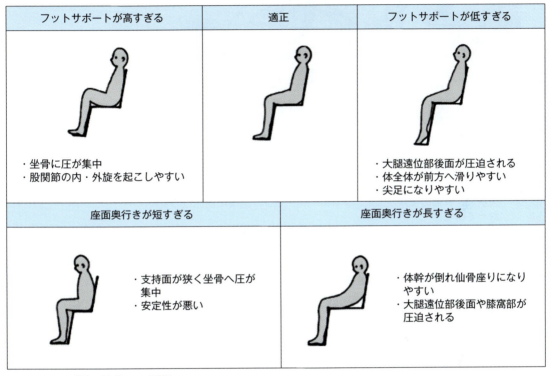

■図4-22 寸法の姿勢への影響
（廣瀬秀行，他．高齢者のシーティング．第2版．東京：三輪書店；2014. p.79-80[1]より改変）

【2】理想的な座位姿勢

骨盤の位置が安定することで，他の身体部位が決まってくる．骨盤が後傾すれば休息の姿勢になり，前傾すれば食事など活動しやすい姿勢になる．側方傾斜や前後方向への捻れは患者の姿勢のゆがみを助長してしまうので注意する．

> **Point**
>
> **どうしてその姿勢？**
>
> 車椅子に乗っている人の姿勢がどうしてそうなっているのか考えましょう．例えば丸まって座っている人．緊張が低くて潰れているの？　円背で可動域の制限があって伸びることができないの？　例えば傾いて座っている片麻痺の人．麻痺側の緊張が低くて倒れているの？　非麻痺側の過活動で麻痺側へ押しているの？　あるいは痛みから逃れようとして曲がっている？
> それぞれの理由に合わせたシーティングとリハアプローチをしましょう．

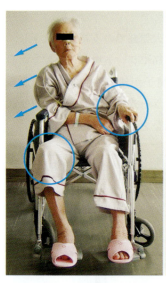 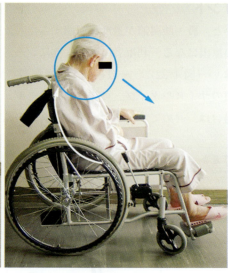

■図 4-23　片麻痺患者の車椅子座位姿勢（右片麻痺）
左：前額面．右側へ骨盤が傾斜し，頚部・体幹が傾き姿勢が崩れている．右股関節は外旋し，体重支持は不安定な状態．非麻痺側上肢はアームサポートを強く把持している．
右：矢状面．骨盤の後傾が強く，体幹は円背．頚部が過度に前屈位の姿勢になっている．

【3】片麻痺患者の車椅子座位姿勢

　片麻痺患者の車椅子座位姿勢では身体が傾いて崩れていることが多い．麻痺の影響により①骨盤の傾斜・後傾，②体幹の側屈，などが起こるためであり，注意して評価・アプローチする必要がある（図 4-23）．頚部や体幹が傾き，殿部がずり落ちた姿勢で過ごしていると，異常な筋緊張や姿勢のゆがみを助長してしまう原因になる．非麻痺側上肢でアームサポートを強く把持したままの固定した姿勢保持や動作を習慣化させてしまうと，理想的な姿勢はおろか，目的にあった車椅子生活が困難になる場合もある．

【4】シーティングの実際

　片麻痺患者に実際にシーティングを実施した（図 4-24）．座面やシート奥行きに対してクッションや背あてクッションなどで調整し，車椅子用テーブルを使用した．結果，環境を少し調整するだけで，姿勢が変化することが伺える．
　座布団やクッションを車椅子の座面に敷くことや，フットサポートの調整などを行い，利用者の身体に車椅子を合わせてみることからはじめるとよい．シーティングを行った後はある程度時間が経っても姿勢の大きな崩れが起きてこないか確かめる．
　はじめに述べたように，シーティングは患者の活動性を重視するのか，安楽性を重視するのかで視点が変わる．まず安楽な離床を目的とするならバックサポートはゆったり寄りかかれる角度で，患者の背部や殿部，大腿後面は柔らかく広い接触面で支えられるとよい．活動を促していきたいときは，バックサポートは角度を小さくし，座面は硬さや角度などを調整して患者の身体が動きやす

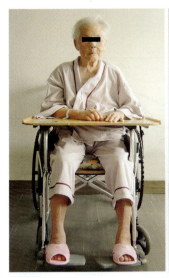 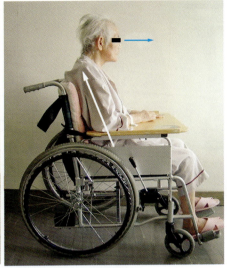

■図4-24　シーティング後の車椅子座位姿勢（右片麻痺）
左：前額面．麻痺側の身体の崩れは改善し，ほぼ正中になっている．また，強くアームサポートを把持していた非麻痺側上肢はリラックスしていることが伺える．
右：矢状面．実際にダンボールでスリングシートの弛みを補正し，背あてクッションでシート奥行きを調節．また，上肢・体幹の支持性のために車いす用テーブルを使用した．骨盤の傾斜が改善し，頚部・体幹の伸びが伺える．

いようにしていく．下肢を使って車椅子を自操するならば，座面の高さは足底接地が十分できる高さに下げる必要がある．シーティングは患者の状態に合わせて変化させていくものであることを忘れないようにしたい．

また，標準型車椅子は高齢者の身体寸法からみるとシート幅は広すぎるため，殿部が左右にずれ，体幹が傾きやすい[2]．標準型車椅子を使用する場合，シーティングには可能な限りの工夫，調整を心がける．

B 車椅子の点検と工夫

車輪の空気圧を確認し調整する．タイヤの空気圧が低いと，ブレーキが利きにくくなり（図4-25），移乗動作時に車椅子が動き危険である．また空気圧の低下は床面との摩擦を増大させ，車椅子を動かすときの負担が大きくなる．両側のタイヤの空気圧差が大きいと圧の低い方へ車椅子は曲がりやすく，これも車椅子の操作性を損なう．片麻痺患者が片手片足駆動をする場合，車椅子はできるだけ操作しやすい状態にする．点検不良・適合不良の車椅子の操作は，患者の痙性を増悪させる可能性がある．空気の漏れは虫ゴム（図4-26）の劣化が原因の場合もあり，空気が抜けていたらまず虫ゴムを確認する．フットサポートは図4-27のネジを緩めると動かすことができる．

シートのたわみが強すぎると大転子部への圧迫が強まり痛みや褥瘡を誘発する．また，座面中心からわずかにずれて座っただけで骨盤の傾きく大きくなる（図4-28）．ボール紙を重ねてたわみを

4章 身の回りのことができるように！

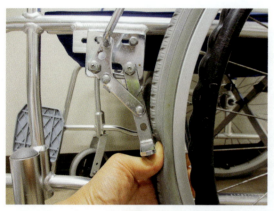

■図 4-25　ブレーキの構造
ブレーキ金具がタイヤを押えるので空気が抜けていると固定できない．

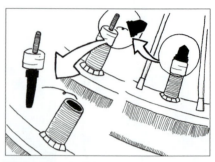

■図 4-26　虫ゴム

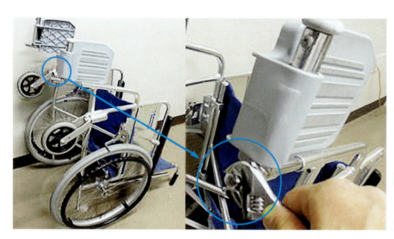

■図 4-27　フットサポート調整ネジ
ネジを少し緩めると上下に動かせる．

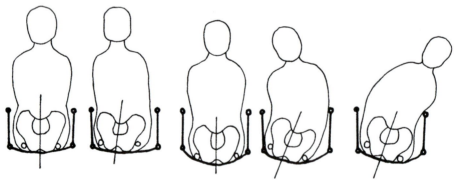

■図 4-28　シートのたわみの影響

軽減させる工夫や，既製品として通常の椅子のような硬い座面とクッションがセットになったものがある（図 4-29）．側方不安定性に対してはクッションやバスタオルを丸めたもので支えたりするが，骨盤と胸郭を支えるパットの入ったバックサポートに装着する既製品もある（図 4-30）．

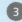 3 車椅子でのシーティング

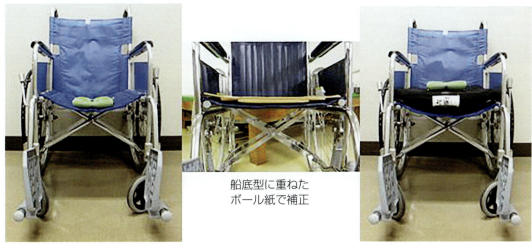

たわんだシート　　　船底型に重ねた　　　既製品クッション
　　　　　　　　　ボール紙で補正

■図 4-29　スリングシートの補正
たわみの強いシートは張り替えるか，船底型にボール紙を重ねたものや市販の製品など使用して補正する．

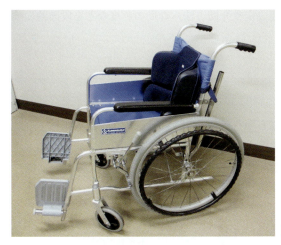

■図 4-30　姿勢保持クッション

> ▶ 先輩からのアドバイス
>
> 「モジュラー型の車椅子があればなぁ．」もちろんです．でも，標準型しかなくてもできるだけの工夫はしたいものです．日頃いろいろ考えて工夫していると，車椅子を選ぶことができる時，あるいは作製することができる時には，その患者さんに最適のものを提供できる療法士になれるのではないでしょうか．

■文献　1）廣瀬秀行，木之瀬隆．高齢者のシーティング．第 2 版．東京: 三輪書店; 2014. p.1, 63, 79-80.
　　　　2）日本リハビリテーション工学協会 SIG 姿勢保持．小児から高齢者までの姿勢保持．第 2 版．東京: 医学書院; 2012. p.131.

〔根岸映子，椎野良隆〕

4 排泄動作

> **エッセンス**
> ✓ 排泄動作は，患者・家族ともに自立の希望が高い動作である．
> ✓ 排泄動作は複数の動作が関連しているため，患者の基本動作能力の評価が重要である．
> ✓ 一連の動作のどこに問題があるのかを多面的に評価することが大切である．

「排泄」は，その行為に人の尊厳が伴うため，すべての人が何とか最後まで自分で行いたいと願う[1]，自立のニーズが高い行為である．排泄動作の支援を考えた時，患者の基本動作能力の評価，動作のどの段階の練習が必要かを見極め，場面設定や介助方法，介助の程度などを段階的に検討していかなくてはならない．

A 排泄動作の評価

排泄動作の過程は，①起居・移動動作，②立ち座り動作，③方向転換，④下衣の上げ下げ動作の4つの要素を含む．そこに後始末の動作，排泄用器具類の操作（トイレットペーパーや温水洗浄機器，水洗バブル，コールスイッチ）[2]などが加わった複合動作である．また，場所の選択，清潔感，習慣などの精神機能も要求される[3]．

【1】排泄動作の流れ

尿意・便意を感じてからの排泄動作の流れを図4-31に示す．排泄動作は，起居・移動動作と更衣動作を含む複合的な動作である．

【2】排泄動作の評価

排泄動作は生活のなかで行う頻度が高いが，動作方法は1つではない．患者の動作能力や習慣，時間帯などでも変化する．そのため，一連の排泄動作を患者の基本動作能力，動作方法，環境に分けて評価すると理解しやすい（表4-4）．

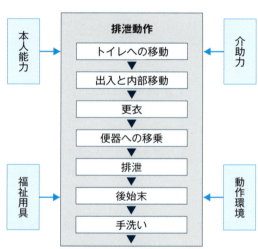

■図4-31 排泄動作の流れ
（白山真由子．排泄．In：生田宗博，編．ADL作業療法の戦略・戦術・技術．2版．東京：三輪書店；2005. p.217, 219[1]）

■表 4-4　評価のチェックポイント

身体機能	・麻痺や感覚障害 ・体幹の支持性 ・起居・移乗動作能力，トイレまでの移動能力 ・座位または立位での更衣動作 ・更衣動作に必要なリーチ能力と可動域 ・排泄後の後始末 ・排泄用器具類（トイレットペーパー，水洗バブル，コールスイッチ，温水洗浄機器など）[2]の操作
精神機能	・トイレの場所や道順の理解 ・一連の動作（習慣どおりの順序）の理解 ・病院や施設で安全に動作が行えるトイレの選択 ・車椅子の安全確認（ブレーキ確認や位置どり）
物的環境	・トイレまでの距離 ・環境（ドアの設計，手すり，段差，広さなど） ・トイレ様式（洋式 or 和式） ・福祉用具（ポータブルトイレ，尿器，特殊尿器，補高便座，オムツ類）
人的環境	・介護力（マンパワー） ・排泄の頻度や時間帯
意欲・心理的要素	・元々の排泄方法 ・自立への意欲や希望している排泄方法
自立に向けての関連項目	・尿意や便意の有無 ・尿意・便意を感じてから排泄するまでの時間 ・排泄方法の違い（日中と夜間） ・医学的な処置や内服の有無（神経因性膀胱，留置カテーテルや人工肛門など含めて）

B 排泄動作訓練の実際

　トイレで排泄することは自立への第一歩である．爽快感なども伴うので訓練に対するモチベーションも高い患者が多い．ベッド上排泄（尿器など）からポータブルトイレや病棟のトイレへと段階的に評価・訓練をすすめていく．失敗体験にもつながりやすいため，本人の気持ちや基本動作能力をしっかり評価し，他スタッフとも協力して徐々にトイレでの排泄の経験を重ねていく．

【1】起居・移動動作

　立位保持や歩行が困難であれば移動に車椅子を使用することがある．その際移動は介助が必要なのか，自操が可能なのか評価する．動作能力の向上に伴い，介助での車椅子移動から，車椅子自操の練習を開始するなど，介助量を段階的に減らしていく．日中と夜間で動作能力に違いがあることが多く，歩行での移動が可能になってきても夜間は車椅子を使用する場合も多い．またドアやカーテンの開け閉めも安全にできるかの評価が大切である．

【2】座位保持・立ち座りの動作

　便座での座位保持は排泄や後始末の動作に影響する．麻痺の影響や長期臥床のため，腹圧が弱

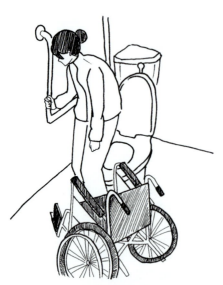

■図 4-32 手すりを使用しての移乗（左片麻痺）
縦手すりは立ち座りの補助に，横手すりは座位バランスの補助に効果的である．縦手すりの上の方を強引に引き寄せるようにして掴むと痙性や筋緊張を高めてしまうことが多い．意図的に縦手すりの低い部分を掴むよう指示すると，前方へ重心移動しやすく，異常な反応を抑制した移乗動作へつながりやすい．

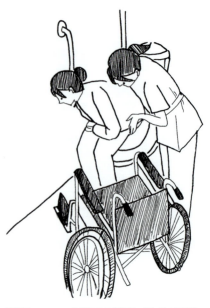

■図 4-33 介助での移乗（左片麻痺）
麻痺側下肢の支持性が弱いなど麻痺側下肢の踏み出しが困難なため，膝や足部がねじれないように注意した介助や下肢をフットサポートにぶつけないように注意が必要である．患者の姿勢や動作能力に応じて患者の正面から介助する場合もある．

かったり，運動量が少なく自力で排泄できない場合があり[4]，腹圧を介助することもある．排泄時に前傾姿勢が保持できるかが関与するため，座位で踵が床につくように注意する[4]．また排泄に伴い急な血圧低下などが起こる場合もあるため，普段の排泄状況の確認も大切である．後始末の動作は前方からふく場合，側後方からふく場合，後方からふく場合があり，患者の股関節外転と殿部への上肢のリーチ機能，前方への座位バランス能力が必要である[1]．患者の入院前の習慣や動作能力に合わせて評価，指導する．立ち上がり動作は，麻痺側の支持性が不十分な場合，非麻痺側で手すりにつかまり，非麻痺側下肢への重心移動を促すように介助・指導する（図 4-32, 33）．座る時は，麻痺側下肢の膝折れにより姿勢が崩れ，勢いよく座ることがあるので注意が必要である．排泄動作は頻度も多いため，習慣の中で身体の支持性が向上し，動作が安定してくる．

【3】方向転換

方向転換には，非麻痺側の下肢を 1 歩出せる（ステップ）場合と出せない場合がある．どちらも手すりを使用し非麻痺側を軸に向きを変えるのが安全である．ステップができない場合，立ち上がる前に移乗する側の下肢を少し前に出して行うとよい（図 4-34）．また，ステップを行うためには麻痺側の支持性（膝折れしない程度）が必要であり，麻痺側の支持性を上げる訓練（98 頁，図 3-28 参照）などを行う場合がある．これは歩行動作にもつながる重要なポイントである．

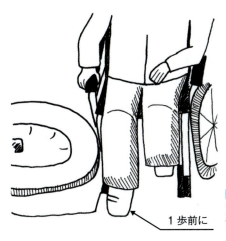

■図 4-34　移乗時の下肢の位置（左片麻痺）
ステップが困難な場合には，移乗する側の下肢を少し前に出すと足が絡まることなく，介助も行いやすい．

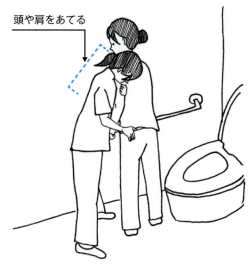

■図 4-35　介助での更衣動作（左片麻痺）
立位保持が不安な場合は療法士自身の体（頭や肩）を当てて安定させる．

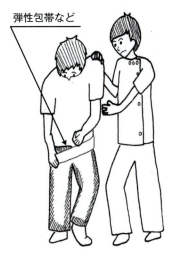

■図 4-36　トイレ動作の模擬訓練（左片麻痺）
把持しやすく，伸縮性のあるもの（弾性包帯など代用可能）を利用しズボンの上げ下げをイメージしながら行ってもらう．ゴムなどの伸縮性を調整することで段階的な上肢機能の評価・訓練に役立つ．立位保持が困難な場合には，手すりやテーブルを利用して行ってもよい．

【4】下衣の上げ下げ動作

　下衣の上げ下げには，非麻痺側で体重を支持し安定した立位をとり，体幹を非麻痺側へ側屈させながら，より非麻痺側へ重心移動させて，両膝関節をやや屈曲する立位を獲得することが大切である[1]．立位保持が安定している場合には，安全面に配慮しながら自分で更衣動作を行えるように支援する．立位保持が不安定な場合には，壁側の手すりで体幹を支えると，脱衣がしやすくなる[1]．療法士は麻痺側で介助を行う（図 4-35）．立位保持が困難な場合に座位姿勢で体幹を左右に傾けて行うこともある．膝下までの下衣の上げ下げ動作は，立位バランスの安定性が必要であり，恐怖感も加わり，筋緊張が高まりやすく，姿勢が崩れやすいので注意が必要である．

　弾性包帯を腰に巻きつけ上げ下ろしする動作訓練方法は，実際場面での非麻痺側上肢の操作に伴う重心移動や体幹機能，左右の身体認識の向上につながる（図 4-36）．

C 動作獲得に向けた支援

　在宅で，安全で安心した生活を送るためには，家族のニーズを満たした環境調整が必要であり，その環境で動ける本人の能力と家族の協力が大切である．入院生活だけでなく在宅における排泄環境を十分考慮して訓練を行うことが重要である．

【1】福祉用具の選定

　患者のできる部分を生かし，道具を上手に利用することも大切である．また，できない部分は無理をせず福祉用具などを活用し自立できる生活を支援する．人工肛門や留置カテーテル，オムツの場合は，衣類，脱臭機能，温水洗浄機能，外観（家具調）にも考慮が必要である．

■選定のポイント
- 座位がとれない場合　　　　　：尿器，特殊尿器（安楽尿器など）の検討
- トイレまで移動できない場合：ポータブルトイレの検討（部屋に違和感なく設置できる家具調タイプなどもある）
- トイレまで移動できる場合　：補高便座や手すりなどの検討（図4-37）

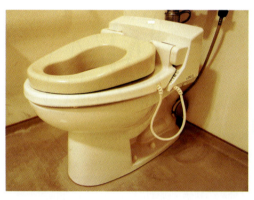

■図 4-37　補高便座
便座に重ねて使用するだけで立ち座りのしやすさにつながる．優しい座り心地のため，痩せている方，長時間使用する人にも使用できる．患者・家族のニーズに合わせて紹介できるとよい．

【2】環境調整

　排泄動作自立に向けた環境調整に必要な評価項目には表4-5に示すようなものがある．

■表 4-5　評価項目

・トイレまでの移動方法	・手すりの有無
・ドアの形態	・トイレの形態（洋式 or 和式）
・段差の有無	・床面の材質
・全体の空間スペース	・排泄用器具類[2]の有無と位置

【3】多職種連携・家族指導

　排泄の問題ではしばしば本人と家族の訴えが違い，主訴が簡単に解決できそうでもその裏に大きな問題が潜在していることがある[1]．在宅生活では介護者の状況（健康状態，体力など），家族の

状況，生活歴，価値観などが大きく変化する．まずは病棟生活での排泄動作自立に向けて，病棟スタッフとどこまで動作が可能であるか，どんな介助が必要であるかを共有し，生活場面で実践できるよう支援を検討していく．生活リズム（日中と夜間）に応じた排泄方法を適切に検討し，家族指導することが必要である．

D おわりに

　排泄動作時のどこに問題があるのか，訓練で解決可能なものなのか，医学的な治療が必要なのか，環境調整で可能なものなのかを多面的に評価し，段階的に進めていかなければならない．排泄動作は，患者・家族ともに自立の希望が高い．一方で，精神的な不安も大きい動作である．身体機能面だけでなく，精神的な面も含め原因を追究し，排泄動作全般を視野に入れアプローチしていくことが重要である．

Point
- 病棟で排泄動作自立を目指すとき，患者の動作能力を病棟スタッフに見せながら誘導のタイミングを計る．
- 夜間の排泄状況は看護師に確認する．
- 高齢で円背の患者は，立ち上がりだけでなく，下衣操作も姿勢的に行いにくい場合がある．どこに問題があるのか，どのような工夫が必要なのか考えることが重要である．

先輩からのアドバイス

排泄ってデリケート！
　昼はパンツだが夜はオムツがなかなかはずせないという患者さんはいませんか？ なぜ，本人ははずしたくないのか？ 「実は，間に合わないこともあるので心配ではずせない….」夜間の失禁ではなく，失敗を気にしているためはずせないのです．排泄の自立は目標ですが，患者さんの希望を尊重して，ゆっくり訓練をすすめる時があります．

■文献
1) 白山真由子. 排泄. In: 生田宗博, 編. ADL作業療法の戦略・戦術・技術. 2版. 東京: 三輪書店; 2005. p.217, 219.
2) 土嶋政宏. 排泄動作. In: 日本作業療法協会学術部, 編. 作業療法マニュアル1 脳卒中のセルフケア. 東京: 日本作業療法士協会; 1995. p.29.
3) 早川宏子. 排泄活動. In: 酒井ひとみ, 編. 第11巻作業療法技術学3 日常生活活動. 東京: 協同医書出版; 2009. p.21.
4) 寺田桂子. 排泄・入浴と動作能力. In: 生田宗博, 編. ADL作業療法の戦略・戦術・技術. 2版. 東京: 三輪書店; 2005. p.206, 209.

〔須藤美代子，椎野良隆〕

5 更衣動作

> **エッセンス**
> ✓ 更衣動作では，意欲や必要性も個人により異なるため，患者の意欲や，習慣，ニーズとともに，患者がどのように行っていきたいかを把握する．
> ✓ 入院中でも着替えをすることでメリハリのある生活になり，身体的，精神的にもよい効果が得られる．
> ✓ 患者が自然に生活のなかで気付いて行えるような，生活リズムを意識した訓練を進めていくことが大切である．

　更衣動作は，整容動作同様に「身だしなみを整える」動作で，自己を清潔，快適に保ち，見栄えをよくするためのあらゆることが含まれ，日常生活を送る上で重要な役割を持つ動作である．
　朝・夕の着替えにより生活にメリハリができ，社会性の向上や認知機能低下の予防にもつながる．

A 更衣動作の評価

　更衣動作は，個人の生活習慣や年齢，性別などによって様々な方法があり，意欲や必要性も異なる．「動作ができない」という視点だけでなく，なぜできないのか，どのようにすると可能なのかという視点で動作を評価していくとよい．

【1】更衣動作の範囲

　動作はベッド上の座位姿勢から開始することが多いが，徐々に立位での動作訓練に移行していく．更衣動作はそれぞれの動作獲得だけでなく，心身機能の改善，生活リズムの改善につながる．それぞれの動作に含まれる範囲を示す．

■更衣動作
・上着（かぶり着，前開き着）
・ズボン（ゴムつき，ベルトつき）
・肌着　　・靴下　　・靴，装具

【2】更衣動作の評価

　更衣動作は，日常的なことであり訓練への動機付けとしても導入しやすい．実際に洋服を選び着替えを通して評価・訓練を進めていくことが多い．患者の基本動作能力と動作方法，精神機能，環境を評価する（表4-6）．環境調整しつつ，生活の中で日常的に行えるよう支援していくことが大切である．

■表4-6 評価のチェックポイント

身体機能	・麻痺や感覚障害 ・非麻痺側の可動域制限や筋力低下 ・動作に必要な可動域と上肢のリーチ能力 ・座位や立位で更衣動作を行えるバランス能力 ・麻痺側の参加状況 ・痛みの程度 ・起居移乗動作，車椅子または歩行での移動能力
精神機能，高次脳機能	・半側空間無視 ・着衣失行や身体失認 ・一連の動作の道具準備や操作能力 ・記憶・認知機能 ・一連の動作を行う集中力
意欲・心理的要素	・もともとの習慣や方法 ・関心や必要性
物的環境	・ベッド周囲の環境調整（必要な物は近くに置く） ・福祉用具や自助具の利用
人的環境	・介護力（マンパワー）

B 更衣動作訓練の実際

　片麻痺患者が，端座位で足を組み，手を足元まで伸ばして靴や靴下を履く様子をみかける．また，シャツを着る場合は非麻痺側の手で麻痺側のほうから大きく衣服を回す場面が多く見られる．最後まで行うには時間と労力を費やし不完全な状態で終ることも多い．これらの動作で重要なのは座位バランス能力とリーチ動作能力，上肢の操作・巧緻性である．そこに動作手順の工夫や道具を利用することで自立を支援していく．

【1】 座位バランス能力

　更衣動作では上肢のリーチ動作能力や下肢を持ち上げたり，組んだときのバランス能力が重要になってくる．訓練では座位バランス訓練や，非麻痺側を用いた粗大動作訓練，巧緻動作訓練などから実施する．

　さらに弾性包帯を用いた模擬的な動作訓練を行うと，衣服と自分の身体との関係や更衣動作時に必要な重心移動が経験でき，実際の着脱訓練に移行しやすい場合がある（149頁，図4-36参照）．

　更衣動作はすべて端座位や立位で行うのがよいとは限らない．例えば，立位でズボンをはくのが困難な場合，臥位や長座位になって行う場合もある．

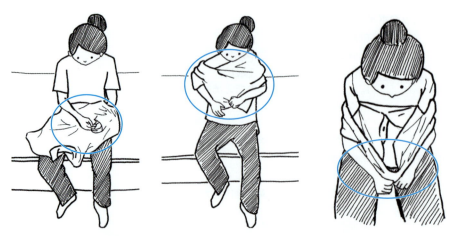

■図4-38 かぶり着の着脱（左片麻痺）
①麻痺側の袖を通す：端座位にて膝の上に衣服を広げる．衣服の裏表・左右・上下を確認し，衣服の後ろが正面になるようにする．非麻痺側手で衣服を手繰り寄せ，麻痺側手から通す．
②非麻痺側の袖を通す：非麻痺側手も袖の肘上まで通し，同様に麻痺側も肘上まで通す．
③襟に頭を通す：衣服の後ろを非麻痺側でつかみ，襟元まで手繰り寄せ，首を前屈して頭を通す．
④背部の衣服を整える：襟や麻痺側側などの仕上がりが整っていない時は，鏡などで確認する．

【2】両上肢の操作・巧緻性

ボタンが片手で留められるのか，麻痺側手はどのくらい使用できるのか，ファスナーを留めるときの把持が可能か，袖を通すときに麻痺側上肢は保持できるのかなどを評価する．

【3】自立のための訓練

実際に動作を行いながら，洋服の上下・左右・裏表を間違えていないか，袖を片方通し忘れていないかなどの認知面も考慮し，繰り返し動作訓練していくことが大切である．布の材質や衣服の形態によっても，難易度が変わるため注意する．また一般的に衣類は身体にピタッとしたものではなく，多少緩めのものがよいとされている．手が動かないから着られないのではなく，どのように工夫するとできるのかという視点で指導を行っていくことが大切である．

a. かぶり着の着脱（図4-38）

動作手順を，①麻痺側の袖を通す，②非麻痺側の袖を通す，③襟に頭を通す，④背部の衣服を整える，の4つに分けて評価・訓練をすすめる．脱ぐ場合はこの逆を行う．また麻痺側手を通したら頭を先に通す場合もあるので，患者の病前の習慣などに合わせて実施していく．

b. 前開き着の着脱（図4-39）

動作手順を，①非麻痺側手で麻痺側の袖を通す，②麻痺側肩まで袖を十分引き上げる，③非麻痺側で衣服を背中に回し非麻痺側の袖を通す，④衣服を整え（特に肩周辺），ボタンをかける，の4つに分けて評価・訓練をすすめる．脱ぐときは，着るときとは逆に非麻痺側から脱いでいく．

c. ズボンの着脱（図4-40）

ズボンの着脱は端座位から立位姿勢で行う場合と，臥位で行う場合がある．前者の場合，ズボンを麻痺側下肢，非麻痺側下肢の順番で通した後，立位姿勢となりズボンを腰まで引き上げる．後者

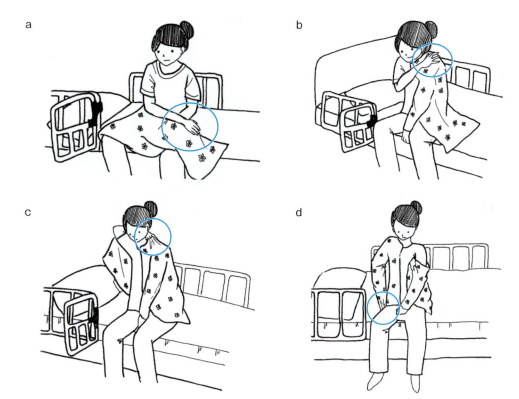

■図 4-39　前開き着の着脱（左片麻痺）
①非麻痺側で麻痺側の袖を通す（a）：端座位姿勢にて膝の上に衣服を広げ，裏表・左右・上下の確認を行う．
②麻痺側肩まで袖を十分引き上げる（b）：上衣の袖は麻痺側から手・肘・肩と順番に通していく．
③非麻痺側で衣服を背中に回し（c），非麻痺側から袖を通す：麻痺側の肩まで袖を通して衣服の襟を持って背中に回し，非麻痺側の袖を手探るようにして通す．非麻痺側の肩を大きく前方に回すようにして袖を通すと服のよじれを直しやすい．袖を殿部に挟んで動かないよう工夫するのもよい．
④衣服を整え（特に肩周辺），ボタンをかける：脱ぐときは，着るときとは逆に非麻痺側から先に脱いでいく．非麻痺側の袖を脱ぐときは殿部に挟んで脱いでいくのもよい（d）．また，はじめに麻痺側の肩の部分を外しておくと動作が容易である．

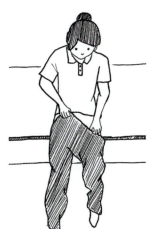

■図 4-40　ズボンの着脱（左片麻痺）
麻痺側下肢を持ち上げ，ズボンを通し，非麻痺側下肢を通している様子である．この時，麻痺側肩や骨盤が後退する姿勢となり，注意が必要である．

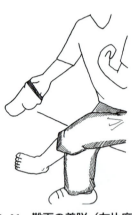

■図 4-41　靴下の着脱（左片麻痺）
座位にて下肢を組み，靴下の口から手指（第1から5指）を入れ，拇指を掌側外転することで，靴下の口が開く形になる[1]．

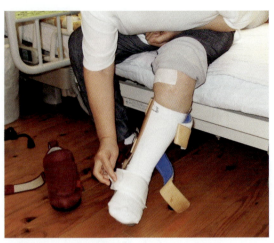

■図 4-42　装具の着脱の一例（左片麻痺）
装具を床において踵からはめ込むようにして履いている．在宅生活を考えるとき，座位だけでなく，床に座った状態でも履けるように訓練することも大切である．

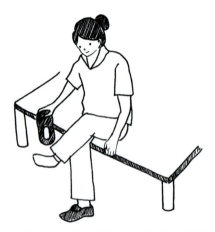
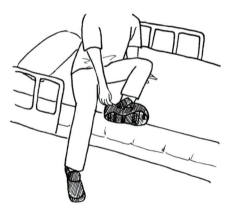

■図 4-43　靴の着脱の一例（左片麻痺）
左： 靴や装具，下衣の着脱は足を組んで行うこともある．
右： ベッド上に乗せた状態で履く場合もある．靴の踵部を持って，靴を小趾のほうから母趾側にかぶせるように履き，足指が入ったら踵部を入れる．

は長座位で行うため，基本動作に加え，仰臥位での殿部挙上の能力が必要である．

d. 靴下・靴・装具の着脱（図 4-41〜43）

靴下・靴・装具の着脱は，在宅生活において，外出の準備，外出先でも必要であり，見落としてはいけない動作である．また，入院生活においては，離床時に靴を履く必要があるため，身近な身辺動作として支援する必要性が高い動作である．

C 動作獲得に向けた支援

　更衣動作の障害が，動作のどの部分に問題があるのかを考え，機能的なアプローチがよいのか，道具を用いることがよいのか，介助が必要なのかを見極めながらアプローチしていくことが重要である．機能回復が困難な場合や障害が残存する場合，自助具の活用は1つのアプローチである．また，誰がどこまで介助してくれるのか，ヘルパーや訪問看護の必要性の検討なども重要となる．

【1】自助具の選定

　自助具は，形状や素材，重さも様々であり，目的動作や能力などにより，選択する．

> ■選定のポイント
> ・関節に制限や痛みがある場合：リーチャー，ソックスエイドなど
> ・手指の巧緻性低下がある場合：ボタンエイドなど

【2】環境調整

　朝着替えをして寝る前にパジャマへ着替える1日の生活の流れを考えたとき，患者の動作能力に応じた環境調整が必要となることがある．洋服の出し入れはできるのか，着替えはどこで行うのか，ベッド周囲で行う場合にも手すりなどが必要かどうか，必要なものはすぐに手の届くところにあるのかなどを十分考慮し指導を行うことが大切である．

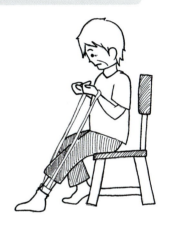

【3】多職種連携・家族指導

　更衣動作が自立することは望ましいが，すべてのケースで自立することは難しい．動作だけでなく，"自分の好きな洋服を選ぶ"ことも出かけるモチベーションにつながり，精神的・身体的にも大きな影響を与える．病棟スタッフや家族の協力によって動作がスムーズに行えたり，選ぶ楽しみが増える．生活の幅を広げるためにもリハスタッフの助言や協力依頼することが重要である．

D おわりに

　更衣動作は毎日の習慣であるため，実際の日常場面から訓練を開始することが可能である．着替えをすることで時間を意識したり，生活にメリハリが生まれる．また，次の活動への意識付けにもなり，他者との交流を楽しむ第一歩に繋がる．

> **Point**
> - 動作訓練を進めていくとき，座位バランス能力とリーチ動作能力，上肢の操作・巧緻性が重要である．そこに動作手順の工夫や道具の利用も含め自立を支援していく．
> - 洋服に着替える過程だけでなく，準備する，選択する楽しみも重要！

先輩からのアドバイス

入院しても身だしなみって大切！

　入院すると患者さんは，パジャマで化粧もせず，義歯も外してしまうことが多く別人のように見えます．

　周りがパジャマだし，自分もそろえなくちゃいけないと思い，気持ちまで暗くなってしまう患者さんもいます．療法士は，訓練のスタートを着替えや身だしなみを整えるところからアプローチしましょう．周囲から「今日は素敵なスカーフで雰囲気が違いますね」なんて褒められたりします．少しずつ患者さんの意識が変わります．お互い褒め合ってみんなが元気になると，病棟の雰囲気もより良くなるかもしれません．

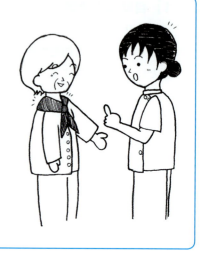

■文献　1) 川上直子. 更衣動作. In: 生田宗博, 編. ADL 作業療法の戦略・戦術・技術. 2 版. 東京: 三輪書店; 2005. p.201.

〔須藤美代子，椎野良隆〕

6 整容動作

> **エッセンス**
> ✓ 整容動作では，必要性も個人により異なるため，患者の意欲や，生活習慣にあわせて支援していく．
> ✓ 多項目で構成されている活動であり，両手の活動が多く身体機能面，認知機能面への評価・アプローチとしても有効である．
> ✓ 整容動作は比較的容易な動作であり，ベッド上での生活でも早期から介入可能である．また，身だしなみを整えることで身体的，精神的にもよい効果が得られる．

　整容動作は，いわゆる更衣動作同様「身だしなみを整える」動作で，自己を清潔に，快適に保ち，日常生活を送る上で重要な役割を持つ動作である．整容動作は日常生活の中で後回しになりがちな動作であるが，自己認識を向ける手段として非常に有効な行為であるといえる[1]．また，口腔ケア，義歯管理は摂食嚥下機能の維持・向上にも大きな影響を与える．

A 整容動作の評価

　整容動作には，両手の活動が多く，巧緻性や協調性を必要とする．また患者の生活習慣や年齢，性別などで方法が変わることもある．動作をどこで行い，何ができていて，どうやったらできるのかという視点で環境や動作を評価していくとよい．

【1】整容動作の範囲

　動作はベッド上から開始することが可能である．徐々に洗面台などへ活動場所の変更と姿勢を座位から立位での動作訓練に移行していく．整容動作はそれぞれの動作獲得だけでなく，心身機能の改善，生活機能全般の改善に繋がる．それぞれの動作に含まれる範囲を以下に示す．

> ■整容動作
> ・口腔ケア　・手（足）洗い　・整髪　・洗顔　・爪切り，鼻かみ，耳の清掃
> ・髭剃り　・化粧

【2】整容動作の評価

　整容動作は，訓練への動機付けとしても導入しやすく，実際の物や道具を使用して評価・訓練を進めていくことが多い．患者の基本動作能力と動作方法，精神機能，環境を評価する（153頁，表

4-6 参照).生活の中で自然に行えるように支援していくことが大切である.

B 整容動作訓練の実際

　整容動作は,多項目で構成されるものが多く,両手の活動で巧緻性,協調性を必要とする活動である.そのため,自分の身体と道具の認識や,操作性なども評価しつつ,患者の習慣やニーズに合わせて訓練を進めていく.

【1】口腔ケア（図 4-44）

　片麻痺患者の特徴として,麻痺側の口腔周囲筋が弛緩により可動性が低下するため顎や口の動きが鈍くなったり,筋の過緊張や発話の減少のため開口障害が起こるなど,口腔機能が低下する[1].歯があることでよく噛むことができ,味を感じやすくなる.口腔ケアの際にはブラッシングだけでなく,義歯の管理や摂食嚥下障害のある方への歯磨きやうがい指導なども重要になってくる.

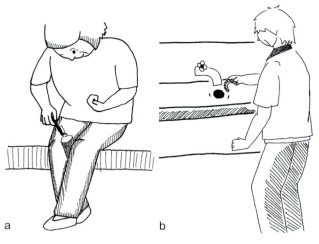

■図 4-44　口腔ケア（左片麻痺）
a：歯磨き.麻痺側手がうまく使えないため,ハミガキ粉を両下肢で挟んで行っている.
b：義歯の洗浄.食事後実際に洗面台で行っている.

【2】洗顔（図 4-45）

　洗顔は,単に顔を洗うだけでなく,石けんの使用やタオルでのふき取り動作など様々な動作を考慮していかなければならない非常に難易度の高い動作である[1].病院ではベッド上でタオルを使用して行う場合も多いが,移動が可能な方は,立位や上肢機能訓練を促しながら積極的に洗面所で実施する.

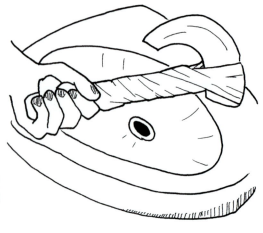

■図 4-45　片手でのタオル絞り
蛇口にタオルを巻きつけて行うのが簡単な方法である.入浴などの時は,膝にタオルを挟んで実施することもある.

【3】髭剃り

髭剃りは，カミソリや電気シェーバーなどを用いる方法がある．片麻痺患者では，顔面麻痺や感覚障害などの影響で剃り残しが出現しやすい．また髭剃りをスムーズに顔の面に沿って動かすことが難しかったり，細部まで剃ることが困難となる[1]．剃り残しに対して，鏡を利用しての誘導と確認をする．道具が使用できない場合，実際に使用している道具で介助誘導しながら，成功体験を増やしていくようにする[1]．

【4】手（足）洗い（図4-46）

手洗いは，清潔を保つだけでなく，感覚障害，半側空間無視，身体失認などへのアプローチにもなる．日常的に麻痺側手を自らの手で触れることは他の動作にもよい効果をもたらす[1]．足の清潔を保つことは白癬などの予防にも繋がる．

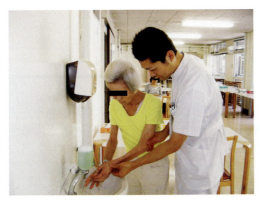

■図 4-46　手洗い（左片麻痺）
麻痺側は屈曲位をとりやすく，手掌や手指も屈曲している．
療法士が麻痺側の肘と手関節を支え，肘の伸展と前腕の回外，手関節の背屈を促す．

【5】爪切り（図4-47, 48）

視力の問題，感覚の問題などもあるため，爪切りには介助を要する場合が多い．図4-47, 48のように自助具を利用する患者もいるが，床に爪切りを置き，非麻痺側の踵部で押して非麻痺側手の爪切りを行う患者もいる．

【6】化粧

女性にとって重要な身だしなみの行為の1つである[1]．化粧には，気分転換や楽しみ，心理的安心などの意味合いがある．周囲の反応も変わるので本人の意識も変わる効果がある．退院後に髪型や服装の変化とともに化粧により「別人」となり，私たちを驚かすことも少なくない．

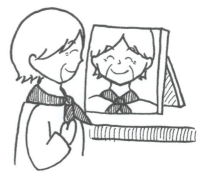

【7】整髪

整髪は，セッティングすれば可能なことが多い．高次脳機能障害がある場合，繰り返しの動作学習と仕上がりの確認の習慣化[3]が重要であり，評価・訓練の1つにもなりうる．

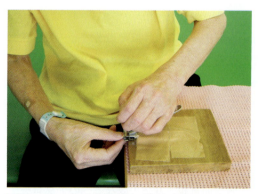

■図 4-47 台付き爪切り（左片麻痺）
非麻痺側の手を普通の爪切りを使って麻痺側の手で切ることは困難である．台付き爪切りが動かないように，滑らないマットの上におき，麻痺側手で押して爪切りを行っている様子である．片手用爪切りや麻痺側手・麻痺側腕で押して切れる爪切りなどが市販されている[3]．

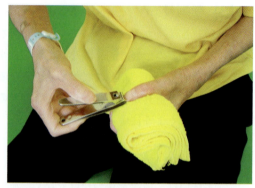

■図 4-48 爪切りの一例（左片麻痺）
タオルを持ち，手指を伸展させて切りやすい肢位をつくっている．

> **Point**
> ☑ 整容動作は比較的容易な動作であり，ベッド上での生活でも早期から介入可能である．
> ☑ 身体機能がよくなるにつれて「ベッド上→車椅子で洗面所へ→歩行で洗面所へ」と段階付けながら毎日の習慣として行動範囲を広げることが必要となる．
> ☑ 自立へのきっかけはみだしなみから！
> ☑ 実際の場面での介入がカギ！　です．

C 動作獲得に向けた支援

　整容動作の障害が活動過程のどの段階で起こるか，その原因を分析し，それぞれへの対応をどのような方法で援助するかという視点で考えることが大切である[2]．機能回復が困難な場合や障害が残存する場合，自助具の活用は1つのアプローチであり，特に道具の使用が多い整容動作においては有効である．また，誰がどこまで介助してくれるのか，ヘルパーや訪問看護の必要性の検討なども重要になってくる．

【1】自助具の選定

　自助具は，形状や素材，重さも様々であり，目的動作や能力などにより，選択する．

> ■選定のポイント
> ・関節に制限や痛みがある場合：長柄ブラシ・くし，など
> ・手指の巧緻性低下がある場合：台付き爪切り，吸盤付きのブラシ，太柄洗顔ブラシなど

【2】環境調整

患者の朝起きてから寝るまでの生活を考えるとき，動作能力に応じた環境調整が必要となる．その活動はどこで行うのか，ベッド周囲で行う場合にも手すりなどが必要かどうか，必要なものはすぐに認識しやすい色なのか，手が届く場所にあるのか，車椅子があれば洗面所に行けるのか，などを十分考慮し指導を行うことが大切である．

【3】多職種連携・家族指導

整容動作は，習慣的な活動であり早期から練習を開始しやすい活動であり，自分で行うことで達成感や爽快感を感じることができる．一方で病棟スタッフや家族も協力しやすい活動であり，介助にもなりやすい活動である．そのため，患者がどこまで自分でできるのか，どこから，どのような協力が必要なのかをしっかり見極め病棟スタッフや家族へ指導することが重要である．また周囲からの反応もすぐに返ってくるため，精神機能面への影響も大きい．

D おわりに

整容動作は毎日同じ動作を繰り返し，実際の日常場面で訓練し早期自立を促すことが可能である．はじめは鏡で自分の顔を見ることを嫌がる患者が多いが，身だしなみを整えることで，自己認識の高まりや生活のリズムの向上がのぞめる．また，他者との交流を楽しむことができ，さらにその人らしい生活の第一歩につながる．

> ▶ 先輩からのアドバイス
>
> **自助具は作ることもできる！**
> 　自助具には，たくさんの種類があります．しかし，患者さんの能力に合わせて微調整することが難しい場合もあります．手作りは，その人に合わせて作ることができるメリットがあります．患者さんの能力と生活環境を評価し，自分たちで道具を作ることも大切です．材料費，安全性，耐久性，フォロー体制なども忘れずにチェックしましょう．

■文献
1) 柴田八衣子. 整容とは. In: 生田宗博, 編. ADL作業療法の戦略・戦術・技術. 2版. 東京: 三輪書店; 2005. p.186-94.
2) 早川宏子. 身辺処理. In: 酒井ひとみ, 編. 第11巻作業療法技術学3 日常生活活動. 東京: 協同医書出版; 2009. p.19-31.
3) 田口芳雄. 脳卒中リハビリガイド 生活の質を高める100のコツ. 東京: 学習研究社; 2008. p.59.

〔須藤美代子，椎野良隆〕

7 入浴動作

> **エッセンス**
> ✓ 複数の動作が関連している難しい行為であるが，福祉用具を活用することで安全かつ容易に行える．
> ✓ 元々の習慣や基本動作能力の評価が重要である．
> ✓ 患者の入浴習慣と希望，能力に適した方法で支援する．

　日本人の文化としても入浴は好まれる活動である．入浴は心身の疲れをとり，身体の清潔を保つ上で重要な行為である[1]．身体の清潔を保持することは人間の基本的欲求である[2]．また，爽快感やリラックス効果，血液の循環・皮膚の生理機能の促進，趣味や楽しみとしてもよい．生命維持に直結する活動ではないが，社会生活において大事な行為である．
　安全に無理なく動作が行えるよう，患者の能力に適した方法で支援する．

A 入浴動作の評価

【1】入浴動作の流れ

　起居・移動動作，更衣動作など複数の動作が関連しており，ADLの中では難易度が高い．範囲が広いため，各動作別に分けて評価する（図4-49）．

【2】入浴動作の評価

　患者の動作能力と動作方法，希望，環境を評価する．元々の生活習慣や基本動作能力の評価が重要であり，ある姿勢（座位，立位など）の保持とある姿勢から次の姿勢へのスムーズな動作移行（立ち上がりなど）ができるかを考える[3]．
　入院直後で入浴をしていない場合や入浴経験が少ない場合，訓練室の模擬的な場面にて動作別に評価することもよい．心肺機能への負担も少なく，患者と療法士が余裕をもって行え，不安の軽減や自信の獲得にもつながる．
　一方，実際の浴室では裸での移動を行い，お湯にも入るので危険を伴う．更衣では脱衣は簡単だが，着衣が難しい．湯冷めがあるため，スピードも要求される（表4-7）．

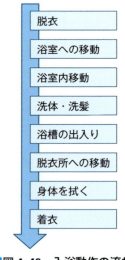

■図4-49 入浴動作の流れ
更衣，裸での移動，浴槽の出入り，洗体と複合的な動作である．

■表 4-7 評価のチェックポイント

• 身体機能	・麻痺の程度と麻痺側上下肢,体幹の支持性 ・感覚障害の有無,筋力,関節可動域 ・座位または立位での更衣動作能力 ・車椅子または裸足歩行での移動能力 ・洗体動作に必要な上肢のリーチ能力 ・座位,立位で浴槽を跨げるバランス能力 ・一連の動作を行える耐久性
• 精神機能	・シャワーやシャンプーなど道具の適切な使用 ・適度な温度設定と傷,火傷などへの配慮 ・電気,ガスの管理能力
• 意欲・心理的要素	・社会生活において必要性を感じているか ・元々の入浴習慣と希望している方法
• 物的環境	・脱衣所や浴槽までの移動距離と環境(扉の設計,床面の材質,手すり,段差,広さ,シャワーと浴槽の位置,椅子など) ・浴槽の形態:高さ・深さ・幅・奥行き ・浴槽の型:和式(据え置き),洋式(ユニットバス),和洋折衷式(半埋め込み)
• 人的環境	・介護力,マンパワー(介助できる量,頻度,時間) ・入浴する頻度,時間帯

B 入浴動作訓練の実際

　患者にとって,浴室という滑りやすく,狭い環境は転倒の危険もあり,過度に緊張しやすい.評価同様に訓練場所は患者の状態に応じて選択し,実際場面での動作が安心・安定して行えるように援助する.

　入浴時間帯,時間配分,気温,湯温なども患者の状態に合わせる.寒い時期は,昼間の入浴の方が体への負担は少ない.

【1】 浴室内移動

　浴室の床はタイル張りの場合は水に濡れると滑りやすい.浴室内移動は裸足であり,下肢装具は使えないため慎重に行う.動作が不安定で恐怖心がある場合,事前に裸足での動作訓練を行い慣らしておくとよい.歩行時には壁に手を当てて支えとするか,手すりを使用させることで安定する.

【2】 洗体,洗髪

　患者が洗える部分は洗ってもらい,洗えない部分を介助する.殿部や大腿後面は座位よりも立位の方が洗いやすいが,転倒に注意する.洗体が難しい部位としては背中,殿部,非麻痺側上肢,足先,足裏がある(図 4-50).ループ付タオルや洗体用ブラシなど自助具の使用も検討することで自立を促す(図 4-51).

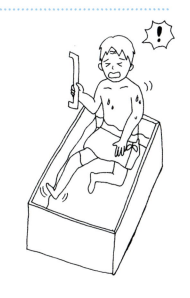

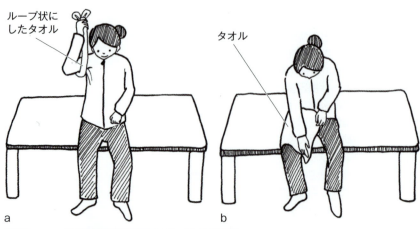

■図 4-50　非麻痺側上肢の洗い方（左片麻痺）
a：タオルをループ状にして持ち，回すようにして腋窩や肩を洗う．
b：タオルを大腿部に広げ，そこに上肢をこすりつけるようにして洗う．

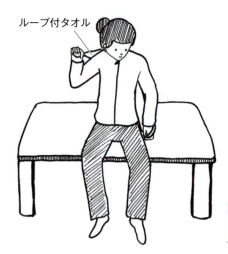

■図 4-51　ループ付きタオルの使用（左片麻痺）
タオル端のループを麻痺側手や手関節に引っ掛けて使う．
麻痺側手でのタオル把持が困難な患者によい．

　シャワーの位置は扱いやすいように調整する．
　背もたれや肘掛けは座位を安定させるが，その有無によって浴槽の出入りも含めた介助者の立ち位置や介助方法が異なることに注意する．

【3】浴槽の出入り

　浴槽への出入りは，片麻痺患者にとって難しい動作である．座位，立位ともに跨ぎ動作時には股関節の可動域と高いバランス能力が必要となる．しかし，手すり，浴槽内滑り止めマットおよび椅子，浴槽の縁と同じ高さの浴用椅子を用意することで難易度は下がる（図 4-52）．一般的な手順としては，椅子座位から浴槽への出入りを行うとよい（図 4-53, 54）．浴用椅子座位では，しっかりと足底がつくことを確認する．浴槽をうまく跨げない場合，麻痺側下肢を非麻痺側の手で持ち上げて補助する，体幹を後傾させて必要な股関節の屈曲角度を減らすことで，できることもある．立位で跨ぎ動作を行う場合は転倒に気をつけ，手すりを使用することもよい．環境面への配慮として

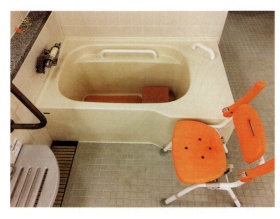

■図 4-52　浴槽内外の環境調整
手すり，浴槽内の滑り止めマット，浴槽の縁と同じ高さのシャワーチェア（幅 40 cm×奥行 35 cm 以上あれば概ね足りる），浴槽台を設置する．浴槽台を使用することにより，浴槽が深い場合の跨ぎ動作や浴槽内の立ち座りが楽になり，恐怖心を軽減できる．

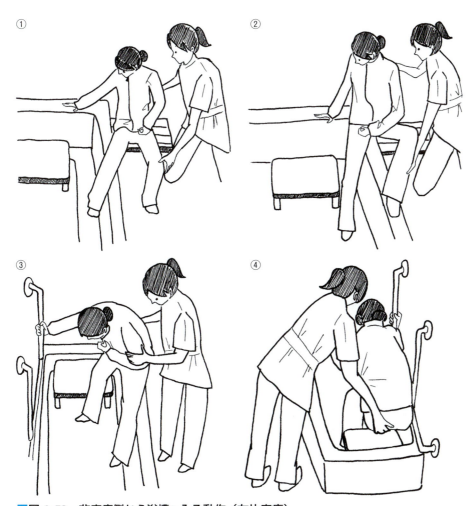

■図 4-53　非麻痺側から浴槽へ入る動作（左片麻痺）
浴槽の構造を確認させ，一度動作を行って見せることもよい．①非麻痺側手で手すりや浴槽の縁をつかみ，浴槽内に非麻痺側下肢を入れる．②殿部を非麻痺側へ移動させ，麻痺側下肢を入れ，身体を浴槽側へ向ける．③壁側の手すりや浴槽の縁をつかんでおじぎをさせるように体幹を前傾して立ち上がる．④身体の向きを変えて座る際，療法士は殿部に手を当て，身体を安定させている．

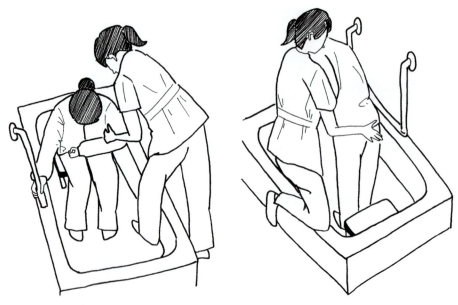

■図 4-54　浴槽から出る動作（左片麻痺）
浴槽へ入る動作の逆の手順で行う．療法士は片足を浴槽へ入れる，椅子の上に膝をつくなど，患者に接近して自身の体を安定させて援助する．

は，お湯を張る量（少ないと落ちるように感じる），石けんの流し方，声かけ（大きな声で誘導すると反響して響く）に注意が必要である[4]．

　浴槽内はお湯による浮力が生じ，立ち座り時の体重負荷は軽くなるが，動作が不安定になりやすく恐怖心も伴う．手すりや縁をしっかり把持してもたれかかり，ゆっくり入浴する．

　浴槽からの立ち上がりは，手すりや浴槽の縁を掴ませて，非麻痺側下肢へしっかり荷重させて行う．また，麻痺側下肢は膝折れがなければ荷重させてもよい．困難な場合は低い座面からの立ち上がりを事前に練習しておくとよい．

　高次脳機能障害（半側空間無視や注意障害など）や視野障害のある患者には，動作前に浴槽の構造や道具をしっかりと確認させるよう丁寧な声かけと援助を行う．

【4】入浴後

　入浴後は，疲労により動作が不安定となりやすいため，転倒に気をつける．さらに更衣動作では身体の湿りによって衣服が滑りにくく，普段の更衣動作に比べて難しい．汗が出て濡れた状態で着衣すると風邪の原因になるため，身体をよく拭いてから行う．その後は，水分を摂ってしばらく休んでもらう．

C 動作獲得に向けた支援

【1】福祉用具の選定

　入浴動作は難易度が高いため，基本的には道具で補う．肌の露出が多い動作のため，道具による怪我の危険性には十分注意する．

■主な福祉用具
- 浴槽内外の椅子，バスボード，シャワーキャリー（図4-55）
- 滑り止めマット
- 洗い場の補高すのこ（滑りにくい素材がよい）
- 浴槽手すり
- 入浴用リフト（希望や環境など状況による）

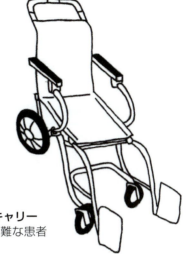

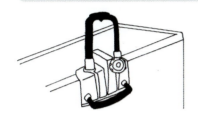

■図4-55 シャワーキャリー
浴室が広く，歩行が困難な患者に適する．

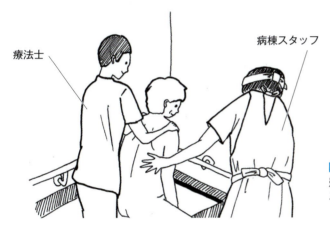

■図4-56 介護職員への介助指導
患者，介助者とも楽に行える方法を指導する．

【2】環境調整

退院後に自宅での入浴を希望される患者も多く，浴室を改修することもある．経済状況や患者と家族の希望に合わせ，自立または介助しやすい環境に調整する．また，家族の使いやすさも考える．手すりは，浴槽の出入りと浴槽内での立ち座り，座位の安定を目的に横や縦手すりを検討する．

> 👉 **Point**
> 入浴動作は難易度が高く，通所介護サービスなどが選択されることも多いです．もちろんサービスの活用は大事なことですが，患者は本当にそれを望んでいるのでしょうか？ 本心では「自宅でゆっくり風呂に入りたい」ということはありませんか？ 実現の可否の検討は必要ですが，生活全般において患者の本音を把握し，在宅支援部門へ申し送りすることも大切です．

【3】多職種連携・家族指導

入浴は全裸になるため強い羞恥心を伴う．実際の浴槽で訓練を行う場合は患者の同意を得て進める．また，実際の生活で関わる病棟スタッフや家族には手短に介助指導を行う（図4-56）．介助の際に支えやすい部分が少ないことも考慮し，患者ができる部分を伝えて実践してもらう．退院後の生活へ向けて無理なく継続可能な動作・介助方法の習得を目指す．

> ▶ **先輩からのアドバイス**
>
> ちょっと待って！ 実際の入浴場面を診る前に…
> 　病院や施設での入浴はスタッフ（男女問わず）が介助しています．しかし，患者の訴えがなくても入浴は羞恥心を伴うこともあります．普段のスタッフとは違う療法士が突然，入浴場面に入ることを拒む患者もいると思います．実際場面に入る前に患者の同意はもちろん，できれば他患者に接触しない時間帯（入浴の始めか終わり）などに順番を変える，必要最低限の介入に留めて短時間で行うなど，スタッフ同士で十分話し合ってから行うように配慮しましょう．

■文献
1) 早川宏子．日常生活活動別の問題点と援助の視点．In: 作業療法学全書　作業療法技術学 3．日常生活活動．東京: 協同医書出版社; 2009. p.27-8.
2) 岡田淳子．清潔ケアのエビデンス．臨牀看護．2002; 28: 1959-70.
3) 寺田佳世．排泄・入浴と動作能力．In: ADL作業療法の戦略・戦術・技術．東京: 三輪書店; 2005. p.205.
4) 細川　忠，宝来京子，寺田千秀．回復期におけるADLアプローチの視点．総合ケア．2004; 14: 84-7.

〔椎野良隆，須藤美代子〕

【5章】

在宅復帰を進めよう！
在宅で必要な活動へのアプローチと社会資源の活用

CONTENTS
1 床上動作　172
2 段差昇降訓練　176
3 家事動作　180
4 介護保険　184
5 住宅改修と福祉用具　193

1 床上動作

> **エッセンス**
> ✓ 病院や施設でのベッド生活において必要性は低いが，在宅における和式の生活では欠かせない．
> ✓ 立位，立ち座り動作，股関節の可動域，座る場所の環境の評価が重要である．
> ✓ 在宅生活に向け，患者の状態に応じて急性期あるいは回復期の段階で経験しておくことが望ましい．

　病院や施設での洋式のベッド生活においては床上動作の必要性は低い．しかし，和式の生活において床上動作は欠かせない生活動作である．床に座ることで心が落ち着き，家族と同じ目線で団欒のひとときを味わえる．

A 床上動作の評価

　座位や立位が安定している患者に対して行うことが多い．動作訓練を初めて行う場合や座位・立位が不安定な患者に対して行う場合は他のスタッフなどの協力も得て実施する．床上動作は上下方向の大きな重心移動を伴い，支持基底面の広さが変化する動作である．重心線は四肢などで作られる支持基底面の中心に近いほど，安定性はよい[1]と言われ，姿勢と動作の安定性を評価する．麻痺側上下肢や体幹の支持性が低い場合，非麻痺側上下肢へ重心移動し，保持できるかが重要である．床上動作に必要な股関節の可動域は少なくとも屈曲120°，外転20°，外旋20°，膝関節では屈曲110°であるとされる[2]．可動域制限があると，立ち座りの際に前方への重心移動が行えず，動作は不安定となりやすい．さらに体重も動作の可否に影響する．動作能力と方法だけでなく，患者の希望や元々の生活，座面の硬さや支えの有無などの環境も評価する（表5-1）．

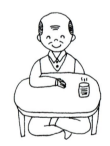

B 床上動作訓練の実際

　和室や畳部屋がない場合，床の上にマットや畳を用意することで簡単に訓練環境を作れる．靴下を着用している場合，畳の目の方向によって足が滑りやすいため配慮して位置取り，動作を行えるよう練習する．椅子や台よりもプラットホームを用いる方が安定性は高い．四つ這いや立ち座り動作を行う場合，小さいプラットホーム上ではバランスを崩した際に転落の危険性があるため，行わ

■表5-1 評価のチェックポイント

・身体機能	・麻痺の程度と麻痺側上下肢，体幹の支持性 ・感覚障害の有無，筋力，関節可動域 ・支持基底面を形成する四肢の支持性，重心移動可能な範囲 ・膝の関節炎，荷重痛や運動時の痛みの有無
・精神機能	・方法の理解力と学習能力 ・転倒の危険性の予測能力
・意欲・心理的要素	・在宅生活での希望
・物的環境	・布団や座布団，座椅子など座面の硬さや大きさ ・テーブルや椅子など支持に使える物品
・人的環境	・介護力，マンパワー（介助できる量，頻度，時間）

ない方がよい．また，床面からの高低差は恐怖心を伴い，筋緊張が高まりやすい．

　麻痺側上下肢へ重心移動を促すことは，支持性を高めることにつながるが，麻痺側上下肢への荷重は痛みがなく，バランスを崩さない程度までに留める．

　在宅生活では，フローリングや畳など床面の材質，カーペットや絨毯，布団などの敷物，支持物や座る場所における障害物，照明の明るさなどによって動作の安定性は異なるので注意する．床面は適度に滑りにくく，支持物をしっかりと使え，安定した動作が行える環境設定がよい．実際の生活場面における環境を評価し，それを想定した訓練を行う．滑りやすいフローリングであれば，敷物を敷いて滑りにくくするなどの環境調整も検討する．

【1】立位から床へ座る動作

　患者が行う前に療法士が動作を行って見せると，患者は動作をイメージしやすい．はじめは手で支持できる安定した台を使用する方が動作の難易度は低く，股関節の必要な可動域は少なくすむ（図5-1）．膝折れが心配な患者に対しては後方から骨盤を抱え，しっかり介助する（図5-2）．

　患者はしゃがみ込みから両膝立ちになり，正座に移ろうとすることもあるが，股関節や膝関節の

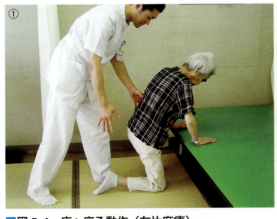
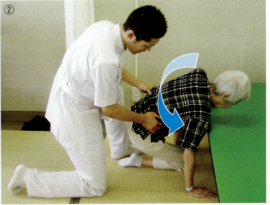

■図5-1 床へ座る動作（左片麻痺）
①非麻痺側の手を台につき，非麻痺側の膝→手の順に床につく．
②その支持を支点にして殿部を回して座り込む．

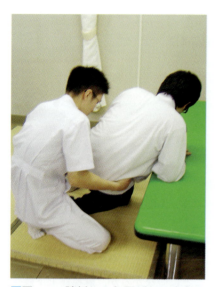

■図 5-2　膝折れの心配がある患者の介助（左片麻痺）

療法士は患者の後方から骨盤をしっかり支え，常に患者がバランスを崩しやすい方向に位置取り，構える．

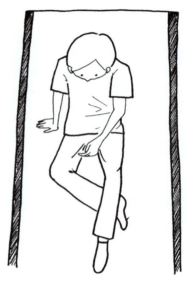

■図 5-3　床からの立ち上がり動作（左片麻痺）

非麻痺側の手を床につき，股・膝関節を屈曲位にして麻痺側下肢の下にする．体幹を前傾しつつ非麻痺側の手と膝を支えに殿部を持ち上げ，片膝立ちになる．非麻痺側の足趾を伸展位にする方が立ち上がりを行いやすい．

痛みが出ることもあるので，特に必要性がなければ，無理に勧めなくてもよい．

【2】床からの立ち上がり動作

　抗重力活動であり，支持基底面が狭くなるので立ち上がり直後の転倒に気をつける（図5-3）．前述した床へ座る動作同様に，手で支持できる台を利用すると患者の負担は少ない．基本的には床へ座る動作の逆パターンである．

【3】その他の床上動作

　在宅生活において歩行が困難な場合，短距離の屋内移動は四つ這いやいざり這いにて行うこともある．運動失調のある患者や立ち座りが大変な患者には安全でよい方法である．また，四つ這いは腹部の筋活動を高め，体幹の安定性の向上にも繋がるよい動作である．訓練は四つ這い位の保持，四つ這い位での重心移動，四つ這い移動の順に進める．その際，膝関節や手・肩関節の痛みがある場合は基本的に行わない．四つ這い位を保持する場合，力んで息を止めてしまい血圧が上昇することもある．息を止めないように指示し，声に出して数を数えさせることもよい．血圧の高い患者では訓練を控える．

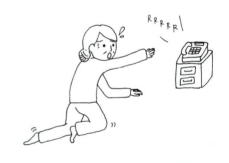

C 動作獲得に向けた支援

【1】福祉機器の使用

床上動作が困難でもそのニーズが高い場合，電動昇降座椅子などの福祉機器の導入を検討する．購入は高価であるため，介護保険でのレンタルを勧めることが多い（図 5-4）．

【2】家族指導

具体的な家屋状況や外出先なども聴取し，在宅生活における環境を想定して対応できるように指導する．転倒を予防できる立ち位置，骨盤や腋窩などの支え方を指導し，実際に行ってもらう．家族の希望に合わせて，介助しやすい方法を伝える．

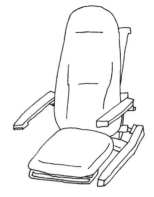

■図 5-4　電動昇降座椅子
いくつか種類があるため，ニーズに合わせて検討する．

> **Point**
>
> 動作が不安定で和式生活が困難と思われる場合，洋式生活の導入や福祉用具の利用による代償手段を検討します．洋式生活を想定した場合でも，床上動作は屋外（近所や旅先など）や転倒時に役立つこともあるため，希望に応じて経験しておくことはよいことです．

▶ 先輩からのアドバイス

在宅復帰前に一度は経験しておきたい床上動作

床上動作は，在宅で日常的には行わないと思われる患者であっても，近所へ外出の際や旅行先など意外なところで必要な場合もあります．「仏間ではしっかり床に座って手を合わせたい」というこだわりがある方もいるでしょう．また，万が一転倒した際には介助者がいなければまったく動けない状態に陥る可能性もあります．無理のない範囲で経験，学習しておくことにより，転倒への不安を和らげ，生活範囲の拡大，心身機能を高めることにもつながります．

■文献
1) 中村隆一, 斉藤　宏. 基礎運動学. 6 版. 東京: 医歯薬出版; 2003. p.338.
2) 阿部敏彦, 西原　正, 土居泰美. 下肢関節可動域. PT ジャーナル. 1998; 32: 775-82.

〔椎野良隆〕

2 段差昇降訓練

> **エッセンス**
> ✓ 段差昇降は在宅復帰，社会復帰する上で必要な動作能力であり，在宅での活動範囲の拡大や外出の機会につながる．
> ✓ 段差昇降訓練は動作そのものの獲得だけでなく，下肢の支持機能向上やバランス能力の向上も期待できる．
> ✓ 環境調整や介助指導なども必要である．

A 段差昇降の意味と必要性

　段差昇降は病棟や施設生活のなかでは必要な場面は少ない．しかし日本の家屋には段差が多く，屋外もバリアフリーとは限らない．このため段差昇降の自立の可否が，生活環境に大きな変化をもたらす場合もあり，段差昇降の訓練は在宅復帰を目指す上で欠かせないものと思われる．段差昇降は動作の難易度が高く，環境調整や介助者への指導なども必要なことが多い．また段差昇降は動作獲得のための訓練のみならず，動作そのものがバランス能力や体幹・下肢の支持性の向上につながり，平地歩行の安定などよい影響をもたらすことも多い．したがって患者の機能に応じて，可能な範囲で早期より訓練に取り入れていく必要がある．

B 段差昇降の評価

　段差昇降は平地歩行よりも高度なバランス能力が要求される難易度の高い動作である．また視覚や筋骨格系の機能もその動作に大きく影響を及ぼすほか，平地歩行よりも運動負荷が大きいなどの特徴がある．

■段差昇降における評価のポイント
- 運動麻痺，感覚障害の程度
- 高次脳機能障害の有無
- 視覚障害の有無
- 筋骨格系（特に膝関節，下肢筋力）の状態
- 立位バランス能力
- 呼吸循環器系のリスクの有無

C 段差昇降訓練の実際

　退院後の生活場面においてクリアする必要のある段差について高さ，段数，ステップの幅，形状，材質や手すりの有無をよく把握しておく必要がある．また段差が屋内なのか屋外なのかで履いているものが変わってくるなど，どのような状況で行われるか実際の生活場面を想定して訓練することが重要である．

【1】訓練の前に

　段差昇降は患者にとって恐怖感を伴いやすいので，まず安全を確保することが重要である．患者の能力に合わせ，手すりを使用する，段差を低くするなど難易度を調整する工夫が必要である．

> **Point**
> - 療法士は患者の安全を確保した位置につく
> - 2足1段で昇降する場合も多いが，まず順序を覚えることが大切である
> - 手すりは支持基底面を広げることや下肢支持力の補助として重要である
> - ただし手すりに依存して引っ張り上げるように使用することは好ましくない
> - 訓練室の低い段差の階段（訓練用階段）からはじめ，退院後の生活環境を想定した訓練に移行してく
> - バイタルサインに注意する

【2】2足1段での段差昇降

a. 昇り（図5-5）

　方法は手すり（杖）→非麻痺側下肢→麻痺側下肢の順である．基本的には療法士は麻痺側後方に位置するとよい．麻痺側の体幹には重力に逆らって骨盤を適当に挙上しておく能力が障害される[1]ため，昇りでは麻痺側下肢の遊脚を困難にする．

b. 降り（図5-6）

　方法は手すり（杖）→麻痺側下肢→非麻痺側下肢の順である．図のように介助・誘導が必要な場合，療法士は患者の麻痺側のやや後方から側方にかけて位置すると誘導しやすい．また介助・誘導が必要でない場合は患者の麻痺側側方に位置し，不意にバランスを崩した時の対処のため，患者と降りるタイミングが同時にならないよう注意する．降りでは麻痺側下肢の伸筋共同運動を誘発しやすく，麻痺側股関節の内転を生じ次の立脚の不安定さを招きやすい．また非麻痺側での支持力が十分に発揮できることが必要である．

【3】1足1段での段差昇降（図5-7）

　昇りでは麻痺側下肢の支持だけでなく，上方への推進という平地歩行よりも強い筋力を要求され，降りでは麻痺側下肢での病的共同運動から分離した支持が要求される[2]．

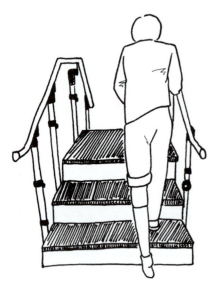

■図 5-5　2 足 1 段段差昇り（左片麻痺）
段差では麻痺側骨盤の位置を保てずに麻痺側へ崩れることがある．昇りでは麻痺側下肢の遊脚が困難となる．また，段差昇降は平地歩行よりも高度なバランス能力だけでなく，呼吸循環器系の負荷も多い．転倒はもちろん，血圧などバイタルサインの変化に注意する必要がある．

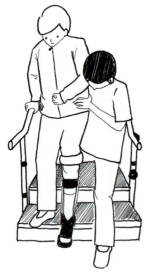

■図 5-6　2 足 1 段段差降り（左片麻痺）
療法士は非麻痺側への重心移動を誘導し必要に応じて麻痺側体幹，骨盤が落ちないように誘導しながら降ろしていく．また動作の順序で混乱することも多く，口頭指示のみでなく，接触などで伝えることが必要である．

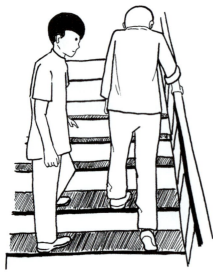

■図 5-7　1 足 1 段段差昇降（左片麻痺）
麻痺側下肢での身体の上方への推進と身体を支持しながら麻痺側下肢を屈曲させるだけの筋力と病的共同運動からの分離が要求される．

【4】後ろ向きでの降り

どうしても正面からの降りが困難な場合は，後ろ向きでの降りも選択肢の1つとして提示することもある．方法は手すりを把持し，麻痺側→非麻痺側の順で降ろす．

D 動作獲得に向けた支援

段差昇降は難易度の高い動作であるだけでなく，段差の高さやステップの幅などは場所によってさまざまである．このため動作を安全に自宅で行うためには患者の能力向上だけを目指すのではなく，環境の調整と家族指導が重要になってくる．

> **Point**
> - 環境の調整としては手すりの設置や段差の解消，昇降可能な高さへの分割などがある
> - 手すりの設置に際し考慮すべき点は，片麻痺患者の場合，昇りと降りでは必要な手すりが反対になることである（後ろ向きで降りる場合はこの限りではない）
> - 家族への介助指導は安全であることと負担が少ないことが必要である
> - 家族にはできるだけ病院でも訓練時に参加してもらい，退院前訪問指導や外泊などで確認を行うのが望ましい
> - 家族にはリハの様子を見学してもらうことから始めるとよい
> - 写真や動画などを用いて家族に説明するのもよい

▶ 先輩からのアドバイス

バリアフリー

バリアフリーという言葉は世の中には比較的浸透しており，病院や施設ではバリアフリー化が進んでいる．しかし，一歩外に出ると，まだまだ段差や坂道など大小さまざまな障害になるものは多く存在している．入院患者は整備された環境の中での動作を経験していくことになるため，入院中の生活と退院後の生活に大きなギャップが存在し，退院後の生活で遭遇するバリアに対し，予想より動けずに過ごしている患者もいる．入院中から退院後の生活を考慮し，さまざまな経験を積ませることが重要である．バリアとしては，大きな段差や不整地，坂道などに目がいくが，意外と見落としがちなのが敷居や畳とカーペットのわずかな凹凸や小さな段差である．退院前までに経験させることが望ましい．

■文献
1) 細田多穂, 柳沢 健, 編. 理学療法ハンドブック第3巻. 4版. 東京: 協同医書出版社; 2009.
2) 長澤 弘, 編. 脳卒中・片麻痺理学療法マニュアル. 東京: 文光堂; 2007.

〔五十嵐淳平〕

3 家事動作

> **エッセンス**
> ✓ 調理・洗濯・掃除について評価のポイントと動作の支援方法を理解する．
> ✓ 家事などの役割があることは心身機能の維持にもつながる．能力の評価をした上で退院後の生活や自宅での役割を確認する．

A 家事動作の評価

　家事は生活に欠かせないものである．家事をすることで，家庭内での役割ができたり，心身機能が維持されたりすることもある．そこで，安全に家事動作が実施できるよう評価，指導をする．役割をもつことが，家庭での居場所をつくることにつながる場合は，十分な活動が行えなくても，その一部でも本人が参加できるように検討することが重要である[1]．

> **Point**
> 家事動作訓練開始前のチェックポイント
> ✓認知機能の評価（機械の操作，物の管理，手順や道具の用途の理解など）
> ✓身体機能の評価（上肢機能，立位バランス，歩行の安全性・耐久性など）
> ✓患者・家族のニーズ（入院前の生活状況・役割を把握した上で，退院後の生活・家庭内の役割を予測する）
> ✓家事を行う環境（場所の構造，器具や設備など）

B 調理

　食事は毎日3度行うわけであり，調理は他の家事に比べ，行う頻度が高い．また，ガスや電気を使用するので，その扱いを誤ると事故を起こす危険もあり，評価にも注意が必要である（表5-2）．

【1】調理訓練の評価

　調理の工程での大きな特徴は，一度にいくつかのことを並行して行っていくことである[2]．単に調理の動作だけでなく，献立や段取りを考えることも実際は重要なことである（表5-2）．療法士は調理場面を火傷などの危険に配慮しながら見守る．能力の評価のため，指示は最小限にする．

■表 5-2　調理の工程と評価・対応例

工程	評価すること	対応例
献立づくり	認知機能，栄養管理	家族などの協力，
材料の購入	買い物動作，金銭感覚	ホームヘルパーの援助
道具の用意	認知機能，高次脳機能	
材料を切る	道具の使用，環境への配慮	自助具の利用
炒める・煮る	火の管理，立位動作・耐久性 上肢機能（両手動作・片手動作） 注意力	電子レンジの利用 麻痺手の管理指導
調味	栄養管理，認知機能	栄養指導
盛り付け	上肢機能，認知機能	道具，環境の工夫
食卓準備	布巾を絞る動作，物を運ぶ	
片付け	認知機能	

【2】調理動作における支援

　片手や障害のある手での調理動作が難しい場合には，自助具を検討する．両手動作に対する自助具や工夫の例を図 5-8 にあげる．包丁の柄が太いものや L 型のものを使うと動作が行いやすくなる．自助具導入には認知機能や上肢機能を評価し，うまく使用できるように練習を行う．また，立位の耐久性やバランスが低下している方に対しては，座りながら調理を行えるように環境を工夫することもある．

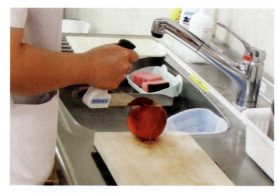

■図 5-8　クギつきまな板と L 型包丁
片手で包丁を使う時に弱い力でも使用しやすい．クギに野菜など食材を刺して固定する．ピーラーでの皮むきにも重宝する．

C　洗濯

　洗濯自体は洗濯機が行ってくれるが，洗濯機の操作・洗濯物を運ぶ・干す・たたむことは人の手で行う必要がある．模擬訓練では，水を含んだ洗濯物は重いということも忘れずに体験させるとよい．

【1】洗濯動作の評価

　物を持っての移動や洗濯機から洗濯物を取り出すなどのダイナミックな動作は特に安全性を評価するとよい（表 5-3）．

■表5-3 洗濯の工程と評価・対応例

工程	評価すること	対応例
洗濯機の操作, 洗剤の投入	認知機能, 上肢機能	操作ボタンの工夫 (操作の順番がわかるように)
洗濯物の回収	立位バランス, 上肢機能	洗濯物置き場の工夫, 洗濯機への寄りかかり
洗濯物の取り出し	上肢機能, 両手で物をもつ	ドラム式洗濯機の利用
洗濯物を運ぶ	独歩 干す場所によって階段昇降	洗濯カゴの工夫（カートに乗せて運ぶ） 干す場所の変更
洗濯物を干す	上肢機能, 立位バランス	座って動作する, 干す高さを調整する, 乾燥機付き洗濯機
洗濯物をたたむ	上肢機能, 高次脳機能	ハンガーにかけたまま収納する

【2】洗濯動作における支援

図5-9～11に示す.

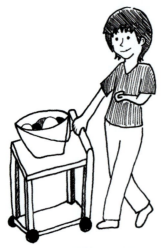

■図5-9 洗濯物の運搬
洗濯カゴを運ぶためには両手動作が必要である．片手で行えるように道具を工夫する．

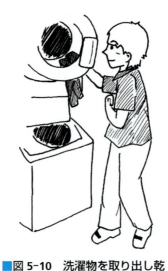

■図5-10 洗濯物を取り出し乾燥機へ入れる
立位で体幹を前傾し，上方へ持ち上げなければならない．立位バランスや体幹機能，上肢の筋力・操作性の評価が必要になる．

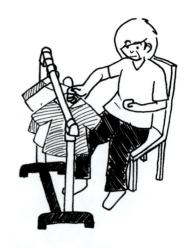

■図5-11 洗濯物を干す
立位の不安定さを解消するために干し竿の高さを調整する．干す作業には立位の耐久性も必要であり，服をハンガーにかける動作など座ってできる部分は座って行うのも1つの方法である．

D 掃除

掃除は，他の家事に比べ，優先度の低い作業かもしれない．しかし，転倒予防の面からも日常の移動動線の安全性を確保しなければならない．一部でもできる動作があれば習慣にし，できない部分は介護保険サービスで補うなどの方法もある．

【1】 掃除動作の評価

掃除には拭き掃除，掃き掃除，掃除機の使用がある．道具使用のための上肢機能と，移動しながら動作を行うバランス能力の評価が中心となる（表5-4, 図5-12）．

■表 5-4　掃除の種類と評価・対応例

掃除動作の例	評価すること	対応例
拭き掃除	上肢機能（布巾しぼり）	蛇口に布巾を巻きつけて固定し片手で絞る
掃き掃除	上肢機能（ちりとりの両手動作），立位・歩行バランス	使い捨てモップの利用
掃除機かけ	上肢機能，立位・歩行バランス	コードレス掃除機，全自動掃除機の利用

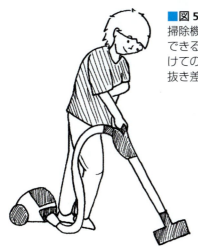

■図 5-12　掃除機かけ
掃除機をかける場合，掃除機を杖代わりにして移動できる．しかし，後ろ歩きや方向変換，コードを避けての移動などの能力も必要である．コンセントの抜き差しでは，かがみ姿勢での動作が必要である．

【2】 掃除動作における支援

道具の工夫としては，使い捨てのモップやシートの利用もある．また，全自動掃除機も販売されており，環境によっては利用が可能であるが，操作方法の理解や管理能力の評価が必要である．

> ▶ 先輩からのアドバイス
>
> 調理訓練を拒否されたら？
> 　調理訓練を勧めると「大丈夫」と過信する方や，逆に尻込みする方がいます．まずは，献立を考えることから始め，1品を調理するように促したり，慎重な方にはお茶を淹れることからはじめ段階的に調理をしてもらったり，と患者さんに合わせた配慮が必要です．患者さんにとって，入院前とは違う身体機能で調理をするということは不安も大きく，過信していても帰ってみると心と体が動かないこともあるかもしれません．入院中に調理の経験をしておくと自宅でもより安心して調理を行えるようです．はじめは拒否していた方も，実際作ってみると「安心した．自宅でもできそう」と言って笑顔で退院されることもあります．

■文献
1) 社団法人日本作業療法士会, 監修. 作業療法学全書. 3版. 第11巻作業療法技術学3 日常生活活動. 東京: 協同医書出版社; 2009. p.34.
2) 遠藤てる. 片手で料理をつくる. 東京: 協同医書出版社; 2000. p.15.

〔小瀧晃弘〕

4 介護保険

> **エッセンス**
> ✓ 介護保険は，市町村を保険者とし，基本的に40歳以上の居住者を被保険者として，被保険者が要介護状態または要支援状態となった場合に，介護サービスの提供を主に行う社会保険である．
> ✓ 入院中の動作能力などから生活をイメージし，利用できるサービスの中から適切なものを選択していく．
> ✓ 療法士のみで対応せず，SW，ケアマネジャーをはじめ引き継ぐ在宅のスタッフとも連携を図っていくことが求められる．

A 介護保険制度の仕組みとサービス利用の流れ

　介護保険法によると「この法律は加齢に伴って生ずる心身の変化に起因する疾病等により要介護状態となり，入浴，排せつ，食事等の介護，機能訓練並びに看護及び療養上の管理その他の医療を要する者等について，その者が尊厳を保持し，その有する能力に応じ自立した日常生活を営むことができるよう，必要な保健医療サービスおよび福祉サービスに係る給付を行うため，国民の共同連帯の理念に基づき介護保険制度を設け，その行う保険給付等に関して必要な事項を定め，もって国民の保健医療の向上及び福祉の増進を図ることを目的とする」[1]と記されている．

　介護保険は，市町村を保険者とし，基本的に40歳以上の居住者を被保険者として，被保険者が要介護状態または要支援状態となった場合に，介護サービスの提供を主に行う社会保険である[2]．

　被保険者は，市町村内に住所のある65歳以上の人である第1号被保険者と，市町村内に住所がある医療保険加入者で40歳以上65歳未満の人である第2号被保険者に分けられる．第1号被保険者は介護が必要になった原因にかかわらず介護保険の保険給付が受けられるが，第2号被保険者は特定疾病により要介護・要支援状態となった際に介護保険の保険給付を受けることができる[2]（表5-5）．特定疾病とは，継続して介護が必要となる疾病のうち，本来高齢者に発生する疾病が65歳未満で発生する場合を想定し，心身の病的な加齢現象と医学的関係がある疾病とされている[3]（表5-6）．

■表5-5　サービス対象者（被保険者）

①第1号被保険者	・市町村の区域内に住所を有する65歳以上の者 ・保険給付は要介護（支援）状態になった原因の如何を問わない
②第2号被保険者	・市町村の区域内に住所を有する40歳以上65歳未満の医療保険加入者 ・保険給付は特定疾病による要介護（支援）状態に限る

■表 5-6 特定疾病（16 疾病）

①がん末期	⑩早老症
②関節リウマチ	⑪多系統萎縮症
③筋萎縮性側索硬化症	⑫糖尿病性神経障害，糖尿病性腎症および糖尿病性網膜症
④後縦靭帯骨化症	
⑤骨折を伴う骨粗鬆症	⑬脳血管疾患
⑥初老期における認知症	⑭閉塞性動脈硬化症
⑦進行性核上性麻痺，大脳皮質基底核変性症およびパーキンソン病	⑮慢性閉塞性肺疾患
	⑯両側の膝関節または股関節に著しい変形を伴う変形性関節症
⑧脊髄小脳変性症	
⑨脊柱管狭窄症	

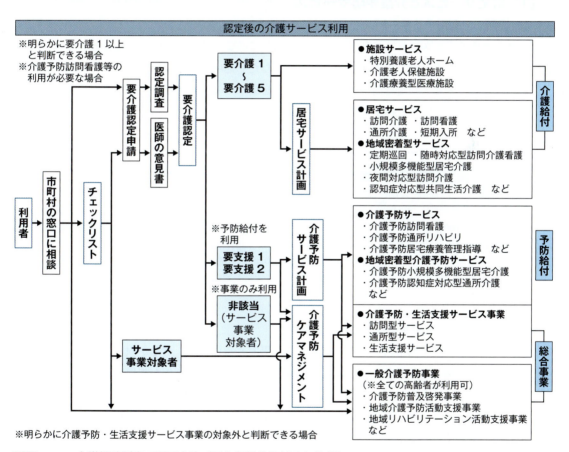

■図 5-13　介護保険制度の利用方法（厚生労働省資料より抜粋）

　サービス利用までの流れとしては，まず要介護認定の申請からはじまる．認定がおりるまでには約1カ月を要するので，退院間近になって慌てて申請することがないようSWと情報交換をしっかりとっておく必要がある．認定がおりたら要介護状態であればケアマネジャー（要支援では地域包括支援センター）を決めてもらい，退院後のサービスの調整へと進んでいく（図5-13）．

B サービスの概要

　介護保険では，要介護者に対しては介護給付，要支援者に対しては予防給付が給付される．介護給付では居宅サービス，地域密着型サービス，住宅改修，居宅介護支援，施設のサービスなどが給付の対象となる[3]．また，予防給付では介護予防サービス，地域密着型介護予防サービス，介護予防住宅改修，介護予防支援などが給付の対象となる[3]．いずれも重度化の防止を目的としているが，予防給付では軽度な状態に応じ，内容や対象に違いや制限がある．利用者の自己負担は原則1割であるが，65歳以上で一定所得以上の方は2割，3割となる．以下に各サービスの概要を示す．

【1】居宅サービスと介護予防サービス

a．通所して利用するサービス（表5-7）

　通所でのサービスにおいて利用者は1日を通して必要なサービスを受けることができ，介護者は介護から離れることができるメリットがある．ただし通所での利用であるため，利用者に送迎の時間のほか，サービス利用時間中の耐久性がある必要がある．費用は9・8・7割が現物給付となり，利用者は1・2・3割を負担する．ただし食費は別途負担である．

■表5-7　通所でのサービス（文献2～5をもとに作成）

介護給付（要介護1～5）	予防給付（要支援1・2）
通所介護（デイサービス） 通所介護施設等で，食事，入浴等の日常生活上の支援などを日帰りで行う．	**介護予防通所介護** 食事などの共通サービスの他，運動機能向上などの選択的なサービスを提供する．
通所リハビリテーション 老人保健施設等で，食事等の日常生活上の支援や生活行為向上のためのリハを日帰りで行う．	**介護予防通所リハビリテーション** 左記同様のサービスの他，運動機能向上などの選択的なサービスを日帰りで行う．

b．訪問を受けて利用するサービス（表5-8）

　要支援と要介護で利用内容に違いがあり，利用できないもの，対象が限定されるものがあるので注意が必要である．利用者の自宅に入って行うため，利用者や家族が利用を拒む場合があり，無理に勧めることはできないが，専門職によるアプローチが必要と考えるならば，しっかりと提案していくべきであろう．特に療法士として動作面で不安が残る場合などでは，積極的に訪問リハの利用を検討していくべきであると考えられる．

c．福祉用具（表5-9）

　他のサービスと違い，要介護1は要支援1，2と同様の扱いになっており，原則として特殊寝台（ベッド）や車椅子を借りることができないなど注意が必要である．

d．短期入所（表5-10）

　短期入所は一時的短期的に入所させて，要介護者本人の生活支援とともに，介護者家族への負担軽減を図ることを目的としている[2]．費用は1割負担のほかに食費・居住費がかかる．

e．在宅に近い暮らしをする（表5-11）

　特定施設の指定を受けた介護付有料老人ホーム，軽費老人ホーム，ケアハウス，サービス付高齢

■表 5-8 訪問でのサービス（文献 2～5 をもとに作成）

要介護 1～5	要支援 1, 2
訪問介護（ホームヘルプ） ホームヘルパーが訪問し，入浴や排泄などの身体介護や調理などの生活援助を行う（早朝，夜間，深夜などの加算あり）．通院等を目的とした乗降介助も可能．	**介護予防訪問介護** 左記同様だが，身体介護，生活援助の区別がなく，また通院等乗降車介助は利用できない．
訪問入浴介護 入浴チームが訪問し，浴槽を提供して入浴介護を行う．	**介護予防訪問入浴介護** 居宅に浴室がない場合や感染症などで施設での入浴が困難な場合等に限定して，訪問による入浴介護が利用できる．
訪問リハビリテーション 居宅で生活行為を向上させるために各療法士が訪問してリハを行う．	**介護予防訪問リハビリテーション** 居宅で生活行為向上のため訓練が必要な場合，各療法士が訪問してリハを行う．
訪問看護 看護師が訪問して療養上の世話や診療の補助を行う．	**介護予防訪問看護** 看護師が訪問して介護予防を目的とした療養上の世話や診療の補助を行う．
居宅療養管理指導 医師，歯科医師等が訪問し，療養上の管理や指導を行う．	**介護予防居宅療養管理指導** 医師，歯科医師等が訪問し，介護予防を目的とした療養上の管理や指導を行う．

■表 5-9 福祉用具（文献 2～5 をもとに作成）

要介護 2～5	要支援 1, 2, 要介護 1
福祉用具貸与 車椅子，車椅子付属品，特殊寝台，特殊寝台付属品，床ずれ防止用具，体位変換器，手すり（工事を伴わないもの），スロープ（工事を伴わないもの），歩行器，歩行補助杖，認知症老人徘徊感知機器，移動用リフト（つり具を除く）	**介護予防福祉用具** 手すり（工事を伴わないもの），スロープ（工事を伴わないもの），歩行器，歩行補助杖
居宅要介護特定福祉用具購入 腰掛け便座（ポータブルトイレ，補高便座，かぶせ式便座など），入浴補助具（浴用椅子，浴室内すのこ，浴槽内すのこ，入浴台など），特殊尿器，簡易浴槽（空気式または折りたたみ式等で簡単に移動できるもの），移動用リフトのつり具． ※購入時は特定福祉用具販売の指定を受けている事業者から購入する必要があり，年間 10 万円を上限としている	

■表 5-10 短期入所でのサービス（文献 2～5 をもとに作成）

要介護 1～5	要支援 1, 2
短期入所生活介護，短期入所療養介護（ショートステイ） 福祉施設などに短期間入所して，日常生活上の支援や機能訓練等を行う．	**介護予防短期入所生活介護，介護予防短期入所療養介護（ショートステイ）** 福祉施設などに短期間入所して，介護予防を目的とした日常生活上の支援や機能訓練等を行う．

■表 5-11　在宅に近い暮らしをする（文献 2〜5 をもとに作成）

要介護 1〜5	要支援 1・2
特定施設入居者生活介護	介護予防特定施設入居者生活介護

特定施設の指定を受けた介護付有料老人ホーム，軽費老人ホーム，ケアハウス，サービス付高齢者向け住宅（サ高住）において，当該施設の職員によって，特定施設サービス計画に基づき，安否確認，入浴，排泄，食事等の介護その他の日常生活上の世話，機能訓練および療養上の世話などのサービスを受ける．

■表 5-12　地域密着型サービス（文献 2〜5 をもとに作成）

定期巡回・随時対応型訪問介護看護
　日中・夜間を通じて，訪問介護と訪問看護が密接に連携しながら，定期巡回訪問，随時の対応，随時訪問，訪問看護サービスを行う．

夜間対応型訪問介護
　要介護者に夜間の定期的な巡回訪問，通報により対応するオペレーションセンターサービスおよび随時訪問を一括して行う．入浴，排泄，食事等，日常生活上の世話を行う．

地域密着型通所介護
　定員 19 人未満．要介護者に入浴，排泄，食事などの日常生活上の世話や機能訓練を行う小規模な通所介護である．地域密着型通所介護と療養通所介護がある．

認知症対応型通所介護，介護予防認知症対応型通所介護
　デイサービスなどにおいて，認知症の要介護者に日常生活上の世話や機能訓練を行う．

小規模多機能型居宅介護，介護予防小規模多機能型居宅介護
　要介護者の心身の状況・環境などに応じて，居宅または通所または短期間宿泊を組み合わせて，日常生活上の世話や機能訓練を行う多機能なサービス．

認知症対応型共同生活介護，介護予防認知症対応型共同生活介護
　認知症の要介護者に共同生活を営む住居で家庭的な環境の中での日常生活上の世話や機能訓練を行う．

地域密着型特定施設入居者生活介護
　入居定員 29 人以下の有料老人ホームなどの小規模な介護専用型特定施設に入居している要介護者に日常生活上の世話や機能訓練，療養上の世話を行う．

地域密着型介護老人福祉施設入所者生活介護
　入居定員 29 人以下の小規模な介護老人福祉施設に入所している要介護者に日常生活上の世話，機能訓練，健康管理，療養上の世話を行う．

看護小規模多機能型居宅介護（複合サービス）
　小規模多機能型居宅介護と訪問看護を組み合わせて提供する．利用者の状態に応じて「通い」「泊まり」「訪問（介護・看護）」サービスを柔軟に提供する．

者向け住宅（サ高住）において，当該施設の職員によって，特定施設サービス計画に基づき，安否確認，入浴，排泄，食事等の介護その他の日常生活上の世話，機能訓練および療養上の世話などのサービスを受ける．この特定施設は介護保険制度において居宅とみなされ，家庭に近い環境で自立した生活を送るために必要な居宅サービスを選択的に利用できる．

※サ高住：高齢者が安心して暮らしていけるようなサービスを提供するバリアフリー構造の賃貸住宅．安否確認や生活相談というサービスがついている．介護が必要になった際は，訪問介護やデイサービス等，外部の介護サービスを利用することができる．サ高住の中でも介護付有料老人ホームに該当するものは特定施設となる．

■表 5-13　住宅改修（文献 2〜5 をもとに作成）

住宅改修，介護予防住宅改修
手すりの取り付けや段差解消などの改修で，支給限度基準額は，要介護度にかかわらず，住居に対して 20 万円が上限となっている．支給を受けるためには事前の申請が必要．また要介護度が著しく高くなった場合や転居した場合は，再度利用できる．

■表 5-14　施設でのサービス（文献 2〜5 をもとに作成）

介護老人福祉施設（特別養護老人ホーム）
日常生活において常に介護が必要で，自宅生活が困難な方に，日常生活上の支援や介護を行う施設．要介護 3〜5（やむを得ない場合はそれ以外も認められる）の方．

介護老人保健施設（老人保健施設）
病状が安定した方に，医学的管理のもと，看護や機能訓練などを行い，日常的介護も行いながら家庭への復帰を支援する施設．要介護 1〜5 の方．

介護療養型医療施設（療養病床等）
急性期の治療を終え，長期の療養を必要とする方に，医学的管理のもと，医療や看護などを行う施設．（2024 年 3 月 31 日で廃止予定）．要介護 1〜5 の方．

介護医療院
長期にわたり療養が必要である要介護者に対し，療養上の管理，看護，医学的管理のもとにおける介護および機能訓練その他必要な医療ならびに日常生活上の世話を行う施設．要介護 1〜5 の方．

【2】地域密着型サービスと地域密着型介護予防サービス（表 5-12）

利用者を 24 時間体制で支えるために，サービスの拠点が利用者の身近に置かれている[3]ことが特徴である．

【3】住宅改修（表 5-13）

住宅改修は入院中においても療法士が関わるところでもあり，重要なサービスの 1 つである．事前に申請が必要なことを考慮して，SW や家族に働きかけることでスムーズな退院支援ができる．詳しくは 5 章 5．住宅改修と福祉用具を参照．

【4】施設サービス（表 5-14）

長期に入所する施設サービスは要支援者は利用することができない．

C 介護予防・日常生活支援総合事業（総合事業）（図 5-13）

高齢化が進むなかで，高齢者の多様なニーズに応え，よりきめ細やかな生活支援サービスを提供していくためには，従来の事業者によるサービスだけでなく，NPO やボランティア，住民参加などの地域ぐるみの取り組みが，これまで以上に必要になっている．さらに，高齢者自身が自らの能力を最大限に生かして，介護予防や地域活動に取り組める仕組みづくりが大切である．会津若松市では，高齢者が住みなれた地域で自立した生活を送れるようにするために，地域全体で高齢者の介護予防や日常生活を支援する取り組みを進めている．

■ 表 5-15　会津若松市における介護予防・日常生活支援総合事業のサービス（会津若松市資料をもとに作成）

訪問型サービス（ホームヘルパー）：利用料金は月単位
①介護予防訪問介護と同じ基準の訪問相当サービス：有資格のヘルパーが身体介護（食事や入浴の介助など）および生活支援（掃除・買物・調理など）を行う．
②市独自の基準による訪問緩和サービス：有資格のヘルパーの他，市が定めた一定の研修を受講したヘルパーが生活支援（掃除・買物・調理などを行う）

通所型サービス（デイサービス）：利用料金は月単位
①介護予防通所介護と同じ基準の通所相当サービス：これまで同様，通所介護事業所で心身機能低下の予防や改善を目的とした生活支援や運動などを行う（送迎あり・食事と入浴を実施する事業所もある）．
②市独自の基準による通所緩和サービス：1 時間 30 分以上の短時間で，介護予防のための運動やレクリエーションなどを実施する（送迎あり・食事と入浴はなし）．

短期集中予防サービス：自己負担なし
理学療法士や作業療法士などの専門職が自宅を訪問し，適切な住宅改修の助言や自主トレーニング提案，閉じこもり防止などの相談・指導などを行う．退院直後で生活機能の低下があり，専門職のアドバイスを受けたい方や，筋力低下や気持ちの落ち込み等のために閉じこもりがちになっている方などが利用する．

■ 表 5-16　会津若松市における予防事業（会津若松市資料をもとに作成）

介護予防教室
地域包括支援センターが各地区の公民館やコミュニティセンター，町内会館などで行う．会津若松市では「いきいきわくわく介護予防教室」として継続的に参加できる教室を開催する．

介護予防講座
老人クラブや高齢者学級，地域のサロン，町内会などの集まりなどに，健康運動指導士や栄養士等が講師をつとめ，高齢者の健康づくりや介護予防に関する講話，実技指導を行う．

地域リハビリテーション活動支援事業
介護予防のための「いきいき百歳体操」を習得し，毎週 1 回継続的に実施したい老人クラブや地域のサロンなどの団体へ，指導者の派遣や体操を実施するための DVD と器具（おもり）の貸し出しを行う．

【1】介護予防・日常生活支援総合事業（表 5-15）

対象者は要支援 1・2 認定を受けた方と，事業対象者．介護認定は非該当であっても，65 歳以上の方で基本チェックリストにより該当すれば，事業対象者となりサービスを利用できる．

サービス内容は市町村で異なるが，会津若松市の場合は，訪問型サービス（ホームヘルパー），通所型サービス（デイサービス），短期集中予防サービスがある．

【2】一般介護予防事業（表 5-16）

地域のすべての高齢者を対象とした事業で，高齢者の健康づくりや介護予防に関する地域の普及啓発と地域ぐるみの介護予防活動を推進するための事業である．介護予防教室，介護予防講座，地域リハビリテーション活動支援事業などである．

D リハチームの役割

療法士は訓練場面が患者との関わりの中心になるが，退院に向けた支援を行うために退院後の生活をイメージすることが重要である．

> **Point**
> 退院支援のポイント
> ◎患者・家族の意向を確認する．
> ◎患者のADL能力と家屋状況，家族の介護力，経済状況を把握しておく．
> ◎何ができて何ができないのか，では何が必要か，どこまでサービスで補えるのか，それで患者と家族の生活は成り立つのかを検討する．
> ◎要介護度と利用限度額，介護保険負担割合を確認する．
> ◎生活のイメージは患者の1日の流れ，1週間，1カ月の流れを考える．
> ◎入院中は早い段階からSWと連絡を密にしておく．
> ◎SWを通すなどしてケアマネジャーとの連携をとる．
> ◎退院直後からサービスが利用できるようにしておくことが望ましい．
> ◎介護困難となった時の緊急入所などセーフティネットも考慮する．

E 入院中での関わりの流れ

当院での入院してからの介護保険に関する流れを（図5-14）に示す．患者の入院後，療法士は可能な範囲でニーズの把握，退院先，介護力や家屋環境などについて確認する．またSWも面接を行い，上記のほか，介護保険の紹介と申請なども行う．カンファレンスにおいて問題点の共有，退院の確認・検討を行い，その後，患者・家族への説明を行う．現状報告と退院後の生活について

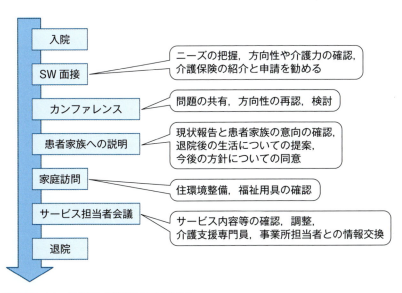

■図5-14 入院から退院までの流れ

提案するとともに，患者・家族の意向を確認し，今後の方針について同意を得る．必要に応じて退院前訪問指導を行い，住環境の調整や福祉用具の確認を行う．退院前にサービス担当者会議を開催し，サービス内容等の確認・調整を行い，ケアマネジャー，事業所担当者との情報交換（申し送り）を行う．

> **先輩からのアドバイス**
>
> 　介護保険利用はケアマネジャーをコーディネーターとして，医師，看護師，介護職員，リハスタッフなどが患者家族とともにチームとなって行われます．金谷[6]は，チームでは，各専門職の知識・技術を十分に発揮する分業と，連携に基づく協働体制を確立していくために，お互いの専門性を理解しあうことが重要であると述べています．独断で対応することなく，他職種を理解し協力していくことが大切です．

■文献
1) 介護保険法（平成9年法律第123号，第1条）．
2) 介護支援専門員テキスト編集委員会，編．五訂 介護支援専門員基本テキスト 第1巻 介護保険制度と介護支援．東京：財団法人長寿社会開発センター；2009．
3) ユーキャンケアマネジャー試験研究会，編．2010年版 U-CAN のケアマネジャー速習レッスン．東京：ユーキャン学び出版；2010．
4) 介護保険のてびき．会津若松市．平成21年度～23年度．
5) 介護支援専門員受験対策研究会，編．ケアマネジャー試験ワークブック2018：中央法規出版；2018．
6) 金谷さとみ．介護保険分野でのマネジメント．理学療法学．2009；36：489-91．

〔榎森智絵〕

5 住宅改修と福祉用具

> **エッセンス**
> ✓ 環境調整を行うことで，①日常生活活動の拡大，②介助量の軽減，③生活への意欲の高揚[1]，の効果が期待できる．
> ✓ 退院後の生活を見据えた実用的な動作訓練と合わせて環境調整をすすめる．
> ✓ 住宅改修・福祉用具の選定は患者・家族の希望を確認しつつ進める．
> ✓ 患者や家族に使い方の指導を十分に行う．

　日本の住宅構造や生活様式を考えると，高齢者や障害者の生活にとっていくつかの問題がある．住宅内外の段差や和式生活の困難さなどが生活に様々な影響を与えている．これらの問題を踏まえ，どこまでが患者自身で可能であるのか評価し，できない部分を道具や環境で補うことを環境調整という．環境が整うことで生活への動機付けや生活の幅が広がり，廃用症候群の予防にも繋がる．療法士として，患者の状態に合わせて，適宜住宅改修のアドバイスや福祉用具活用の援助，「人的な環境を整備」[1]することも生活を支えるための重要な支援である．

　島田[1]は，『住宅改修とは，既存の住宅を，そこに住む人の機能に応じて間取りを変更したり，段差の解消，手すりをつけるなどして生活しやすいように改造することである．福祉用具とは，心身の機能が低下し，日常生活を営むのに支障のある老人，または心身障害者の日常生活上の便宜を図るための用具およびこれらの者の機能訓練のための用具並びに補装具である．また，患者の残存能力を生かし，福祉用具を活用することで，障害が重度であっても自立的かつ自律的な生活が営めることを目標とする』，と述べている．

A 環境調整の流れ

　患者や家族からのニーズや退院時期に合わせて環境調整の評価を進めていくことが大切である．環境調整の流れを簡単に示す（図5-15）．

【1】評価

a．ニーズの把握

　患者がもともとの生活を好んでいるのか，変えようとしているのかを把握することが必要である[2]．どのような生活を目標としているのかを明確にして，環境調整していくことが大切である．

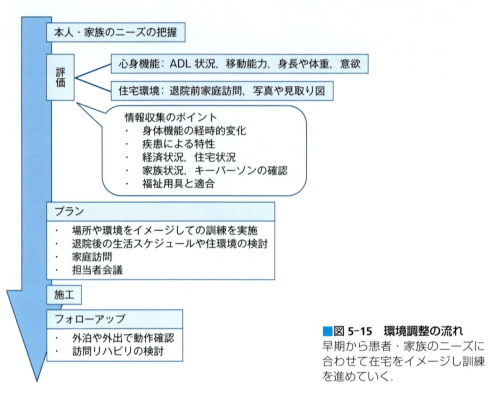

■図 5-15 環境調整の流れ
早期から患者・家族のニーズに合わせて在宅をイメージし訓練を進めていく．

b. 心身機能

患者の ADL 状況，移動能力は改修の規模や方法に大きく関係する．また，心身機能の経時的変化や疾患による特性なども考慮する．

c. 住宅状況

住宅の形態（持ち家/借家），構造（木造/鉄筋），床の材質，間取り，立地条件，改修可能な場所，事前に家屋写真や簡単な見取り図を依頼し把握する．

d. その他の情報収集（社会的情報）

家族構成，主介護者とその健康状態や介助能力，環境調整の決定権，患者との関係性について把握する．介護保険や公的費用の助成の利用も含め，SW とも情報交換を行い事前の情報整理をする．

【2】退院前訪問指導

退院前訪問指導を行うと，実際場面での動作の確認や生活のシミュレーションを行うことができる．また，患者，家族，ケアマネジャーも含め情報や目標の共有の場ともなる．その場で患者の要望を取り入れることもこれからの生活に対する動機づけになる．

退院前訪問指導は基本であるが，ケースによっては訪問が困難な場合がある．ケアマネジャーにしっかり情報提供を行うことも重要な役割である．

a. 事前準備チェックポイント

①退院前家庭訪問の目的が明確になっているか？

実際の場面での動作訓練や家屋状況の確認を含め，福祉用具や住宅改修の必要性を検討する．退

院に向けての意識付けにもなるため，何のための訪問なのかをしっかり意識して臨むことが大切である．関係スタッフ・本人・家族間で再度情報や方針を共有する．
②写真や見取り図など情報収集はできているか？
　家屋状況に合わせて10〜20 cm台を持参すると，玄関などの段差解消を具体的に検討しやすい．
③持ち物は整っているか？
　患者の能力に合わせた歩行補助具，メジャー，ビニールテープ，カメラ，はさみ，ペン，福祉用具カタログ，家屋・生活環境チェックリスト（図5-16）などの確認をする．
④外出時を想定して問題点はないか？
　外出している間の耐久性の評価や外出先でトイレが使用できるかの評価が大切である．車の乗り降りの確認なども重要である．

b. 退院前訪問指導の実施
　障害のある方や高齢者の生活を考えた環境調整を行う上で基本的な留意点がある．患者の状態や退院時期によっても，必要な環境は異なり，配慮すべき内容も変わってくる．療法士として，患者の状態像を明確にし，予測される生活の様式などについて関係者に適切な説明や情報を提供することも重要な役割である[2]．

B 環境調整の手法[2]

【1】模様替え
　室内の家具を移動したり，生活動作方法を変更する[2]だけで患者の能力にあった生活空間を作る方法である．

【2】福祉用具の活用
　患者の在宅生活を考えたとき，福祉用具を利用して問題を解決する方法がある．例えば，「移動は車椅子で，トイレはポータブルトイレを利用する」などである．介護保険下では，必要と認められた場合に市町村から被保険者に対して福祉用具貸与サービス，または福祉用具購入費が支給される[2]．表5-17, 18に介護保険の給付対象となる福祉用具の範囲を示す．介護度によっては，借りることができない福祉用具もあるので注意が必要である．

【3】住宅改修
　模様替えと福祉用具の活用では解決できない場合，廊下やトイレの手すり設置や室内の段差解消など，住宅部分に工事を行うことを検討する．在宅で車椅子を利用する場合，室内の段差解消工事とスロープの設置などがある．
　介護保険における住宅改修費は20万円が限度となっている[2]．原則的に在宅サービスを利用した際に利用額の1割を自己負担するが，住宅改修の場合，いったん工事費を利用者が負担し，その後市町村から支給対象となる工事費用の9割が支給される，いわゆる償還払い形式である．表5-19に介護保険における住宅改修の種類を示す．

家屋，生活環境チェックリスト

家庭訪問（有，無）　家屋写真（有，無）
氏名　　　　　　様　担当 PT　　OT　　ST

全体像
一日の過ごし方(外出，社会参加)：
家庭での役割：
生活動線(生活範囲)：
趣味：

	環境・用具	必要性		整備済	具体的な整備内容
		有	無		
移動	・アプローチ(距離，整/不整地，入り口幅)				
	・玄関の出入り				
	・上り框の昇降(スペース，段差)				
	・室内段差の改善				
	・階段				
	・車椅子				
	・杖・セーフティーアーム				
	・バギー車				
	・手すり				
	・その他(スロープ・段差昇降機・イス等)				
ベッド周辺	・ベッド				
	・ベッド柵				
	・移乗用バー				
	・その他				

食事	・w/c 用カットテーブル				
	・テーブル(椅子)				
	・ベッドテーブル				
	・食器・すべり止めマット				
	・食形態				
	・その他(自助具)				
排泄	・戸の種類				【日中】
	・便器(和・洋)				
	・トイレスペース				
	・ポータブルトイレ				
	・尿器(安楽，尿器)				
	・トイレ用フレーム(手すり)				【夜間】
	・おむつ				
	・フォーレ				
	・手すり				
	・その他				
入浴	・浴槽(埋め込み・据え置き)				浴室との段差　cm
	・浴用イス				浴槽の高さ　cm
	・浴槽内イス				浴槽の深さ　cm
	・浴槽滑り止めマット				
	・手すり				
	・自助具(洗体ブラシ等)				
	・その他(リフター)				
着衣	・衣類の工夫				
	・靴・靴下の工夫				
	・その他				
介護保険サービス					

竹田綜合病院リハビリテーション部

■図 5-16　**家屋・生活環境チェックリスト**
当院で使用している退院前家庭訪問のチェックシートである．最低限必要な情報をチェックできるようになっている．家庭訪問前の準備・整理として使用するのもよい．

■表5-17　福祉用具貸与の種目

- 車椅子
- 車椅子付属品
- 特殊寝台
- 特殊寝台付属品
- 床ずれ防止用具
- 体位変換器
- 手すり
- スロープ
- 歩行器
- 歩行補助杖
- 移動用リフト（つり具の部分を除く）
- 認知症老人徘徊感知機器
- 自動排泄処理装置

（厚生労働省：厚生労働大臣が定める福祉用具貸与及び介護予防福祉用具貸与に係る福祉用具の種目[3]を改変）

■表5-18　居宅介護福祉用具購入費等による支給種目

- 腰掛便座
- 自動排泄処理装置の交換可能部品
- 入浴補助用具
- 簡易浴槽
- 移乗用リフトのつり具の部分

（厚生労働省：厚生労働大臣が定める特定福祉用具販売に係る特定福祉用具の種目及び厚生労働大臣が定める特定介護予防福祉用具販売に係る特定介護予防福祉用具の種目[4]を改変）

■表5-19　居宅介護住宅改修費などの支給に関わる住宅改修の種別

種類	内容
手すりの取り付け	廊下，便所，浴室，玄関，玄関から道路までの通路などに転倒予防もしくは移動または移乗動作に資することを目的として設置するもの
段差の解消	居室，廊下，便所，浴室，玄関などの各室間の床の段差および玄関から道路までの通路などの段差を解消するためのもの．敷居を低くする工事，スロープを設置する工事，浴室の床のかさ上げなどである．
滑り止めおよび移動の円滑化のための床または通路面の材料変更	居室においては畳敷から板製床材，ビニル系床材などへの変更，浴室においては床材の滑りにくいものへの変更，通路面においては滑りにくい舗装材への変更などが想定されるものである
引き戸などへの扉の取り替え	開き戸を引き戸，折戸，アコーディオンカーテンなどに取り替えるといった扉全体の取替えのほか，ドアノブの変更，戸車の設置なども含まれる．ただし，自動ドアの動力部分の費用は対象とならない．
洋式便器への便器の取り替え	和式便器から，暖房便座，洗浄機能などが付加されている洋式便器への取替えは含まれるが，すでに洋式便器である場合のこれらの機能などの付加は含まれない．また，水洗化または簡易水洗化の費用は対象とならない．
その他前各号の住宅改修に付帯して必要となる住宅改修	①手すりの取付けのための壁の下地補強，②浴室の床の段差解消（浴室の床のかさ上げ）に伴う給排水設備工事，③床材の変更のための下地の補修や根太の補強または通路面の材料の変更のための路盤の整備，④扉の取替えに伴う壁または柱の改修工事，⑤便器の取替えに伴う給排水設備工事（水洗化または簡易水洗化に係るものを除く），便器の取替えに伴う床材の変更

（厚生労働省：厚生労働大臣が定める居宅介護住宅改修費等の支給に係る住宅改修の種類[5]を改変）

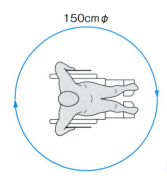

■図 5-17　車椅子使用時の有効幅

C 環境調整の実際

【1】基本的な考え

住宅改修には様々な方法があるが，基本的な考えは共通しているので参考にするとよい．

a. 段差の解消

式台などを用いて段差を分割する．可能な限りフラットにする．スロープ（勾配の目安は 1/12 〜 1/15）や昇降機を設置する．

b. 手すりの設置

形状は円形が基本で直径の目安は 32〜38 mm．高さは大腿骨大転子に合わせる．

c. スペースの配慮

廊下やドアの有効幅は 80〜120 cm を目安にする．車椅子使用の場合は 150 cm が目安となる（図 5-17）．

【2】住宅改修と福祉用具の活用

実際の症例を通して玄関，トイレ，寝室の改修と福祉用具の活用方法を紹介する．

症例は 70 歳代，女性．右片麻痺あり．移動は 4 点杖使用し歩行自立．多趣味な方で外観や内装，装飾品にこだわった住宅に独居で生活していた．そのため，できるだけ現状を変えたくないとのご本人の希望に配慮しつつ，安全に生活できるよう改修を行った．

a. 玄関

大掛かりな改修は行わず据置型手すりを活用することで対応（図 5-18a, b）．見守りで動作可能となった．

b. トイレ

症例は右片麻痺のため，元々は右側に合ったペーパーフォルダと温水洗浄便座操作盤を左側に付け替え，長期的な使用を考慮し L 字型手すりを設置（図 5-19）．1 人でトイレ動作が可能となった．

c. 寝室（図 5-20）

レイアウトの変更と福祉用具を活用することで，元々家にあったものを使用することができた．

症例によっては体圧分散できるクッション（エアマット®）の必要性の評価が重要になってくる．患者が寝たきりの場合，必要な物を近くに置き，ベッド周囲の環境を整えることも必要．

5 住宅改修と福祉用具

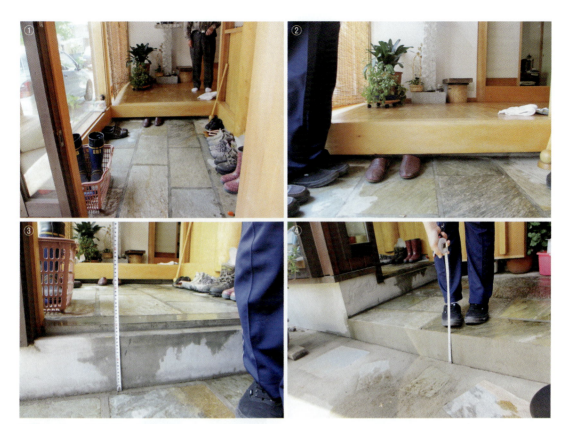

■図 5-18a　改修前の玄関写真
①：改修前の玄関の全体図．②：上がり框．高さは 22 cm．③：玄関前の段差．高さ 19 cm．
④：玄関前アプローチ．高さ 15 cm．

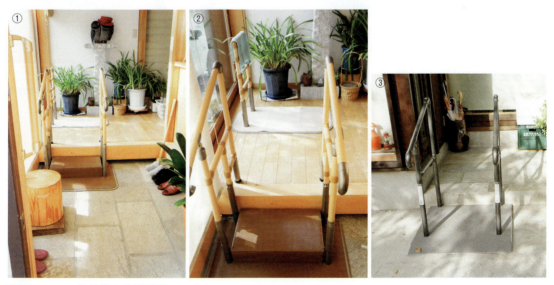

■図 5-18b　改修後の玄関写真
①：玄関前の 19 cm の段差に対して縦手すりを設置．靴の着脱が座ってできるよう椅子を設置．②：上がり框の 22 cm あるため 10 cm の式台を置いて 2 段に分割して昇降できるようにする．据置型手すりを設置．③：玄関前アプローチの 15 cm の段差に対しては据置型手すりを設置．

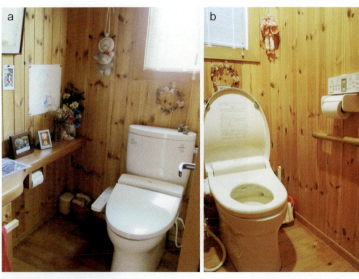

■図 5-19　改修前後のトイレ
a: 改修前のトイレ．b: 改修後のトイレ．ペーパーフォルダと温水洗浄便座操作盤を右側から左側に付け替え．左側にL字型手すりを設置．

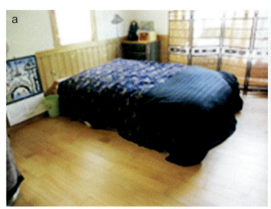 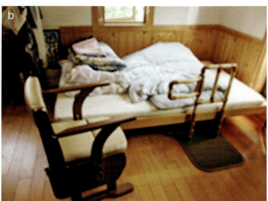

■図 5-20　改修前後の寝室
a: 改修前の寝室．b: 改修後の寝室．動線を確保するため，ベッドの向きを変更．ベッドは元々使用していたものをそのまま使用．移乗用バーを兼ねた据置型手すりを設置

D おわりに

　住みなれた地域や家庭で生活することは，患者の生きがいやより良い人生を送るために，とても重要な意味をもっている．患者・家族の心身状態，家屋環境，経済状態などの全体像を捉えて，今後のライフスタイルの変化を予測し支援していくことが必要である．療法士として様々な福祉用具や社会保障制度の特性を理解しておくことは重要であり，患者の変化に応じて，チームの中でタイムリーに共有し，患者を取り巻くみんなで組み立てていくことが大切である．環境調整を行って終りではなく，外泊や外出，家族指導などを繰り返し行い，患者・家族が安心して在宅に戻れるような支援が大切である．

5 住宅改修と福祉用具

> **Point**
> 身体機能，動作能力の経時的変化や予後予測をもとに，早期から経済状況，住宅状況，家族状況を把握し，症例の特性に応じた住宅改修，福祉用具の検討をすすめていくことが大切です．また，福祉用具は年々進化するので，最新の情報を取り入れた福祉用具の選定も重要です．

▶ 先輩からのアドバイス

> **環境って？**
> 環境調整の「環境」って，患者さんの生活空間だけを示すのではなく，一緒に暮らす家族の生活スタイルや家族関係も含めて考えます．「浴室に固定タイプの浴用椅子を設置したため浴槽の出入りがしにくくなった」なんてありませんか？ 患者さんにとってはベストでも家族に弊害とならないように，慎重に環境調整をすすめましょう．

■文献
1) 島田克充．住環境整備．住宅改造．In：木之瀬隆，編．第10巻作業療法技術学2 福祉用具の使い方・住環境整備．東京：協同医書出版；2009. p.164-73.
2) 野村 歓，橋本美芽．OT・PTのための住環境整備論．東京：三輪書店；2007. p.23-33, 48-62, 77-101, 228-42.
3) 厚生労働省：厚生労働大臣が定める福祉用具貸与及び介護予防福祉用具貸与に係る福祉用具の種目．https://www.mhlw.go.jp/web/t_doc?dataId=82999420&dataType=0&pageNo=1（最終検索日：2018年11月21日）
4) 厚生労働省：厚生労働大臣が定める特定福祉用具販売に係る特定福祉用具の種目及び厚生労働大臣が定める特定介護予防福祉用具販売に係る特定介護予防福祉用具の種目．https://www.mhlw.go.jp/web/t_doc?dataId=82999421&dataType=0&pageNo=1（最終検索日：2018年11月21日）
5) 厚生労働省：厚生労働大臣が定める居宅介護住宅改修費等の支給に係る住宅改修の種類．https://www.mhlw.go.jp/web/t_doc?dataId=82999422&dataType=0&pageNo=1（最終検索日：2018年11月21日）

〔折笠 忍，要 由紀子〕

【6章】

よい関係をつくろう！
精神機能へのアプローチ

CONTENTS
1 失語症の評価と対応　204
2 高次脳機能障害の評価と対応　211
3 認知症の評価と対応　218

1 失語症の評価と対応

> **エッセンス**
> ✓ 失語症の代表的な症状をよく理解した上で対応することが望ましい.
> ✓ 失語症患者との関わりの際は,表面の話し言葉だけにとらわれるのではなく,言語以外の日常のコミュニケーションや心理面にも配慮することが重要である.

A 失語症とは

　言語の障害は,身体障害とは異なり目に見えない障害のためとっつきにくいかも知れない.失語症の場合,知らない国に1人旅行する想定を考えるとイメージがつきやすい.現地の人の会話は部分的に聞き取れるが全体で何を言っているのか理解できない,あるいは何かを言いたいが片言の言葉しか出てこない…といった状況になるだろう.このような状態が失語症である.

【1】定義

　一般的に後天的な脳の器質性障害により生じる言語の象徴機能の障害を失語症と呼んでいる.すなわち一度獲得された正常な言語機能が大脳の言語野を含む病巣によって障害され,言語の理解や表出に障害をきたした状態である[1].障害は「話す」,「聴く」,「読む」,「書く」のすべての言語様式に及ぶ.
　失語症は,言語優位半球（通常右利き者では左大脳半球）の損傷によって生じる.ブローカ（Broca）領域とウェルニッケ（Wernicke）領域が言語中枢として有名である[2].
　左大脳半球損傷,右片麻痺を呈している場合には失語症を疑う目を持つとよい.

【2】失語症のタイプ

　失語症は,言語症状と損傷部位によって,理解面は比較的保たれているが発話が困難なブローカ失語,流暢に話す一方で話を理解することが困難なウェルニッケ失語,言語理解と発話がともに難しい全失語などいくつかのタイプに分類される.タイプ分類することで,言語症状を整理でき,問題点の抽出やアプローチ方法の選択へ繋げることができる（図6-1）.

【3】失語症の症状

　言語の各側面が少なからず障害されるが,程度や特徴は患者により異なる.

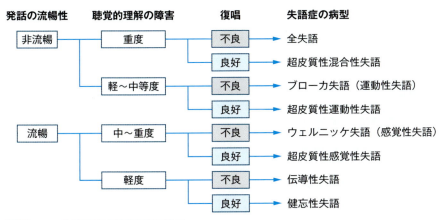

■図 6-1　失語症の病型診断の流れ
（田川皓一．神経心理症候学概論．言語とその障害．In：田川皓一，編．神経心理学評価ハンドブック．東京：西村書店；2004. p.14[3]）

■表 6-1　発話（話す）の障害

用語名	症状	例
喚語困難	語想起障害．喉まで出かかっている「ど忘れ」の状態	時計⇒「あの…あれ，うーんと…何だっけ…時間」
迂言	事物の特徴や使用法などを述べるなどして，回りくどい言い方で表現する	電話⇒「もしもしって出るやつ」
錯語	字性錯語（音韻性錯語）：単語の中の音が変化する 語性錯語：別の単語に置き換わる	机⇒「クツエ」 机⇒「イス」「ニワトリ」
ジャルゴン	文章として理解できない音の羅列	「クツマガシカンネスルデス」
残語	有意味な発話のほとんどない患者が言うことのできるごく限られた数の発話	名前は？「そうね」 住所は？「あれね」
保続	一度言った語のイメージから離れられず繰り返し同じ語が出る状態	眼鏡⇒「メガネ」 家⇒「メガネ」

（宇野　彰．言語機能障害とリハビリテーション．失語症．In：宇野　彰，編．高次神経機能障害の臨床実践入門．東京：新興医学出版社；2002. p.6-10[2] より作成）

a. 発話（話す）の障害

時計を見て「あの…うーんと…」と言いたい言葉が出てこない，机のことを「クツエ」と言い誤る，または「イス」「ニワトリ」と違う言葉を発してしまうなど，発話の障害には様々な症状がある．代表的な症状を表 6-1 に示す．

b. 聴覚的理解（聴く）の障害

音は聞こえるが語音がわからない，単語の意味が理解できない，複雑な内容になるとついていけないなど，程度は様々である．

c. 文字言語（読み書き）の障害

文字の読み書きが難しくなる．発症前の職業・教育歴・書字習慣の有無などによって個人差が大きい．

d. 数・計算の障害
日付・時間がわからない，お金がわからない，計算ができないなどの問題が生じる．

B 失語症の評価

【1】 ベッドサイドでの評価（急性期）（表6-2）

　ベッドサイドでは詳細な機能の評価は難しく，急性期の場合には言語以外の機能低下を伴うことがある．そのため，言語に影響を及ぼすような機能を把握する上で，全体像をみることが必要である．急性期では，耐久性も低く，無理な負荷をかけることはデメリットであるため，短時間で効率よく高次脳機能と同時に言語機能の大まかな評価を行う必要がある[4]．

■表6-2　ベッドサイドでの評価

意識レベル	JCS，GCSでどの程度か
発声・構音機能	発声・構音障害の有無，程度
大まかな言語機能	理解・表出能力の程度
全般的な精神機能	注意・集中力，判断力，思考力，記憶など

【2】 言語機能面の評価

　複雑な言語機能もポイントを絞って観察すると理解しやすくなる．
　まず，理解（聴覚的理解，読解）と表出（発話，書字）能力の程度を見る．患者によっては音声言語（聴覚的理解と発話）と文字言語（読解と書字）の能力間に差を生じることがあり，症状を見る上で重要な視点である．各言語機能面の評価のポイントを表6-3に示す．次に，実用的なコミュニケーションのレベルを見る．これは，言語能力だけでなく日常会話場面での非言語能力も含む．例えば，喚語困難があっても身振りや絵などを使いながら伝える，口頭指示が入らなくても状況を判断して適切に動くというような能力である．

■表6-3　言語機能面の評価

聴覚的理解	・離握手，開閉眼などの簡単な指示に応じるか ・「右手で左耳をさわる」のような複雑な指示（2段階指示）に応じるか ・イエス/ノー質問には答えられるか（発語が難しい場合でも，身振りで答えられるか）
自発話	・ペラペラ話す/たどたどしい ・発話の量は多いが内容がまとまらない/発話の量は少ないが要点は含んでいる ・構音の歪みやリズムの異常はあるか
呼称	・発話症状の特徴は何か（喚語困難，錯語，ジャルゴンなど）
復唱	・呼称と比較してどの程度か（復唱が呼称に比べてよい場合がある）
読解	・漢字と仮名の読解力に差はあるか ・聴覚的理解と比較して差はあるか
書字	・氏名，住所の書字は可能か

【3】 失語症と類似する症状との鑑別（表6-4）

　失語症患者に接することが少ないと，一見似た症状を持つ認知症や構音障害と誤ることが少なく

■表 6-4　失語症と類似する症状との鑑別

失語症	認知症	構音障害
・「話す」「聴く」「読む」「書く」の障害である ・知的機能や記憶は保たれていることが少なくない ・筆談や 50 音表の使用は困難である	・言語のみでなく，記憶や判断力の低下がある ・何度も同じことを言う，約束を忘れるといった日常生活場面でのエピソードがある	・発音のみの障害である ・聴覚的理解，読み書きは保たれている ・筆談や 50 音表の使用が有効である

ない．また，特に高齢者では難聴による理解力低下を伴うこともしばしばみられる．事前に得られる情報は確認するべきである．

> **先輩からのアドバイス**
>
> 　言語の優位半球は，多くの場合左大脳半球を指しますが，利き手によって異なります．右利きの場合は 95％以上が左大脳半球である一方，左利きの場合は約 60％が左大脳半球，約 40％は右大脳半球または両側大脳半球に言語野があるとされています．したがって，多くの場合は左大脳半球損傷により失語症を生じますが，言語野が右大脳半球の場合には，右大脳半球損傷により失語症を生じる場合もあります．そのため，言語機能を見るときには利き手が重要な情報になるのです．

C 失語症患者への対応

【1】失語症のリハビリテーション

　脳卒中治療ガイドライン 2015 によると，言語障害に対するリハビリテーションとして，「言語聴覚療法は行うことが強く勧められる（グレード A）」とされ，また，「失語症に対し，系統的な評価を行うことが勧められる（グレード B）」とされている[5]．評価結果をふまえて適切な支援を行っていく必要がある．

a. 言語機能訓練

　単語や文の理解訓練，発語訓練，書字訓練など，失語症のタイプや症状に合わせて訓練プランを組み合わせて対応する．絵カードや日用物品，カレンダー・新聞など様々な教材を利用しながら損なわれた言語機能の改善を図る（図 6-2）．訓練法として，強力な聴覚刺激を重視する「刺激法」，保たれている言語様式を利用して障害された言語様式を活性化させる「遮断除去法」などがある．刺激法は，絵カードを見せながら明瞭な発音で繰り返し目的語を聞かせ，復唱や絵カードの指差しなどの反応を引き出す技法である．また遮断除去法は，例えば音読が保たれていて呼称が障害されている場合，絵カードと同時に提示された文字を音読してから呼称するというように，保たれている言語様式をうまく活用することがポイントとなる技法である．

b. 実用的コミュニケーションの促進

　残存機能を生かした実用的なコミュニケーション手段を検討する（図 6-3）．会話場面では，難易度の異なる質問形式，すなわち，①wh 質問（例：好きな果物は何ですか？），②選言質問（例：好きな果物はりんごですか？　それともみかんですか？），③yes-no 質問（例：好きな果物

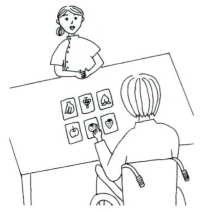

■図 6-2　複数の絵カードの中から適切な語を選択する聴覚的理解の訓練場面

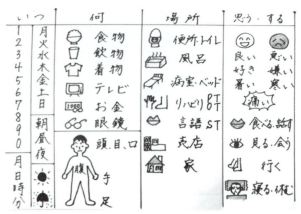

■図 6-3　コミュニケーションボードの作成例
使用頻度の高い語をボードにし，指さしをして伝達する．

はりんごですか？）をうまく使いながら，的を絞っていくのがコツである．こちらからの質問や応答のタイミングを患者のペースに合わせ，程よく待つ姿勢が重要である．身振り，書字，描画など音声言語以外の手段で補いながら，丁寧にやりとりを積み重ねることで，実用的なコミュニケーションが促進されていく．復唱や斉唱を促したり，語や句の一部を音声や文字で提示したり，模倣しやすいように口形を見せたりして，発話を自然な形で誘導する工夫も取り入れたい．

c. 心理面の援助

急性期では患者自身も何が起こったのかがわからずショックに陥ることや，混乱することも多い．また，病識が乏しい場合もあり周囲が対応に困惑することも多い．

> **Point**
> 臨床場面で失語症患者が抱えやすい状況
> ✓「馬鹿になってしまった」とすべてに自信をなくしてしまう
> ✓周囲との関わりが減ってしまい，孤立感，疎外感が強くなる
> ✓コミュニケーションがうまく取れないもどかしさから，ストレスがたまる
> ✓ケアやリハを拒否する

どんな場合でも，まずは信頼関係を築くことが大切である．患者に対してコミュニケーションの支援者であることを理解してもらうために，毎日顔は出し状況を確認する．場合によってはすぐに積極的な訓練に移行できないこともあるが，焦らず，患者が今何を求めているのかを観察しながら対応する．病前の趣味や職業などの話題提供をすると反応がよくなることもあるため，うまく活用する．

訓練拒否がある場合は，その理由を考えることも

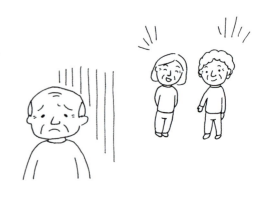

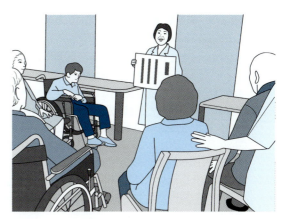

■図 6-5　回復期リハ病棟での集団コミュニケーション療法

■図 6-4　会津失語症友の会ポスター

必要である．他のリハの場面ではどんな反応なのか，別のスタッフが代行した場合はどうなのかなど，今後の対応を考える上でのヒントになることもある．

d. 周囲への働きかけ（病棟や家族への関わり方の指導）

失語症を理解してもらい，上手なコミュニケーションの取り方を説明，指導する．家族とは自宅のなかでの役割を一緒に考える機会を作る．

e. 失語症友の会（患者会）や集団療法

周囲とのコミュニケーション能力の実用性を高めるだけでなく，他の失語症患者との交流によって自己の状況を見つめ直す機会ともなる．また，お互いに刺激しあい，楽しく過ごす時間を作ることで孤立感や疎外感を防ぎ，QOL の向上にもつながる．当院では，入院中から積極的に患者会への参加を促している．失語症患者の先輩が退院後どのような社会生活を送っているのかを具体的に知り，今後の生活をイメージする貴重な機会となっている（図 6-4, 5）．

【2】失語症患者との接し方 10 カ条

失語症があっても，周囲が適切な対応や工夫をすることでコミュニケーションは取りやすくなる．失語症患者とどのようにコミュニケーションを取ったらよいのか，佐野ら[6]の意見を参考に表 6-5 に示した．もし自分が失語症になった場合にどうしてほしいか，という立場に立って接すると自然と適切な対応につながると思われる．

■表 6-5　失語症患者との接し方 10 カ条

①不自然にならない程度にゆっくり，短く話す（大声の必要はない）．
②辛抱強く言葉が出るのを待ち，推測をしながらゆっくり聞く（時間的にも精神的にも）．
③イエス／ノーで答えられる質問をして答えを導き出す．クイズ感覚でこちらが勘を働かせる．
④お互いに書くことを活用する（文字，数字，絵など）．特に漢字単語がわかりやすい．
⑤表情，身振りなどで伝わる非言語的な情報をうまく活用する．
⑥急に話題を変えない．混乱を防ぐため，確認してから次へ進む．
⑦ 50 音表（あいうえお表）は使わない．唱えさせない．
⑧歌，挨拶などで一緒に声を出すよう励ます．重度の失語症の場合でも，歌は上手に歌えることがある．
⑨間違いを指摘したり，無理に言わせようとしない．コミュニケーション意欲を低下させない．
⑩大人としての人格を大切に接する．子どもじみた扱い，言葉遣いはしない．

D おわりに

　失語症は，急性期脳卒中患者の 30％に認められるとされ[5]，高次脳機能障害のなかでも最も多く遭遇する機会がある．コミュニケーション困難のもどかしさを受け止めつつ，できるだけこちらから自然な関わりを持ち，患者が伝えたい思いを推測したり，こちらが伝えたい内容が伝わっているかをよく観察したりしながら対応することが重要だと思われる．言語機能は身体機能と比較して，長期にわたって回復していくことが特徴である．あきらめずに，医師や ST に，詳細な対応を相談しながら進めていくとよい．

■文献
1) 田川皓一．脳血管障害と神経心理学．脳血管障害と失語症．In: 田川皓一，編．脳卒中症候学．東京：西村書店；2010．p.692-716．
2) 宇野　彰．言語機能障害とリハビリテーション．失語症．In: 宇野　彰，編．高次神経機能障害の臨床実践入門．東京：新興医学出版社；2002．p.6-10．
3) 田川皓一．神経心理症候学概論．言語とその障害．In: 田川皓一，編．神経心理学評価ハンドブック．東京：西村書店；2004．p.14．
4) 待井典子．急性期の失語症．コミュニケーション障害学．2010；27：105-12．
5) 日本脳卒中学会脳卒中ガイドライン委員会．脳卒中ガイドライン 2015．東京：協和企画；2015．
6) 佐野洋子，加藤正弘．脳が言葉を取り戻すとき．NHK ブックス．東京：日本放送協会出版；1998．

〔阿久津由紀子，新田幸世〕

2 高次脳機能障害の評価と対応

> **エッセンス**
> ✓ 症状の評価と実際の生活場面を結びつけて考えよう.
> ✓ 環境調整とチームアプローチが重要である.

A 高次脳機能障害とは

　脳は様々な機能を持っている. 生命維持, 意識, 運動, 感覚なども脳機能である. それに対して, "高次"の脳機能は様々な要素を複合して人間が人間らしくあるための働きである. すなわち, コミュニケーションの道具である「言語」, 合目的的な動作をする「行為」, 空間や対象の「認知」, このような能力を学習し時間の流れの中で有効に活用していく「記憶」, さらには将来的展望を持ち目的を持って計画的に「行動」するなどの働きが高次脳機能に含まれる[1]. 高次脳機能は人間の"心"そのものといえるかもしれない.

B 高次脳機能障害：用語の整理

　「高次脳機能障害は, 運動麻痺や感覚・知覚障害では説明できない言語, 動作, 認知などに関わる脳・神経機能の障害である[2]」とするのが, 一般的な医学的定義であろう. その代表は, 失語・失行・失認であり, その他, 半側空間無視, 記憶障害, 注意障害, 遂行機能障害, 社会的行動障害などが含まれる.
　一方, 行政的定義としての用語の使用があり注意が必要である. 国立障害者リハビリテーションセンターによる高次脳機能障害診断基準[3]では, 記憶障害, 注意障害, 遂行機能障害, 社会的行動障害などを高次脳機能障害と呼んでいる. これは, これまで社会的支援が十分でなかった患者に対する支援を促進する観点から定義されたものであり, 行政的に高次脳機能障害という場合は失語, 失行, 失認は除く.

C 高次脳機能障害の種類と評価

【1】高次脳機能障害を診る基本

　患者に負担をかけずに効率よく症状を把握するために, カルテや病棟からの情報や家族から事前に得られる情報を十分活用する. また, 急性期には患者の症状に変動もみられるため, 評価が十分可能な状態であるのか患者の状態に注意が必要である.

> **Point**
> ①病歴・画像所見などの情報確認→病巣部位から症状が推定できる
> ②利き手・教育歴・職業などの情報確認→脳の側性化や症状の有無の判断材料になる
> ③意識レベル確認→高次脳機能障害の症状と意識障害の鑑別が必要である
> ④協力性・耐久性確認→なければ評価の精度に影響する

【2】代表的な高次脳機能障害の種類と評価

- 一般に脳血管疾患による左半球損傷では失語と失行，右半球損傷では半側空間無視と病態失認が多い[1]ことを覚えておこう．
- 血管支配と高次脳機能障害の関連をおおまかに知っておくとよい（表6-6）．

■表6-6 主要な血管支配領域内の病巣と代表的な高次脳機能障害

血管	病巣側	高次脳機能障害
前大脳動脈	左	超皮質性運動失語など
中大脳動脈	左	失語，失読，失書 失行
	右	半側空間無視 病態失認
後大脳動脈	左	純粋失読 視覚失認
	右	地誌的見当識障害 相貌失認

（石合純夫．高次脳機能障害学．東京：医歯薬出版；2003[1]より改変）

- 代表的な高次脳機能障害の種類と評価法を表6-7に示す．脳卒中治療ガイドライン2015において，脳卒中後はこれらの障害の有無とその内容，程度を評価することが勧められる．評価結果は家族に伝えることが勧められる（グレードB）[4]．
- 評価では，机上での検査（標準検査）と生活場面での行動観察をあわせて総合的に捉えることが重要である．標準検査は，高次脳機能障害の症状を総合的，定量的に把握する，症状の経時的変化を見る上で重要である．また，生活場面での行動観察は，症状が生活に及ぼす影響や，患者の適応状態を知る上で重要である．両者を検討し，支援プログラムを立てる必要がある．

D 臨床で遭遇する主症状

高次脳機能障害は多様であるので，生活の困難さは1つの要因でなく複合要因である可能性を常に頭におく必要がある．表6-8は代表的な症状とよくある生活場面での困難さおよびそれらに対する対応の具体例である．

■表6-7 代表的な高次脳機能障害の種類と評価

機能	障害	代表的な評価法
知能	全般的知能障害	MMSE（Mini Mental State Examination） HDS-R（改訂長谷川式簡易知能評価スケール：Hasegawa Dementia Scale-Revised） WAIS-Ⅲ（ウェクスラー成人知能検査：Wechsler Intelligence Scale-Third Edition） RCPM（レーブン色彩マトリックス検査：Raven's Coloured Progressive Matrices）
言語	失語・失読・失書・失算	SLTA（標準失語症検査：Standard Language Test of Aphasia） WAB（WAB失語症検査：Western Aphasia Battery）
行為	失行	SPTA（標準高次動作性検査：Standard Performance Test for Apraxia） WABのⅦ．行為（WAB失語症検査：Western Aphasia Battery）
認知	失認・半側空間無視	VPTA（標準高次視知覚検査：Perception Test for Agnosia） BIT（BIT行動性無視検査：Behavioural Inattention Test）
記憶	記憶障害・健忘	WMS-R（ウェクスラー記憶検査：Wechsler Memory Scale-Revised） RBMT（リバーミード行動記憶検査：Rivermead Behavioural Memory Test） 三宅式記銘検査
注意	注意障害	TMT（トレールメイキングテスト：Trail Making Test） CAT（標準注意検査法：Clinical Assessment for Attention）
その他	遂行機能障害，社会的行動障害等	BADS（BADS遂行機能障害症候群の行動評価：Behavioural Assessment of the Dysexecutive Syndrome） WCST（Wisconsin Card Sorting Test）

E 高次脳機能障害患者への対応のポイント

　高次脳機能障害に対するリハビリテーションには，損なわれた機能そのものの回復訓練と代償訓練がある．いずれも日常生活活動の改善を目的とすることが勧められる（グレードB）[4]．低下した能力を回復させるだけではなく，いかに日常生活に適応できるかの視点で関わる必要がある．

　高次脳機能への対応の詳細は専門書を参考にしてほしいが，全体に共通するポイントを示す．

【1】障害を障害として正しく理解しよう

- 患者の背景，疾患，病巣，発症からの時期などによって，様々な症状が複合的に現れ変化することを理解する．
- 個々の症状を正しく把握する．もともとの性格，やる気の問題などと安易に判断しない．
- 症状は，脳損傷による一次的症状なのか，障害をもったことにより引き起こされた二次的なものかを考える．

【2】患者は自分自身の問題に気付きにくいことに配慮しよう

- 障害の自覚（病識）を促していく．気付きが次へのステップになる．
- できたこと，できなかったことをその都度フィードバックするよう心がける．
- 成功体験を重ねて，モチベーションを高めるよう励ましていくことが重要である一方で，失敗体験により本人の自覚や意欲が高まることもある．

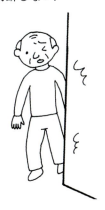

■表 6-8 臨床で遭遇する主症状と具体例

	代表的な症状	生活場面での困難さの具体例	具体的対応法
失語	・声かけに反応乏しく，発話もない（全失語） ・理解はよいが話すのが難しい，口数が少ない（運動性失語） ・ペラペラ話すが，こちらの言うことを理解しない（感覚性失語） ・発話が不明瞭（構音障害） ・言葉が出にくい，間違った語が混じっている（喚語困難，錯語） ・読み書き，計算ができない（失読，失書，失算）	会話や電話ができない，買い物ができない，メモや手紙を書けない，新聞や本を読めない，ワープロを打てないなど	6章1.「失語症の評価と対応」を参照
失行	身振りができない（観念運動失行）	バイバイと手を振ることができない	・模倣を促したり手順を口頭で説明する ・動作を分解して段階的に訓練する ・できない動作にこだわらずできる手段を検討する ・生活場面で繰り返し援助する
	日常よく用いる道具がうまく使えない（観念失行）	はさみを使うことができない	
	複数の物品を系列的に使う動作ができない（系列動作の障害）	お茶入れの手順に戸惑う	
	麻痺の程度の割に手指の使い方が不器用（肢節運動失行）	服のボタンをはめることができない	
	衣服をうまく着ることができない（着衣失行）	服のどこに腕を通すかわからない	
失認	目は見えているが物が何なのかわからない（視覚失認）	絵や実物をみてもわからない	（※半側空間無視に対する対応） ・声かけ・目立つ視覚的刺激などで無視側への注意を促す ・食事場面やベッド周囲の環境調整を行う
	顔を見て誰だかわからない（相貌失認）	妻とスタッフを間違う（声でわかる）	
	半側の見落とし（特に左側）が多い（半側空間無視）	食事を皿の片側だけ残す	
	片麻痺の存在を否認する（病態失認）	自分の体は何ともないと主張する	
記憶障害	発症以前のことは思い出せない（逆向性健忘）	発症前に行った旅行を忘れている	・毎日のスケジュールを一定にする ・メモ，カレンダー，写真，時計，タイマーなどの外的手段を有効活用する ・極力誤りが起きないように関わる ・忘れていることを責めない
	新しい事実・経験が積み重ならずすぐ忘れてしまう（前向性健忘）	発症後の出来事の記憶が乏しい	
	時間・場所の感覚が曖昧（見当識障害）	日付，現在いる場所がわからない	
	埋め合わせ的な作り話をする（作話）	質問に場当たり的な応答がみられる	
	新しいことを覚えられない（記銘力低下）	スタッフの顔と名前を覚えられない	

（次頁へつづく）

■表6-8 臨床で遭遇する主症状と具体例（つづき）

	代表的な症状	生活場面での困難さの具体例	具体的対応法
注意障害	全体にぼんやりとしている（全般性注意障害）	声かけへの反応が緩慢	・生活のリズムを整える ・音や光など刺激の量をコントロールする ・落ち着いた環境を提供する ・メモ，タイマーなどの外的手段を有効活用する ・慌てず手順を確認する習慣をつける
	長時間1つのことに集中できない（注意の持続性の障害）	訓練に集中することができない	
	周囲の物音等で気が散りやすい（注意の選択性の障害）	テレビに気をとられて作業が中断する	
	1つのことに夢中で他のことに気付かない（注意の多方向性の障害）	読書中お湯が沸いたことに気付かない	
	唐突に次の行動・話題へ移る（注意の転動性亢進）	話題がコロコロと変わる	
	1つは可能でも2つ以上同時にしようとすると混乱する（処理能力の低下）	掃除，洗濯など家事を同時進行で行えない	
遂行機能障害	自分で計画を立てることができない（計画の障害）	指示されないと何もできない	・選択肢から選んでもらう ・見通しが立てやすい環境を提供する ・手順を意識してもらう ・メモ，タイマーなどの外的手段を有効活用する
	ものごとの優先順位をつけて実行できない（実行の障害）	決められた時間内に作業が終わらない	
	周囲の状況の変化に臨機応変に対応できない（柔軟性の低下）	少し条件が変わるととたんにできない	
社会的行動障害	自分からは何もしようとしない（自発性低下）	1日中ベッドで寝ている	・問題行動がなぜ起こるのかの原因を考える ・体調や感情の変化に配慮する
	突然興奮したり，怒り出したりする（感情コントロールの障害）	思い通りにならないと大声を出す	
	適切な対人距離，相手の気持ちが理解できない（対人関係の障害）	なれなれしい，不適切発言が多い	
	幼稚な言動があり依存的（退行）	家族やスタッフに過度に甘える	
	習慣的，お決まりの反応をしやすい（固執）	毎日同じルートの散歩にこだわる	

で，時には療法士が先回りして制止しないで敢えて困難を体験してもらうことも必要である．
● 本人の意思を尊重するよう心掛け，急かさない配慮も重要である．

【3】患者の残存能力を最大限活用しよう

● できないことを無理強いせず，些細なことでもできることから始めるようにする．訓練はスモールステップで段階的に進め，本人にわかりやすく具体的に伝えるようにする．訓練の見通しを立てやすくすることも重要である．
● 試行錯誤でもよいので，患者それぞれに合った対処方法を見つけていく．
● 職業，趣味，生活歴などから得意分野の手がかりを得る．
● 代償手段を検討する．記憶障害に対してメモの習慣をつける，自分の病室を覚えられないときはわかりやすい目印をつける（図6-6）など．

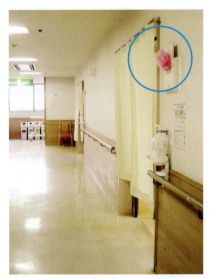

■図6-6 記憶障害の代償手段の例
自分の病室がわからなくなる患者のための目印として，目に入りやすい位置に花の飾りをつけてある（患者ごとに目印は変えてある）．

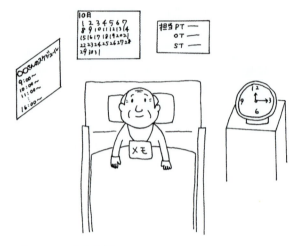

■図6-7 環境調整の例
見当識や記憶が低下している患者では，ベッドサイドにカレンダーや時計を置き，確認しやすい状況を作る．また，患者の日課や関わる療法士を可能な限り変更せず，表や写真で提示しておくと混乱しにくい．メモなどは，存在を忘れてしまうことも多いので，記憶障害が重度の患者には身につけてもらうとよい．

【4】家族や周囲が対応方法を共有し，同じ方針で関わろう

- 検査結果や訓練でできたことを具体的かつタイムリーにスタッフや家族に伝え，病棟や実際の生活で応用していく．
- 本人の能力が発揮できるように環境調整を行う（図6-7）．光や音など刺激の量をコントロールし，落ち着ける環境を提供することが安心につながる．
- 患者の支えとなる家族や周囲の人々の不安・混乱を受け止め適切に情報提供する．患者会や家族の会などが支えになる場合がある．
- 利用できる社会資源は最大限活用する．介護保険，身体障害者手帳，精神障害者保健福祉手帳などの制度の枠組みでの支援を活用する．

【5】社会復帰を視野に入れて支援しよう

　早期から，退院後の生活，社会参加を視野に入れて関わっていくことが重要である．特に若い患者は自動車運転再開や復職という大きな課題に向かうことになる．関係者と連携を図りながら，長期的な目標に向かって支援しよう．

【6】障害の回復だけにとらわれずに，QOLを高めることに目を向けよう

　障害受容は簡単なものではない．ある日突然障害を持った人が，自身が障害を持つ状態に適応していくまでには様々な心理的葛藤がある．そのことを十分理解したうえで，回復にこだわるのではなく，新たな価値観を持ち，よりよい人生を実現していけるよう，支援していこう．

F おわりに

- 高次脳機能障害は複雑で対処が難しいケースも多い．困ったケースはリハスタッフだけで抱え込まず，主治医へ相談して対応することが望ましい．
- 脳の機能回復は時間がかかるが，ゆっくり確実に変化していく部分もある．周囲があせらず，長い目で見てあたたかい対応を心がけよう．
- 高次脳機能障害への具体的対応・訓練法の正解は1つではない．症例に応じて考え，その都度文献などで学びながら実践していくことで，経験を積み重ねていこう．

> ▶ **先輩からのアドバイス**
>
> 「歩けるし話せるし，何でもなく退院できてよかったねと近所の人に言われるけど，歯磨きしたこと忘れて何度も磨いちゃうし，道は覚えられないし，記憶がなくて本当困るんだよね…」脳出血発症後1年になる記憶障害の男性患者さんの訴えです．確かに一見何の問題もないようです．しかし，生活では本人が訴えるようにしばしば失敗があるようです．しかも，日々の記憶がどれだけ自己を形作り，自己の存在を確実にしているかは想像にかたくありません．メモを取る習慣をつけ，自宅では病前からよくやっていたという掃除や洗濯などの家事をこなし，徐々に障害に適応してきているこの患者さんも，自分が自分でないような不安と必死に向き合っているのかもしれません．目に見えない部分を支援できる療法士でありたいものです．

■**文献**
1) 石合純夫．高次脳機能障害学．東京：医歯薬出版；2003．
2) 石合純夫．高次神経機能障害．東京：新興医学出版社；1997．
3) 国立障害者リハビリテーションセンターHP．http://www.rehab.go.jp/ri/brain_fukyu/handankizyun.html
4) 日本脳卒中学会脳卒中ガイドライン委員会．脳卒中ガイドライン2015．東京：協和企画；2015．

〔阿久津由紀子，新田幸世〕

3 認知症の評価と対応

> **エッセンス**
> ✓ 認知症の病態と症状を理解する．
> ✓ 評価して問題点を抽出する．
> ✓ 基本的対応を理解してよりよい介入へつなげる．

A 認知症とは

認知症は，International Classification of Diseases（ICD-10：国際疾病分類第10版）では表6-9のように定義されている．

実際の病棟内では，元々既往に認知症がある患者や，脳卒中急性期で混乱している状態の患者が多い．

認知症を引き起こす原因疾患は表6-10の通りである．疾患によって治療や対応が異なり，場合によっては改善するものもある．

■表6-9 ICD-10 診断ガイドライン

- 日常生活での個人的活動を損なうほどの記憶と思考の低下．
- 記憶障害だけを示すのではない．思考の障害には，入力情報の処理の障害，注意の選択・配分の障害を含む．

（融 道男，他，監訳．ICD-10 精神および行動の障害―臨床記述と診断ガイドライン．東京：医学書院；1993 [1]）

■表6-10 認知症や認知症様症状をきたす主な疾患・病態

1. 中枢神経変性疾患：アルツハイマー型認知症，前頭側頭型認知症，レビー小体型認知症，パーキンソン病 等
2. 血管性認知症（VaD）：多発梗塞性認知症，脳出血性VaD，慢性硬膜下血腫 等
3. 脳腫瘍：原発性脳腫瘍，転移性脳腫瘍，癌性髄膜症
4. 正常圧水頭症
5. 無酸素性あるいは低酸素性脳症
6. 神経感染症：急性ウイルス性脳炎，HIV感染症，クロイツフェルト-ヤコブ病 等
7. 臓器不全および関連疾患：腎不全，透析脳症，肝不全 等
8. 内分泌機能異常症および関連疾患：甲状腺機能低下症，下垂体機能低下症 等
9. 欠乏性疾患，中毒性疾患，代謝性疾患：アルコール依存症，一酸化炭素中毒，ウェルニッケ-コルサコフ症候群，ビタミンB12欠乏症 等
10. 脱髄疾患などの自己免疫性疾患：多発性硬化症，急性散在性脳脊髄炎，ベーチェット病 等
11. 蓄積病：遅発性スフィンゴリピド症，副腎白質ジストロフィー
12. その他：ミトコンドリア脳筋症，進行性筋ジストロフィー

（「認知症疾患診療ガイドライン」作成委員会，編．認知症疾患診療ガイドライン2017．東京：医学書院；2017．p.7 [2]より改変）

■表6-11 アルツハイマー型認知症，前頭側頭型認知症，レビー小体型認知症，脳血管性認知症の画像所見と臨床的特徴

	アルツハイマー型認知症	前頭側頭型認知症	レビー小体型認知症	脳血管性認知症
画像所見	CT・MRI：側頭葉内側面（主に海馬）を中心とする大脳皮質の萎縮 脳溝や脳室の拡大 SPECT・PET：頭頂葉や側頭葉の血流低下	CT・MRI：前頭葉・側頭葉前部に限局した萎縮 SPECT・PET：前頭葉，側頭葉の血流低下 ※比較的早期や脳萎縮が目立たないタイプではSPECT等での血流低下が診断上重要となる	CT・MRI：大脳の全般的な萎縮．海馬の萎縮は軽度 SPECT・PET：後頭葉の血流低下	CT・MRI：梗塞や出血などの脳血管障害 SPECT：梗塞部位および周辺の血流減少所見がみられることが多い
臨床的特徴	・記銘力障害（エピソード記憶の障害） ・語健忘 ・視空間性障害 ・見当識障害 ・失行 ・病識低下 ・自発性低下 ・取り繕い反応 ・もの盗られ妄想	・脱抑制 ・常同行動（時刻表的生活，常同的周遊，滞続言語） ・食行動異常（過食・嗜好の変化） ・病識欠如 ・初期には記憶障害や視空間障害は目立たない	・病初期には記憶障害が目立たない場合がある ・記憶以外の認知機能（注意，遂行機能，視空間認知）などの障害 ・具体的な繰り返される幻視 ・レム期睡眠行動異常	・抑うつ ・自発性低下 ・遂行機能障害 ・夜間せん妄 ・情動失禁 ・頻尿，尿失禁 ・認知機能がまだら状に低下． ・もの忘れは軽いことが多く，自覚がある
身体症状	特になし	特になし	パーキンソニズム	血管障害部位に対応した運動麻痺

　原因疾患として最も頻度が高いものはアルツハイマー型認知症で，次いで脳血管障害によるものと言われており，これらの疾患で認知症の約半数を占めるとされている．

　その他に認知症をひきおこす疾患[3]には，前頭側頭型認知症やレビー小体型認知症があり，表6-11のようにアルツハイマー型認知症とは異なった特徴を示す．

B 認知症の評価

　認知症の評価方法は，問診，評価表を用いたスクリーニング（MMSE，HDS-R，COGNISTAT，ADASなど），家族や病棟からの情報収集（職業歴，性格，趣味，生活歴，病棟での1日の様子など）がある．また，病巣や脳血流の低下等の脳内の変化を捉えるために，画像所見（CT，MRI，SPECT）の確認，全身状態（血圧，神経症状，血液検査結果など）の確認も欠かせない．

　以下に，評価すべき項目と，問診のしかたを紹介する．

【1】見当識（時間，場所，人）

- 時間，場所，人の見当がつけられるか．「今日は何月何日ですか」「ここの建物の名前はなんでしょうか」「こちらの方はどなたですか」
- 自己情報を覚えているか．「お名前を教えてください」「生年月日はいつですか」

【2】記憶

- エピソード記憶が保たれているか．「昨日は誰か来ましたか」「朝ごはんはたべましたか」
- 言語的記憶と視覚的記憶に差はあるか．言葉で意味づけした方が覚えられるか（「ナースステーションの隣が自室」と教えるなど），目印で視覚的に目立たせた方が覚えやすいか（部屋入口に飾りを付けるなど）を評価する．
- 取り繕いや作話があるか．質問に対し，"そんなこと普段聞かれないからわからない"と取り繕ったり，"昨日飛行機に乗って旅行してきたの"などと明らかに現実と異なることを言ったりすると記憶の低下を疑う．

【3】意欲

気分ややる気にムラがあるか，面倒くさがるようになったか，食欲が減退/亢進しているかなどについて行動観察したり，家族に尋ねたりして評価する．

【4】人格

怒りっぽくなった，幼く依存的になったなど，性格が変化してきているか，家族から情報収集する．

【5】判断力

飲んでいるお茶がこぼれたのに，ぼんやりとしているなど，問題解決が適切に行えない，状況が飲み込めないことがあるか行動観察する．

【6】病識

もの忘れをすることや不調を自覚しているか．「体のことで困ったことはありませんか」「もの忘れしませんか」と尋ねて，"全然困っていない"と返答があると病識欠如を疑う．

> **Point**
> 問診や検査を受ける側としては，認知機能という自身にとって非常にデリケートな部分を掘り下げられることになります．子どもに対してするような言葉遣いや無礼な態度により，相手の自尊心を傷つけないよう，敬意を持って問診や検査を行うことが重要です．

C 認知症の症状

認知症の症状は，①記憶障害，②見当識障害，③認知障害（思考・判断・遂行機能障害，注意集中・分散の障害，失行，失認，失語症など）の中核症状と，それによって引き起こされる二次的な①精神症状（不安，焦燥，妄想，幻覚，抑うつ），②行動障害（徘徊，多動，不潔行為，収集癖，暴言・暴力，介護への抵抗）の周辺症状（認知症の行動・心理症状 behavioral and psychological signs and symptoms of dementia: BPSD）に分けられる[4]（図6-8）．臨床場面や日常生活では，中核症状よりも周辺症状が問題となる．そのため，周辺症状をできるだけ小さくすることが，リハや介護の負担，さらには患者自身の負担を軽減することに繋がる．

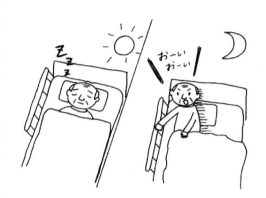

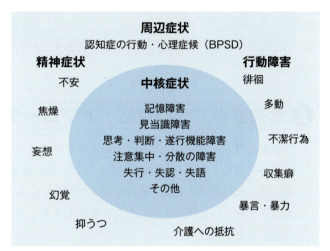

■図 6-8 中核症状と周辺症状
（山口晴保，編．認知症の正しい理解と包括的医療・ケアのポイント．東京：協同医書出版社：2005. p.50[4]）

D 認知症と間違われやすい症状

認知症と思って関わっていても実際はそうでないことがある．脳卒中急性期では，精神機能低下や脳浮腫による一過性の通過症候群がみられる．

病態の見立てを誤ったまま対応を続けると，症状を悪化させることがあるので，よく観察し評価する必要がある．

以下表6-12のような症状が疑われた場合は専門の医師に相談することが大切である．

■表 6-12　認知症と間違われやすい症状・病態

通過症候群	・脳卒中急性期に一過性の精神機能低下，高次脳機能障害を伴った症候群である ・症状は経過とともに軽快する
せん妄	・突然発症し，一過性に生じる ・経過は長くても数日から1週間程度である ・日内変動もあり，日によって症状が異なる
うつ症状	・脳血管障害を伴うと抑うつ的になることがある ・自発性が落ちて勘違いされることがある ・気分や感情を訴えることが多い ・画像上では異常がない
失語症	・言葉の理解や発話の障害があるが，状況判断は保たれる ・経過とともに症状が改善する
薬による症状	・睡眠薬が効きすぎると，日中活気がなく自発性が低下することがある ・薬の副作用で一過性にボーッとした状態が続く場合がある ・薬剤性による発動性の低下などは，時間帯により反応にムラが出てくる

E 認知症の方への対応・アプローチ方法

　認知症の方に対しては，可能な限り同じスタッフが，同じ関わりをし，周囲の環境を整えることが基本である．相手の気持ちをできるだけ受け止めるよう努め，否定的な言葉を避けるようにする．誤った行動の背景に，動機や原因が隠れていることがあるので，なぜその行動をとるのか，本人の置かれている状況を把握したり気持ちを推し量ったりすることで，行動を抑制できる糸口が見つかることがある．

　思い込みや不可解な言動がある場合は，場所や話題を変えて，他の物事へ気をそらしてもよい．

　失敗経験は記憶に残りやすいので，成功体験を多くもてるように援助する．昔の趣味や得意なことを行ってもらうのもよい．

　具体的な対応やアプローチ方法は，各型の認知症の特徴や個人の性格などを捉えることで，個別的に考えやすくなる．

　脳血管性認知症の場合，急性期は，時間帯によって反応や覚醒にムラがあるので，状態に応じてADL訓練を行う．覚醒水準が安定してきたら次第に生活リズムが整うように促していく．症状は経過によって変化することもあるので，初めから認知症と思い込まないで対応することが大切である．

　レビー小体型認知症にみられる幻視への対応については，覚醒レベルや注意レベルの低下で悪化するため，環境を整えることで効果がある可能性がある．どんな幻視があるのか丁寧に話を聞き，生活環境における誘発要因を取り除く工夫（カーテンが揺れるのを見ると「猫がそこにいる」との幻視があるのなら，カーテンを留めておく．床のシミが，虫がはっているように見えるなら，シミを隠すなど）で幻視の頻度が減少する場合がある．

　前頭側頭型認知症にみられる常同行動（時刻的な行動など）に対しては，慣れたスタッフとよい関係を形成した上で，常同行動の特性を利用し，スケジュール通りのADLを繰り返し，習慣化していくと落ち着いて過ごせるようになる．

■表 6-13　アルツハイマー型認知症の方へのアプローチ

認知に焦点を当てたアプローチ	
reality orientation	患者に対し，正しい日時や場所，人物などの情報を繰り返し教示することで（エラーレス学習），現実見当識を高めようとする．
認知刺激（療法）	集団で行う活動や話し合いに参加することで，認知機能や社会的機能を全般的に強化しようとする治療法．
認知以外に焦点を当てたアプローチ	
回想法	認知症者が過去を回想し，周囲が受容的・共感的に傾聴することで，人生の再評価を促し自尊心の向上を図る治療法．
運動療法	アルツハイマー型認知症者における身体機能やADLの増悪を軽減すると言われており，認知機能の低下をより緩徐にする可能性も指摘されている．
音楽療法	心身の健康のために音楽を治療法として応用する．
パーソン・センタードケア	年齢や健康状態にかかわらず，すべての人々に価値があることを認め尊重し，一人ひとりの個性に応じた取り組みを行い，認知症の人を重視し，人間関係の重要性を重視したケアのこと．VIPSの考えから成る（V「人々の価値を認める」，I「個人の独自性を尊重する」，P「その人の視点に立つ」，S「相互に支え合う社会的環境を提供する」）．
ユマニチュード	体育学を専攻するイヴ・ジネストとロゼット・マレスコッティの36年にわたる経験の中から創出した，知覚・感情・言語による包括的コミュニケーションに基づくケア技法．「あなたは大切な存在です」という言語および非言語によるメッセージを，ケアを受ける人が理解できる形で届けるための方法．

アルツハイマー型認知症の方へのアプローチは，認知機能に焦点を当てたものと，それ以外に焦点を当てたものとがある（表 6-13）．認知機能訓練を行う場合は，間違いを誘発し定着させたり，自尊心を傷つけたりすることがないよう，エラーレス学習ができるように留意したい．例えば，明らかな記憶障害や見当識障害のある方に「私の名前は？　何月何日ですか？」と尋ねるのではなく，毎回「担当の○○です．今日は△月□日です」と正しい情報を提示するとよい．

当院では，回復期リハ病棟で週1回のSTによる集団コミュニケーション療法が行われており，過去を思い出し懐かしく感じられるような回想法の要素や，季節の歌をうたうなど音楽療法の要素を取り入れた内容でアプローチしている．離床の促進や，病棟生活での情緒の安定などの効果が得られている．

F　おわりに

認知症の方の行動パターンからどんな問題点があるのか見当をつけ，評価をして原因をはっきりさせることで，対応やアプローチに結び付けられるようにすることが大切である．多職種間で情報を共有し，対応を統一することで，認知症の方が行動しやすく，安心して過ごせる環境をつくることができる．趣味や関心のある事柄を取り入れながらいろいろなアプローチをし，反応を見つつ，模索しながらその方に合うものを見つけることが大切である．対応の仕方を工夫すること，わかりやすく丁寧な言葉を心がけ敬意をもって接することで，認知症者の反応は良い方向に変わることがある．

🔹 先輩からのアドバイス

　新人の皆さんは，"認知症の方との信頼関係はどうやって作っていけばよいだろう？"と悩んでしまうときがあるかもしれません．

　自分が頼られて，やったことを感謝されたらうれしいものです．人に必要とされることは，生きがいにつながるのではないでしょうか．それは，年をとっても同じこと．昔とった杵柄（きねづか）とかいいますが，認知症の方でも長年経験したことは意外と身体が覚えているものです．昔やっていた仕事や趣味について「教えてください」と言われ，最後に「教えてくれてありがとうございます」と感謝されたらきっとうれしいことでしょう．いろいろなことを忘れても，うれしい，悲しいという喜怒哀楽の感情を伴った記憶は，認知症の方でも覚えている方が多くいます．この人といると「心地よい」という経験を繰り返していくことで，信頼関係が築かれていくのではないかと思います．

■文献
1) World Health Organization. The ICD-10 Classification of Mental and Behavioural Disorders: Clinical descriptions and diagnostic guidelines. Geneva: World Health Organization; 1992.（融 道男, 他監訳. ICD-10 精神および行動の障害―臨床記述と診断ガイドライン. 東京: 医学書院; 1993.）
2) 「認知症疾患診療ガイドライン」作成委員会, 編. 認知症疾患診療ガイドライン2017. 東京: 医学書院; 2017. p.6-279.
3) 医療情報科学研究所, 編. 病気が見える vol.7 脳・神経. 東京: メディックメディア; 2011. p.344-51.
4) 山口晴保, 編. 認知症の正しい理解と包括的医療・ケアのポイント. 東京: 協同医書出版社; 2005. p.50.
5) 森 敏. 知っておきたい認知症の臨床と画像. 東京: 金原出版; 2010. p.29-31.
6) 鈴木みずえ, 酒井郁子, 編. パーソン・センタードケアでひらく認知症看護の扉. 東京: 南江堂; 2018. p.8-9.
7) 本田美和子. 優しさを伝えるケア技術：ユマニチュード. 臨床精神医学. 2016; 45 (5): 573-7.

〔新田幸世, 阿久津由紀子〕

【7章】段階別目標

> **エッセンス**
> - ✓ 目標を目に見える形でわかりやすく設定する．
> - ✓ 設定した目標は，実施のみでなく，評価や改善をすることが重要である．
> - ✓ 医療人，専門職としてバランス良くスキル・キャリアアップしていくことが望ましい．

A 段階別目標

　当院では，教育の一貫として年代別の達成目標を設定して計画・実行・評価・改善を「段階別目標」として実施している．

　目標は，担当症例数だけでなく，サマリー作成など事務のマネジメント能力や患者とのコミュニケーションなどの対人影響力や症例報告などの教育・研究に関する分野での目標も設定されている．

　1〜2年次に経験しておきたい段階別の目標に関して，急性期脳卒中チームと回復期リハチームで利用されているツールを紹介する．

【1】急性期脳卒中チームでの段階別目標

　新人教育の一貫として急性期脳卒中チームでは，段階別の目標をフローチャート形式で確認・実施している（図7-1, 2）．

　経験値を重要視したフローチャートとなっており，1年目に経験しておきたい症例が記載されている．経験しておきたい症例数が示されており，フローが進むに従い，リスク管理の必要性が高い症例を経験できるように設定されている．また，本書で参照しておきたい項目に関してもフローチャートのなかに取り入れられている．

　1年ですべての症例経験を積みインターンシップ終了として，次のミドルシップへと進むように設計されている．

【2】回復期リハチームでの段階別目標

　新人の教育ツールとして，急性期脳卒中チーム同様に経験したことを数値として見える化し，積み上げグラフにて示している（図7-3）．「リハ実践能力」「マネジメント能力」「対人関係能力」「教育・研究」の4領域に分かれる．当チームに限らず，各年代において求められることや望まれることなども考慮し，項目や数値を設定している．定期的に確認して反省するだけでなく，できたことを把握して自信につながるケースもある．

段階別目標

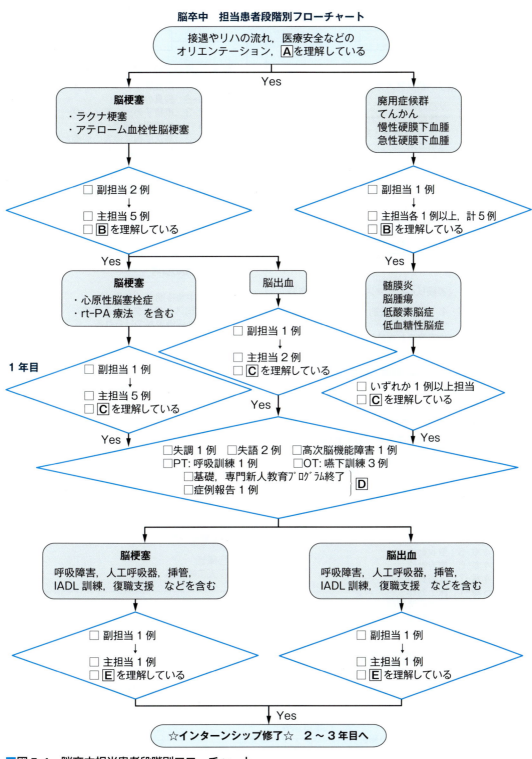

■ 図 7-1　脳卒中担当患者段階別フローチャート
図中の A〜E は図 7-2 に対応

7章 段階別目標

脳卒中　担当患者段階別　参考・必要項目（1年目）

A

- ☐ 接遇オリエンテーション

知識　『実践リハビリマスターガイド』参照

- ☐ 1章-1　リハの流れ
- ☐ 1章-2　急性期リハの流れ
- ☐ 2章-1　倫理（守秘義務・個人情報）
- ☐ 2章-2　感染対策
- ☐ 2章-3　医療安全

B

知識　『実践リハビリマスターガイド』参照

- ☐ 2章-4　廃用症候群と褥瘡
- ☐ 2章-5　脳卒中のリスク管理

退院支援　『実践リハビリマスターガイド』参照

- ☐ 1章-3・4　各時期の役割・特徴
- ☐ 5章-4　介護保険
- ☐ 5章-5　住宅改修と福祉用具

担当患者　医療機器の経験・知識

- ☐ 末梢点滴（PV）　　☐ 抑制帯
- ☐ 経鼻胃管栄養

実技　『実践リハビリマスターガイド』参照

- ☐ 3章-1　臥位での訓練とポジショニング
- ☐ 3章-2　寝返りと起き上がり動作訓練
- ☐ 3章-3　座位での訓練
- ☐ 3章-4　立ち上がり動作と立位での訓練
- ☐ 3章-5　歩行訓練
- ☐ 4章-2　移乗動作
- ☐ 4章-4　排泄動作
- ☐ 4章-5　更衣動作
- ☐ 4章-6　整容動作
- ☐ 4章-7　入浴動作
- ☐ 5章-1　床上動作
- ☐ 5章-2　段差昇降訓練
- ☐ 5章-3　家事動作

C

知識　『実践リハビリマスターガイド』参照

- ☐ 4章-1　摂食嚥下
- ☐ 3章-6　装具の活用
- ☐ 4章-3　車椅子のシーティング
- ☐ 6章-1　失語症の評価と対応
- ☐ 6章-2　高次脳機能障害の評価と対応
- ☐ 6章-3　認知症の評価と対応

担当患者　治療等の経験・知識

- ☐ 中心静脈栄養（CV）
- ☐ rt-PA療法後　　☐ 人工透析

新患面接の参考

- ☐ 脳卒中急性期ガイドライン（竹田ストロークチーム作成）
- ☐ 脳卒中評価表がつけられる

D

- ☐ 症例発表（勉強会にて）
- ☐ 症例報告（A4 1枚）

E

医療機器の経験

- ☐ 挿管
- ☐ 人工呼吸器

インターンシップ中に経験すること

経験

- ☐ Drへの質問
- ☐ SWと話す
- ☐ ストロークカンファでの発言
- ☐ 病棟へのADL・嚥下伝達
- ☐ 病棟カンファレンス出席
- ☐ サービス担当者会議
- ☐ 家族指導
- ☐ ムンテラへの参加
- ☐ 家庭訪問（同行含む）
- ☐ 屋外歩行（敷地内可）

書類関係

- ☐ リハ総合実施計画書
- ☐ リハ脳卒中初回評価・総括
- ☐ ストローク申し送り書

■ 図7-2　脳卒中担当患者段階別参考・必要項目（1年目）

所属　　2018年4月〜（PT/OT経験年数1年目〜）　氏名：竹田 太郎　　最終更新日：12/1

		半年	1年	2年
リハビリテーション実践能力	年間担当者数			
	軽症例 脳梗塞			
	軽症例 脳出血			
	軽症例 くも膜下出血			
	重症例 脳梗塞			
	重症例 脳出血			
	重症例 くも膜下出血			
	近位部骨折			
	下肢骨折			
	頸髄症			
	頸椎以外の脊髄疾患			
	脊髄損傷		代行	代行
	THA			
	TKA			
	装具・自助具作製			
	ADLカンファレンス	見学　　見学		
	担当者会議			
	退院前訪問指導	見学　　サブ	サブ　　1人	
	車椅子点検			
	レクの主担当			
	各種計測			
マネジメント能力	勉強会の参加			
	回復期係・委員会所属		回復期リハ課内（ 業務改善 ）係	回復期リハ課内（　）係（　）委員会
	物品申請と補充			
	3カ月の平均単位	−	16.2	
	リハ計画書			
	退院時総括（申し送り）			
対人関係能力	カンファレンス	見学		
	家族説明会	見学		
	家族への介助指導	見学		
	地域リハ活動		見学	見学
	各種県士会、協会			新人教育プログラム終了
	回診での報告・相談			
	各種会議での発言			
教育・研究	急性期見学申し送り			
	介護保険分野申し送り			
	ケーススタディ			
	学会発表	部内学会		院内学会または県学会
	プリセプター			
	ケース・スーパーバイザー			
	基礎新人教育講師			
	専門分野別新人教育講師			
	病棟見学（半日）			
	訪問リハ見学（半日）			
	エミネンス・OASIS見学・ほほえみデイサービス見学	（老人保健施設　エミネンス芦ノ牧　　　　　）		
	通所リハTRY見学（半日）			

※各項目にカウントされないことは，裏面の4領域別の自由記載欄へ書く．

■図 7-3　回復期リハ課達成リスト（毎月月末更新）1〜2年目の例

〔塚田　徹，椎野良隆〕

索引

あ

アクシデント	27, 56
アテローム血栓性脳梗塞	68
アルツハイマー型認知症	219
安全マット	28

い

維持期	20
維持期リハ	23
意識レベル	72
移乗動作	134
移乗動作訓練	134
異常歩行	101
1足1段での段差昇降	177
意味のある作業	11
医療安全	56
インシデント	27, 56
咽頭期	123, 126, 131
院内感染	47
インフォームドコンセント	14

う

迂言	205

え

栄養管理	67
栄養管理サポートチーム	67
嚥下	122
嚥下カンファレンス	27
嚥下造影検査	126
嚥下内視鏡検査	126

お

起き上がり動作訓練	87

か

介護医療院	189
介護給付	186
介護付有料老人ホーム	188
介護保険	184
介護保険制度	184
介護保険負担割合	191
介護保険法	184
介護予防・日常生活支援総合事業	189
介護予防	
教室	190
居宅療養管理指導	187
講座	190
サービス	186
支援	186
住宅改修	186, 189
小規模多機能型居宅介護	188
短期入所生活介護	187
短期入所療養介護	187
通所介護	186
通所リハ	186
特定施設入居者生活介護	188
認知症対応型共同生活介護	188
認知症対応型通所介護	188
福祉用具	187
訪問介護	187
訪問看護	187
訪問入浴介護	187
訪問リハ	187
介護療養型医療施設	189
介護力	191
介護老人福祉施設	189
介護老人保健施設	24, 189
外出・外泊	15
疥癬	54
回想法	223
改訂水飲みテスト	126
臥位での機能訓練	82
回復期のリハ	3
回復期リハ病棟	12
外来リハ	4
家屋・生活環境チェックリスト	196
下肢装具	107
家事動作	180
家族指導	132, 138, 150, 157, 163, 170, 175
家族説明会	21
片麻痺患者	80
起き上がり	88
座位姿勢	90
立ち上がり	95
寝返り	86
背臥位	81
立位	97
かぶり着の着脱	154
カルテ	45
環境調整	128, 138, 157, 163, 169, 193, 194, 214, 216
喚語困難	205, 214
看護小規模多機能型居宅介護	188
感染経路別予防策	47
感染源	47
観念運動失行	214
観念失行	214
カンファレンス	14
カンファレンスシステム	20

き

記憶障害	211, 213, 214, 215
期間設定	31
基本チェックリスト	190
逆向性健忘	214
急性期のリハ	3
急変	59
教育	226
居宅介護支援	186
居宅サービス	25, 186
居宅訪問	35
居宅要介護特定福祉用具購入	187

索引

居宅療養管理指導	187
起立性低血圧	62, 72
予防	65

く

空気感染	53
靴	115
靴下の着脱	156
靴の着脱	156
くも膜下出血	68, 69
車椅子	140

け

ケアハウス	188
ケアプラン	35, 38
ケアマネジャー	35, 38, 184, 192
軽費老人ホーム	188
化粧	161
血圧	68, 72, 73
研究	44
幻視	222
健常者	
起き上がり	87
座位姿勢	90
立ち上がり	95
寝返り	85
背臥位	80
立位	97
見当識障害	214
健忘	213

こ

更衣動作	152
更衣動作訓練	153
構音障害	206, 207, 214
口腔送り込み期	123, 126, 130
口腔ケア	130, 160
口腔準備期	123, 126, 130
高血圧	69, 70
高次脳機能障害	211, 212, 213
更生用装具	111
5期モデル	122
呼吸	73
呼称	206
個人情報	43
個人情報保護法	43
個人データ	43

さ

サービス担当者会議	16, 33, 35, 191, 192
サービス付高齢者向け住宅	188
座位訓練	90
座位姿勢	90, 141
在宅サービス	25
在宅生活支援	26
在宅復帰支援	26
錯語	205, 214
作話	214
残語	205
算定上限日数	13
3動作歩行	104

し

シーティング	140
磁気刺激装置	118
事業対象者	190
刺激法	207
嗜好	133
自助具	157, 162
姿勢	80, 125
施設サービス	25, 186
施設入所	25
失語	211, 212, 213, 214
失行	211, 212, 213, 214
失語症	204, 207, 210
失語症友の会	209
失算	213, 214
失書	213, 214
実践練習	36
失読	213, 214
失認	211, 213, 214
しているADL	14, 15
自発話	206
社会参加	31, 33
社会的行動障害	211, 213, 215
遮断除去法	207
ジャルゴン	205
シャワーキャリー	169
シャワーチェア	167
住宅改修	186, 189, 193, 195, 197
集団活動	37
集団療法	209
周辺症状	221
手指衛生	48

守秘義務	42
ショートステイ	187
障害者総合支援法	111
小規模多機能型居宅介護	188
昇降機	198
小集団活動	37
常同行動	222
食事形態	132
食事動作	125, 128
食事量	67
褥瘡	64
褥瘡形成	61
食道期	123, 126
心原性脳塞栓症	68, 69
身体拘束	27
深部静脈血栓症	74
診療記録	45

す

遂行機能障害	211, 213, 215
スクラブ法	49
滑り止めマット	167
ズボンの着脱	154
スロープ	198

せ

生化学データ	66
生活期のリハ	3
生活行為	11
生活行為向上リハ	37
生活リハ	23, 26
制動	109
整髪	161
整容動作	159
整容動作訓練	160
摂食	122
摂食嚥下	122
接触感染	53
洗顔	160
先行期	123, 127
前向性健忘	214
洗体	165
洗濯動作	181
洗濯の工程と評価	182
前頭側頭型認知症	219
洗髪	165
全般的知能障害	213

そ

早期離床	62, 74
装具検討会	113
装具診	22
装具装着証明書	113
装具の着脱	156
総合事業	189
掃除動作	183
掃除の種類と評価	183
相貌失認	214

た

ターミナルカンファレンス	21
ターミナル期	20
ターミナルケア	28
第1号被保険者	184
第2号被保険者	184
体圧分散	64
退院	10
退院支援	14
退院前訪問指導	21, 194
体温	73
多職種連携	26, 32, 138, 150, 157, 163, 170
段階別目標	226
短下肢装具	108
短期集中予防サービス	190
短期入所	25, 186, 187
生活介護	187
療養介護	187
段差昇降	176
段差昇降訓練	177

ち

チームアプローチ	12, 17, 20, 29
地域密着型介護予防サービス	186
地域密着型介護老人福祉施設	
入所者生活介護	188
地域密着型サービス	186
地域密着型通所介護	188
地域密着型特定施設入居者	
生活介護	188
地域リハビリテーション活動	
支援事業	190
着衣失行	214
注意障害	211, 213, 215

中核症状	221
聴覚的理解	205, 206, 208
長下肢装具	103, 108
調理訓練	180
調理の工程と評価	181
治療用装具	111

つ

通所介護	186
通所型サービス	190
通所リハ	4, 28, 35, 186
杖	116
継手	109
爪切り	161

て

手洗い	161
手洗い教育	49
定期巡回・随時対応型訪問	
介護看護	188
デイサービス	186, 190
できるADL	13, 15
デスカンファレンス	21
手すり	198
電気刺激装置	118
転倒	57
電動昇降座椅子	175

と

動作	80
特殊寝台	186
特定施設入居者生活介護	188
特定疾病	184, 185
特別養護老人ホーム	189
匿名化	44

に

2足1段での段差昇降	177
2動作歩行	104
入浴動作	164
入浴動作訓練	165
入浴用リフト	169
認知期	127
認知刺激（療法）	223
認知症	27, 206, 207, 218
認知症高齢者の日常生活自立度	27
認知症対応型共同生活介護	188
認知症対応型通所介護	188

ね

寝返り動作訓練	85

の

脳血管性認知症	219
脳血管攣縮	69
脳血流自動調節域	70
脳血流自動調節機能	72
脳梗塞	68
脳出血	68, 69
脳卒中	68
急性期	6

は

パーソン・センタードケア	223
肺血栓塞栓症	74
排泄動作	146
排泄動作訓練	147
バイタルサイン	71
廃用症候群	61
吐き気	75
バスボード	169
発話明瞭度	126
半側空間無視	211, 212, 213
反復唾液嚥下テスト	126

ひ

髭剃り	161
飛沫感染	53
評価	8
標準予防策	47, 48
病状説明	14
病態失認	212, 214

ふ

不穏	75
複合サービス	188
福祉機器	175
復唱	206
福祉用具	150, 168, 186, 187, 193, 195
購入	197
貸与	187, 197
プッシャー症候群	137
プライバシー	42
プロセスモデル	122

へ

ベッドアップ	64

ほ

ポータブルトイレ	150
ホームヘルパー	190
ホームヘルプ	187
防護用具	50
訪問介護	187
訪問型サービス	190
訪問看護	187
訪問看護ステーション	30, 33
訪問緩和サービス	190
訪問指導	40
訪問相当サービス	190
訪問入浴介護	187
訪問リハ	4, 30, 187
訪問リハ事業所	30, 33
歩行訓練	102
歩行支援ロボット	117
歩行障害	101
補高便座	150
ポジショニング	63, 81
保続	205
ボディメカニクス	135
保有個人データ	43

ま・み

前開き着の着脱	154
ミールラウンド	27
水飲みテスト	126
脈拍	73

め・も

免荷機能付歩行器	116
模擬的な動作練習	36
目標設定	31, 35

や・ゆ

夜間対応型訪問介護	188
床上動作	172
床上動作訓練	172
ユマニチュード	223

よ

要介護状態	184
要介護度	191
要介護認定	185
要支援状態	184
浴室内移動	165
浴槽台	167
浴槽の出入り	166
予防給付	186
予防事業	190

ら

ラクナ梗塞	68, 69
ラビング法	49

り

離床センサー	28
離床対策	22
リスク管理	7
リハ会議	28, 33
リハ処方	6
リハの流れ	2
リハマネジメント	24, 35
利用限度額	191
療養病床	19, 189

る・れ・ろ

ルートトラブル	59
レビー小体型認知症	219
老人保健施設	189

欧文

ADLカンファレンス	21
ADL訓練	14
AFO	108
autoregulation	72
BPSD	221
DVT	74
IADL	15
KAFO	108
LLB	108
MRSA	53
NST	67
reality orientation	223
rt-PA	69
SLB	108

| すぐに使える！ 実践リハビリ技術マスターガイド
臨床で役立つ基本知識から評価・訓練まで ⓒ

発　行	2011 年 11 月 1 日　　初版 1 刷
	2014 年 9 月 25 日　　初版 2 刷
	（改訂改題）
	2019 年 6 月 15 日　　2 版 1 刷

編著者　上　月　正　博

　　　　長谷川　敬　一

発行者　株式会社　中外医学社

　　　　代表取締役　青　木　　滋

　　　　〒 162-0805　東京都新宿区矢来町 62
　　　　電　話　03-3268-2701（代）
　　　　振替口座　00190-1-98814 番

印刷・製本／横山印刷（株）　　　　〈HI・YT〉
ISBN 978-4-498-08325-7　　　　Printed in Japan

JCOPY　〈(社)出版者著作権管理機構 委託出版物〉

本書の無断複製は著作権法上での例外を除き禁じられています．複製される場合は，そのつど事前に，(社)出版者著作権管理機構（電話 03-5244-5088，FAX 03-5244-5089，e-mail: info@jcopy.or.jp）の許諾を得てください．